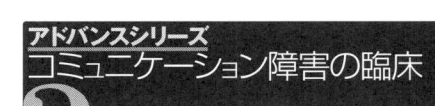

アドバンスシリーズ
コミュニケーション障害の臨床
3

# 脳性麻痺

日本聴能言語士協会講習会実行委員会[編集]

協同医書出版社

# 刊行によせて

　我が国で言語障害児・者の問題が社会的，教育的に注目され援助への取り組みが広く行われるようになったのは1950年代（昭和30年代）でした．当時はこの領域を専門職とする人材の養成制度はなく，さまざまの領域で基礎教育を受けた人たちが，数少ない専門書をひもとき，数少ない研究会や研修会に参加して知識を吸収し，数少ない先輩たちから臨床の実際を学び，個々人の力の範囲で言語障害児・者の治療的教育・訓練・指導に当たっていました．

　1975年（昭和50年），言語臨床家の基礎知識を共通の基盤にのせ，各個人の臨床技能，知識の充足および研究活動の発展と臨床家間の連携を図ることを目的として，日本聴能言語士協会が設立されました（初代会長は笹沼澄子国際医療福祉大学大学院教授，現会長は飯高京子上智大学・大学院言語障害研究コース教授）．日本聴能言語士協会が行った種々の活動の1つに会員向けの講習会活動があります．1983年（昭和58年）に講習会実行委員会を設置し，会員の言語障害に関する基礎的知識と言語障害の検査・評価・訓練・指導力の向上を図るための講義と演習を組み合わせた講習会活動を障害別に精力的に続けて来ました．言語発達遅滞，吃音，脳性麻痺，運動性構音障害，失語症，口蓋裂・構音障害，聴覚障害および領域を超えた幅広いテーマを扱う特別部会を加えた8部会が過去18年間に開催した講習会回数は70余回，受講者数は延べ6千3百人に及んでいます．講師には言語臨床の周辺領域で先進的な研究や臨床を実践され，われわれを支えて下さっている医学，歯学，心理学，音声学，言語学，社会福祉学，統計学等の領域の方々をお願いすると共に，言語障害治療学に関しては言語臨床を担当する先輩たちが講義を担当しました．この講習会を通じて，新たな理論と臨床方法が産み出され，多くの財産が蓄積されました．

　この度，これらの成果をさらに発展させてコミュニケーション障害学理論の新展開を図り，言語臨床家が，臨床的言語サービスを必要とされる方々のお役に立つ仕事をする拠り所として活用できるとともに，臨床への意欲と新たな発想を呼び起こして頂ける叢書としてまとめることに致しました．執筆者には，教科書的記述を避けて，従来の臨床では考慮されてこなかった斬新かつ実践的な内容を，個人的見解を自由明確に出して頂くようお願いして書き下ろして頂きました．したがって，本書は言語障害治療学の入門書ではなく，読者は臨床経験数年以上の方を対象としています．各巻の冒頭に置くプロローグは，各障害の臨床方法の概観，現状の問題点，今後の方向性を中心に記述致しました．用語に関しましては，全巻を通してできる限り統一を図るように検討いたしました．ただ，言語臨床家を指す用語については，障

害の領域ごとに慣習的に用いられていて違和感のない呼び方があり，これに関してはあえて統一せず執筆者の使用した用語を尊重致しました．

　1997年，言語臨床家らの積年の念願でありました国家資格に関する法律が成立し，1999年には第1回目の国家試験が施行されました．この時期に協会が自らの手で会員の質を保証しようと地道に行ってきた学術的臨床的活動を基盤にさらに発展させて全7巻のシリーズとして出版できますことは望外の喜びであります．一人でも多くの臨床家が本書を手にされ，企画の意図を十分活かして下さることを願ってやみません．

　本書出版に際しましては，巻別の編集に関して，高須賀直人氏，國島喜久夫氏，田中倶子氏，山崎美智子氏，高橋　正氏，武内和弘氏，鷲尾純一氏にご協力を頂きました．全体の編集は講習会実行委員の高須賀直人氏，斎藤佐和子氏ならびに福田登美子が担当いたしました．

　出版業務に関しては協同医書出版社　稲垣　淳氏に多大のご尽力を頂きました．ここに厚くお礼を申し上げます．

2001年4月20日

日本聴能言語士協会講習会実行委員会委員長

福田登美子

# 目 次

プロローグ　ST協会主催脳性麻痺講習会の歩み ... 1
  1　講習会発足まで ... 1
  2　第1回講習会 ... 3
  3　第2回講習会 ... 4
  4　筆者紹介 ... 5
  5　講習会を終えて ... 8

第1章　小児科の立場から ... 9
  1　はじめに ... 9
  2　脳性麻痺の歴史 ... 9
  3　脳性麻痺の定義 ... 10
  4　脳性麻痺の原因 ... 12
  5　脳性麻痺の発生率または有病率 ... 26
  6　最近の脳性麻痺の特徴 ... 28
  7　脳性麻痺の分類と症状 ... 30
  8　脳性麻痺の早期診断・早期訓練 ... 37
  9　脳性麻痺の合併症 ... 40
  10　重症心身障害児 ... 46

第2章　整形外科の立場から ... 49
  1　はじめに ... 49
  2　神経生理学的治療法とその後 ... 50
  3　CPの運動障害の本質 ... 51
  4　姿勢制御と呼吸・摂食機能の発達 ... 53
  5　早期治療とBobath法, Vojta法 ... 54
  6　早期治療以降の療育 ... 56
  7　運動療法と整形外科手術 ... 59

|  |  |  |
|---|---|---|
| 8 | 病態と整形外科手術の意義 | 60 |
| 9 | 整形外科的処置の実際 | 63 |
| 10 | 整形外科的手術 | 68 |
| 11 | まとめ | 70 |

## 第3章 コミュニケーションの発達援助　73

| 1 | 臨床からの発想 | 73 |
|---|---|---|
| 2 | 脳性麻痺児のコミュニケーションの発達と障害 | 77 |
| 3 | コミュニケーションの発達援助 | 80 |
| 4 | 症　例 | 90 |
| 5 | おわりに ── 子どもの伴走者でいること ── | 106 |

## 第4章 ボバース概念治療（神経発達学的アプローチ）　109

| 1 | 言語治療におけるボバース概念 | 109 |
|---|---|---|
| 2 | 姿勢と口腔機能 | 110 |
| 3 | 粗大運動発達と口腔機能の発達の関連性 | 114 |
| 4 | 評価のポイント | 116 |
| 5 | 治療の実際 | 118 |

## 第5章 脳性麻痺における拡大・代替コミュニケーション　151

| 1 | はじめに | 151 |
|---|---|---|
| 2 | 拡大・代替コミュニケーションにおける評価 | 153 |
| 3 | 拡大・代替コミュニケーションの指導プログラム | 155 |
| 4 | コミュニケーションエイドとスイッチ | 172 |
| 5 | コミュニケーションをサポートする人々への指導 | 175 |
| 6 | おわりに | 176 |

## 第6章 重度重複障害の臨床　179

| 1 | はじめに | 179 |
|---|---|---|
| 2 | 重度重複障害の臨床像 | 179 |
| 3 | コミュニケーションの評価と行動観察の方法 | 181 |
| 4 | 乳幼児の評価の実際 | 182 |
| 5 | 成人の評価の実際 | 187 |
| 6 | 継続的に援助を行った事例紹介 | 193 |
| 7 | まとめにかえて | 201 |

脳性麻痺　執筆者（執筆順）

田中　俱子（元・岩手県立大学社会福祉学部）

児玉　和夫（堺市立重症心身障害者(児)支援センター）

鈴木　恒彦（元・大阪発達総合療育センター）

高見　葉津（訪問看護ステーション HUG）

山川眞千子（神戸医療福祉センターにこにこハウス）

高橋ヒロ子（元・北九州市立総合療育センター）

寺田美智子（元・東京都立府中療育センター）

プロローグ

# ST協会主催脳性麻痺講習会の歩み

●田中倶子

　本書に執筆をお願いした先生方は過去10数年にわたってST協会主催脳性麻痺講習会実行委員会の要請に応じて講師を引き受けてくださった方々である．長年の実践を通して得られた貴重な知識と技術を惜しみなく私たちに提供してくださり，常に一歩先に明かりを灯し，トボトボとした歩みを励まし続けてくださった方々である．もちろん，実際にお世話になったのはこの何倍もの方々であり，お膳立ての労を惜しまず協力してくれた委員，毎回受講して忌憚のない意見を寄せてくださったST達，皆同志であったと思う．

## 1. 講習会発足まで

　日本における脳性麻痺の言語治療は1960年代から田口恒夫氏や石川晃子氏らによって基礎作りがなされてきた．1970年代に入ると，それまで肢体不自由児施設の入所児の多数を占めていたポリオに代わって自宅で待機していた脳性麻痺児，しかもかなりの重度児も入所が可能になった．必然的にSTに対するニーズが高まってきた．

　こうした時代の流れのなかで肢体不自由児の療育の主流になりつつあった脳性麻痺児の訓練に新しい方法が導入された．それが神経発達学的アプローチとして知られるボバースアプローチであった．ボバースアプローチはSTに対して療育チームの一員として積極的に参加することを要請するので，多くのSTがこれに期待と希望を託したのであった．

　当時STは脳性麻痺児の言語治療にあたっていちばん大きな障壁となるのは発声・発語器官の運動障害であり，それに起因する麻痺性構音障害であると考えていた．1972年から岩手県都南の園に職を得た筆者もその一人であった．国立リハビリテーション学院のPTの教材として使われていたボバースアプローチのプリントを貰い受け，訳出して使ってみたが，かえって子ども達の緊張を増加させてしまい，およそ目的を外れた結果となるばかりであった．やむを得ず，言語発達に遅れや片寄りのある子ども達に焦点を当てた治療になり，脳性麻痺のSTとしての力不足を苦慮していた．

1973年に第18回全国肢体不自由児療育研究大会が秋田市で開催され，ボバースご夫妻の特別講演会に出席する機会が与えられた．受講しながら，これで脳性麻痺のSTになるメドがついたような興奮を覚えたものだった．しかし，私のように遠隔地で働くSTが正しい知識と実際的な技術を得るための講習会に参加できたのはそれから10年後のことであった．ひとつの新しい概念，技術が受け入れられ消化され受け継がれ定着してゆくためには，それだけの歳月が必要であったのであろうか．悶々としつつ学会や小さな講演会などで得た知識をつないで過ごした長い日々であった．

　1982年3月，札幌肢体不自由児総合療育センターで開催された待望の講習会に参加することができた．これは3年にわたって数日間継続的に行われ，この種の講習会としては最も早いものであったと記憶している．PT, OT, STがほぼ同数ずつ参加し，Feeding（摂食・嚥下）に焦点を絞ったもので，講師は理学療法士の今川忠男氏（当時　南大阪療育園）であった．全人的な発達のなかで口腔機能がどのように発達してゆくか，異常発達はどのようにして起こりどのような治療の手立てがあるか，私にとってこの講義と実技はまさに目の覚める思いであった．FeedingをST業務として積極的に取り入れることができるようになっただけでなく，発声・発語その他ST訓練に際して子ども達にとってより好ましい姿勢の取らせ方もこの講習会で学ぶことができた．

　相前後してボバースアプローチに限らずFeedingの講習会が盛んに開かれるようになった（最近ではFeedingよりEatingがより一般的なので以後Eatingとする）．当時，対象となるのは主として子どもであったが，重度化，重複化，幼少化が進み，かつ成人の高齢化のなかでEatingの知識・技術の需要は高まりを見せている．Eatingに関する基礎的な知識と技術をもっていることはSTとして常識だとさえいえるほどに講習会参加者も多く，学会発表も増えている．軽度の子どもから重症心身障害児といわれる子どもまでそれぞれ異なった問題を持ち，ニードがある．どの時期にどのような立場でSTが出会うかということは重要である．PT, OTとの連携がとれるか，重障児になれば，Dr.やナースとの連携は必須である．それぞれの条件の中で何を目指して，どのようなステップで具体的に援助できるかきちんと検討しなくてはならない．母親や子どもに負担をかけるだけで終わらないように注意したい．

　Eatingにかかわることによって，姿勢と発声・発語器官の機能の問題だけでなく，認知能力や興味，子どもを取り巻く環境からの情報が得やすくなる．Eatingを通して，日常生活のさまざまな場面で起こり得る問題に課題を移して，それぞれの場面でのコミュニケーション指導にもつなげやすい．ST活動の初期にEatingにかかわることの意義は大きいと思っている．

　このようにして少しずつではあるが脳性麻痺のSTに近づこうと懸命に試行錯誤を重ねているさなかにST協会飯高京子会長から脳性麻痺講習会実行委員長を務めるようにとの要請があった．再度の要請に対して何とかまとめ役のお役に立てればとお引き受けした．1984年，第1回脳性麻痺講習会実行委員会が開かれた．全国各地から13名のSTが委員の委嘱を受けて集まった．学会などで顔見知りではあっても，2, 3の人を除いてはどこでどのような臨床をしているのか話したことさえない間柄であった．おそらく他分野の講習会よりも2年ほど

遅れて 1986 年にやっと第 1 回目の講習会を開催することができた．

## 2. 第 1 回講習会

　1986 年から 1989 年まで 4 年間にわたって年 1 回 3 日間継続して開催され，計 12 日間で修了の講習会とした．

　1986 年講習会 I-1 は脳性麻痺の概論とし，歴史，原因，症状発生のメカニズムに関して共通の理解を得るところから出発した．本書でも執筆をお願いしている児玉和夫氏（小児科・心身障害児総合医療療育センター），鈴木恒彦氏（整形外科・ボバース記念病院）の両 Dr. に医学的な側面を講義いただいた．ST は嵯峨崎順子氏（当時　南大阪療育園）にお願いした．

　1987 年 I-2 と 1988 年 I-3 はボバース記念病院に会場を提供していただき，ハンドリングの実際について実技を主体とする講習会であった．

　1989 年は重度・重複児の指導を松田直氏（当時　国立特殊教育研究所）に，AAC に関する紹介を広川律子氏（当時　南大阪療育園）と中邑賢龍氏（香川大学）にお願いした．

　ST が主催する ST のための講習会でありながら，脳性麻痺の言語治療について講義してもらえる ST を探すことがいちばんの苦労であった．脳性麻痺児の基本的な障害である運動障害に対して積極的に自信をもってアプローチできる ST がごく限られていたためである．当時，ボバースアプローチの普及に中心的存在であった南大阪療育園の嵯峨崎順子氏に無理やりお願いしたことを昨日のことのように思い出す．

　講義だけでなく実技指導の講習会の要望が高まるなかで，ボバース研究会のご協力のもとボバース記念病院で 3 日間の実技講習を 2 度開催した．しかし運動機能に関して基礎的な知識さえ持ち合わせていなかった ST にとって 3 日はあまりにも短く，PT，OT をはじめ多くの先生方のご協力に応え，子ども達に十分に還元するにはほど遠いことを思い知らされた．

　この経験をふまえて，もっと本格的に運動障害の勉強をするために PT，OT と並んで NDT（Neuro-Developmental Therapist）のコースに参加する ST も徐々に増えてきた．時間的，経済的，また意欲的な面でも負担の多すぎるこのコースのほかにも勉強できる機会が増え，層も厚くなってきた．そして昨今の Eating 講習会のブームで多くの ST が運動機能と姿勢，発声，発語機能との関連に理解を示すようになったといえよう．

　Eating と並んでたいへん盛んになってきたのが AAC（Augmentative and Alternative Communication）によるコミュニケーションである．私たちは，この分野で日本における草分け的存在である，広川律子氏，中邑賢龍氏にも講義していただき，発語明瞭度にのみとらわれることなく，コミュニケートできること，そのことが何よりも大切であり，そこを出発点としてさまざまな工夫がなされねばならないことを肝に銘じたのであった．

　施設に働く ST が当初から心を砕いていた問題のひとつに，重度・重複障害児といわれる子ども達の存在があった．おそらくは一生全介助で，自分で楽しめる活動も少なく，コミュ

ニケーションの手段も確立されにくい．こうした子ども達の専門の施設はごく限られており，各地の肢体不自由児施設にも何人かは特別な療育方針もないまま入所していた．多くの子ども達は在宅で，外来を利用するというかたちで，その負担の大半を家庭が引き受けていた．スピーチによるコミュニケーションは望めないけれど，表出手段の工夫によっては，十分に日常生活に必要なコミュニケーションがとれ，心身の安定につながり生き生きと生活できるようになったという報告が少しずつ発表されるようになった．私たち委員は，この分野はこの講習会で取り上げてゆかねばならないと話し合った．

松田直氏（当時 国立特殊教育研究所）には，既存の評価尺度では計れない，子ども達から出されるサインの見方，適切な応答の仕方について，長年の貴重な経験を通してご講義いただいた．

委員はそれぞれの職場で少なくとも数年間は脳性麻痺児と真剣に取り組んできたSTの集まりであったので，時代の流れのなかで何が今問題であるかに関しては，大きな意見の対立もなくプログラムが組めたと思う．

# 3. 第2回講習会

1992年から1996年まで（1995年は講師の都合がつかず開催せず）4年間にわたり年1回2日間継続し計8日間の講習会とした．1回3日間では開催する側も受講する側も負担が大きすぎるのと第1回の経験から，このような講習会で可能かつ有効な内容が把握できたこともあって2日とした．実技に関しては実習を主とする講習会があちこちで開催されるようになり，この講習会ではVTRで示すにとどめた．

第1回目の講習会はある意味では総花的であり，学んでゆかなければならない問題点は出されたが，職場に帰って実行するには不消化な点が目立った．問題点を把握したST仲間の努力と実行は目覚ましいものがあったと思う．乳児期からかかわりをもった脳性麻痺児の発達を成人期まで追うこともできるようになり，成人施設でのSTの経験ももてるようになった．そこで第2回目の講習会はかなり質の違ったものになったと思っている．Dr.，PT，心理など，関連分野の専門家にはそれぞれの講義をしていただき，STの守備範囲はすべてSTが講義をすることができた．あたり前のようであって，ここまで来るためには，時間と努力，互いの切磋琢磨が必要であった．

また療育チームで働く他分野の専門性とどのように寄り添って一人の脳性麻痺児の全人的な発達にSTが貢献できるか，諸先生の話のなかでそのことの重要性に気づかされた．

高松鶴吉氏（当時 北九州市総合療育センター）が長年の施設長としての立場からSTに期待することとしてお話しくださったなかに私たちの向かうべき姿勢が示されたように思う．少し長くなるが引用したい．

「子どもを見つめる目の鋭さとあたたかさ，その情報を分析し判断して計画を作る涼しい頭，本を読み人の体験を聞き豊かになっていく知識，不断のフィードバックで計画を修正していく柔軟な姿勢，思わず子どもが引き込まれていくテクニック，それに子どもの喜びも悲しみも共感しているやさしい心．そしてあくなき人生への好奇心と無邪気に子どもと遊ぶ童心．障害児教育の教師として描く理想像を，そのままあなたがたSTに捧げたいと思います」

（「自立へ向かう療育」ぶどう社）

これはおそらく療育に携わるすべての専門職に対する氏の呼びかけのように思われる．専門性を高めながら，療育全体の流れのなかでどのようにして子どもたちの全人的な発達にSTとして有効にかかわりをもっていけるか，日々の実践のなかで丁寧に積み重ねられた経験を通して体得していくものだと思う．また氏は次のようにも述べている．

障害福祉の目標を「彼らの自立・自律能力を高め，能動的な人生構築を支援し，ときには代弁擁護して，彼らをへだてなき隣人と遇する社会」と定めたい．

具体的には決して容易なことではないが，療育の世界のリーダーとしての長年の経験をふまえてのこの言葉は，胸に響くものがある．こうした歩みのなかで私達STの自己実現の道も開かれてくるように思う．

第2回目の講習会が終わった時点で，この間に得られた成果を何らかの形にして残すことによって今後の講習会の基本となる教材ができるのではないかと委員会内で話し合っていた．講習会を受講できなかったSTにも読んでもらい，全国各地で開校されている養成校でも参考にしていただき，ご批判いただきたいと思った．そうすることによって，とかく独りよがりになったり，閉鎖的になりがちなこの分野の仕事を広く皆のものにすることができ，次のステップへより積極的な一歩を踏み出せるものと考えた．ちょうどその頃このシリーズの話があり，ST協会主催の他分野でも同様の時期を迎えていることを知り，協会の歩んできた歴史を感じたのであった．

## 4．筆者紹介

このシリーズの構成にあたって次のことを考慮した．脳性麻痺講習会での講義録をもとに書いていただき，必要に応じて最新の知見も加える．頁数の関係で関連職種の執筆は，第1回の講習会のときから引き続きお世話になった，小児科と整形外科のお二人のDr.に限った．あとは脳性麻痺の言語治療にとって，どうしても知っておきたいと思われる項目をSTで分担した．それぞれの項目は過去何年間にもわたって努力した経験のなかから得られた成果である．また執筆者に共通していることは，筆者（田中）を除いては皆ボバースアプローチの基礎コース以上の修了者であるということである．これは運動障害に関しての認識や実技レベルに大きな違いがない方が混乱が少ないと思われたからである．ここには盛り切れなかっ

た項目や，今後の検証を待たなくては語れない問題やさまざまな事柄が語り尽くされないまま残ったと思うが今後に期待したい．

児玉和夫氏と鈴木恒彦氏はそれぞれ小児科と整形外科のDr.であり脳性麻痺児のリハビリテーションのリーダーとして私達STは多くのことを教えていただいた．神経発達学的アプローチが導入されるにあたって，お二人はみずから率先して訓練を実践され，長期にわたる経過観察のなかで，全人的な発達を支える訓練のあり方をリハスタッフや両親とともに探ってこられた．神経発達学的アプローチは決してやさしいものではなく，とくにSTが習得するには恵まれた環境や特別な努力が必要である．PT, OTに続いて何とか脳性麻痺の異常な運動障害を理解し治療技術を身につけようと努力するSTに対して熱心に御指導くださった．療育チーム内でのSTのあり方，STの到達しようと願う目標に対しても理解を寄せてくださった．チームリーダーとしてのDr.の励ましはSTにとって大きな力となった．

常に新しい知見，研究の動向についてわかりやすく教えてくださるので日頃疑問に感じていることに答えていただけるだけでなく，今後STとして工夫してゆかなくてはならないことなど，さまざまに努力目標ができたのである．

ご存じのように，ひとくちに脳性麻痺といっても基本にある運動機能障害の症状，部位，重症度，年齢にともなう症状の変化などとさまざまな重複障害が重なって臨床像の問題点を見きわめにくいものにしている．この本の読者はすでに何人かの脳性麻痺児の言語治療をされ，その多様さと対応の難しさに困惑された経験をお持ちではないだろうか．もう少し整理された治療の枠組みのようなものがあって，自分が今どの辺で何をしているのか，必要があれば修正を加えながら進んでいける指標のようなものが欲しい．長年多くの症例を経験してきた委員たちも，症例を重ね合わせることでそうした目安になるものができることを待ち望んでいた．

第3章「コミュニケーションの発達援助」では，高見葉津氏（東京都立北療育医療センター）がこの要望をわかりやすい形に整理してくださった．障害をもったまま発達してゆく子どもたちのライフステージに応じてSTがどんな援助をしてゆくべきか．時代の流れに呼応しながら，乳児期から成人期に至るまでの臨床経験をもとに，今STにできる援助はなにかを述べてくださった．

次に高見氏は脳性麻痺児の臨床像の違いによってコミュニケーション発達援助をどのように対応させてゆくかについても整理し具体的な症例をもって示してくださった．読者は自分のケースがおよそどの枠内に該当するか目安をつけやすく援助の仕方も見当をつけやすい．しかし，高見氏も述べているように日々変化し多様な臨床像を示す脳性麻痺児の言語治療のマニュアル化は難しい．危険であるとも思われる．大海で方向を見失わないように，また行き過ぎた指導で子ども達の発達を損なわないように，全人的な発達を援助できるように，参考にしていただければ幸いである．

第4章「ボバース概念治療」では山川真千子氏（日本ボバース研究会）に解説とその理論に基づいた臨床報告をしていただいた．氏は最も早くボバースアプローチの手技を学ばれた

数少ないSTで，以来一貫して腕を磨いてこられた．講習会などで異常姿勢にとらわれて声も出ない状態の子どもが氏の手によって楽な姿勢になりリラックスした状態でお話しするのを見て感動した読者もいるのではないだろうか．STは脳性麻痺児にかかわる限りより好ましい姿勢で良い声が出るように援助できなければならない．そのためには何をどのように評価し，指導してゆくべきか，全体的な発達援助のなかでSTのなすべきポイントを多くの症例をもって示してくださった．写真と解説を合わせ学ぶことで乳幼児期から日常生活のなかでより好ましい姿勢と運動パターンを学習させることの大切さがわかると思う．脳性麻痺にかかわるSTの最も重要な技術のひとつである．

最後に，未熟児痙直型脳性麻痺児に見られる脳室周囲白質軟化に起因すると思われる認知・概念形成のつまずきについて解説し，治療の実際を紹介してくださった．LD児やADHD児にも同様な傾向が問題になっているが，脳性麻痺児の場合は，姿勢コントロール障害を基本的に持っているだけに，早期から適切かつ慎重な配慮が必要である．こうした子どもが増えている現状では，今後大いに注目される課題である．

第5章は，拡大・代替コミュニケーションについてである．高橋ヒロ子氏（北九州市立総合療育センター）は早くから脳性麻痺児に対する拡大・代替コミュニケーションアプローチの必要性に気づかれ，実践されてきた．一般的には補助・代替コミュニケーションと訳されているが，「障害を補償して，機能を拡大させる」ということに重点をおき，拡大・代替という言葉をあえて使われたと思う．したがって，発語が困難だから代替手段に切り替えるというのではなく，「現在もっているコミュニケーション機能をさらに拡大するために」必要に応じて早期から準備をする．その準備のひとつひとつのステップがより高度なコミュニケーション能力へとつながってゆく．日常的なやりとりだけでなく，しっかりと考え表現することによって，自立・自律へ向けての支援ともなる．すべてにおいてとかく受け身になりがちな子ども達なので，小さいうちから積極的に自己表現をするための指導が必要である．重度・重複した問題をもっている子ども達でも，もてる能力の範囲内でコミュニケートできる手段を探り育ててゆくことは早期療育の中心的な柱のひとつであると思われる．この分野は今最もホットな領域であり，さまざまな手段が次々と開発されている．一人一人の子どもにとって最も好ましい導入を心掛けてゆかなくてはならない．

第6章「重度重複障害の臨床」は寺田美智子氏（東京都立府中療育センター）にお願いした．氏は重症心身障害児者の臨床にSTを始められた当初から長年かかわってこられた数少ない臨床家のお一人である．脳性麻痺のなかでも症状が重く重複障害をいくつももっており，日常生活のなかで常に命の問題が問われているような場合，STは何をどのようになすべきか．医療スタッフも，両親でさえ，この子が他者とコミュニケートできるようになるとか，そのことがQOLに大きく貢献するなどと考えたり期待したりされるような時代ではなかった．STに何ができるのだろうか，これでいいのだろうか，と問いつつ，実行し，反省し，そのなかから得られた貴重な記録を示してくださった．現在ではこうした人々を対象とするSTの仲間も少しずつではあるが増え，EatingやAACを主としているSTも重症心身障害児者に

深くかかわるようになってきた．ST単独でできることは少しであっても，他の専門家とより良い協力関係を築いていくなかでお互いに思わぬ成果に驚くこともある．

## 5. 講習会を終えて

　一人一人異なった臨床像を示す脳性麻痺児の何をどのように評価すればよいのか．確信のないまま評価した結果ではあっても，それをもとにどのような治療計画を立て，それを実現するための治療技術を習得するためにはどうすればよいのか．試行錯誤の連続のなかで多くの脳性麻痺児の発達に向き合い，ST支援のあり方を考えてきた．こうして今，脳性麻痺といわれる人達の大枠を把握し，見通しをもって一人一人のコミュニケーションの発達の援助ができるようになった．私が仕事を始めた30年前には考えられなかったことである．しかし進歩はしたけれど道はまだ遠い．

　一人一人の脳性麻痺児に対して適切なハンドリングができ，認知能力を高めつつ，人や物に対する興味を育てる．豊かなコミュニケーション環境のなかで言葉の蕾がふくらんで個性あふれる花が咲く．そして花がしおれてゆくときにも側にいて，できるかぎりの援助をしなくてはならないのではないだろうか．私たちはまさに高見氏のいう伴走者の一人なのだと思う．乳幼児期にはとくに母親が自信をもって育児を楽しめるように日常生活のなかでできることを具体的に示さなくてはならない．まずお母さんとSTのあいだにしっかりと信頼関係が結ばれて充分コミュニケーションがとれるようになる．これが長い旅の始まりである．

　親も子もさまざまな挫折を繰り返し，それを乗り越えてゆかねばならない．側にいてしっかりと伴走するためには，STは常に状況を判断する能力と手段を養ってゆかなければならない．機能低下による相談や，学校，施設，職場が変わったために起こるコミュニケーション上のトラブルなど，乳幼児期からの経過を知っているSTだからこそ役に立つこともある．

　コミュニケーションにかかわる問題であればきちんと判断でき指示も出せるSTでありたい．しかしSTだけで問題は解決しないことが多い．子どもをとりまく人々の協力が得られやすいように，ST自身がコミュニケーション上手で信頼される専門家となるべく自分を磨く必要があろう．子どもや環境を評価するだけでなく，自分自身のセラピストとしてのあり方も厳しく評価できなくてはならない．

　私たちの前にあらわれる子ども達の臨床像が変わってきた．学際的な研究も進んできた．当然，私たちに期待される臨床内容も変わってくる．これまでの成果をふまえて，新しい研究成果を貪欲に学び，STのなすべき仕事を探り続けなくてはならない．まわりの人々から常に謙虚に学びながら，自分自身で考え実行すること，そこで初めてSTの仕事が見えてくる．終わりのない旅のようにも思えるが，少しずつ豊かに実る旅であってほしい．旅の途中でこれまでの成果を皆様方にご披露しご批判を仰ぎたい．

# 第1章

# 小児科の立場から

......................................................●　児 玉 和 夫

## 1. はじめに

　脳性麻痺 Cerebral Palsy あるいは脳性小児麻痺 Infantile Cerebral Palsy（略して CP）は，中枢性（脳性）で継続する発達運動障害の中では最大のグループである．しかし，胎内の発生・発育過程から出生後までのさまざまな原因で生じ，多様な症状を持った障害群の総称であるため，果たして科学的な意味で他の疾病や症候群と同一に扱ってよいのか，という疑問も生じてくる．

　さらに，今までは姿勢・運動面から症状が分析され，他の障害は合併症として副次的に扱われていたが，たとえば医療的な合併症である摂食障害・呼吸障害・緊張の異常・てんかんなどは重度例では運動発達以上に重要になってくるし，最近では知的発達の特徴や認知面での高次機能障害が注目を浴びてきている．

　この章ではこうした最近の議論も含めながら，総合的に脳性麻痺を紹介していくことにする．

## 2. 脳性麻痺の歴史

　出産時の脳損傷による運動障害は古くから知られており，有名な例ではイングランドのリチャード三世もそうであったと推測されている．しかし，それを科学的にまとめたのは19世紀半ばのイギリスの外科医リトル William J. Little である．彼は論文のなかで分娩経過における難産，未熟児出生，新生児仮死などが新生児の脳神経系に損傷を与える可能性を記述し，さらに脳性麻痺の症状を運動障害だけでなく，知的障害，言語障害，てんかんなどを含め多面的に分析している．この画期的な発表により，脳性麻痺はリトル氏病 Little's disease とも呼ばれる時期もあった．

# 3. 脳性麻痺の定義

## 3.1. 定義の前提条件

　脳性麻痺を定義する時，以下のような条件が必要となってくる．

### 1）　未熟な脳に加えられた損傷

　脳性麻痺は中枢神経である脳の損傷によって生じる姿勢や運動の障害である．同様の障害は成人の脳血管障害でも生じるし，事故による頭部損傷などでも生じうる．脳性麻痺が後者の群と異なるのは，損傷がまだ発達途上の未熟な脳に加えられたという点にある．出生後に地球重力の影響下で一定の姿勢・運動発達をしてからの脳損傷，あるいは多様な外的刺激のなかで総合的発達をしてからの脳損傷と，これらの発達がまだできていない脳の損傷とでは決定的な差がある．脳性麻痺の場合は，姿勢・運動面でも，感覚・知覚面でも，初期段階から損傷を受けた脳を基盤に発達していかなければならず，正常な脳によってある時期まで正常な発達をしたグループとは異なってくるからである．

### 2）　姿勢・運動障害は永続的なものである

　また脳性麻痺は一過性の運動障害ではないことも重要な要素である．乳児期にはさまざまな運動発達障害が存在するが，なかには遅れながらも歩行機能を獲得し，運動障害がなくなっていく場合もある．知的発達障害の子たち，ダウン症の子たち，プラーダー・ウィリー症候群の子など初期の運動発達に遅れが目立つ子はたくさんあるが，こうした一時的な運動発達障害は脳性麻痺には含まない．

### 3）　進行性の障害は除く

　進行性の疾患も原則として脳性麻痺には含まない．先天性代謝疾患の多くではしだいに症状が進行していくものが少なくない．これは背景にある脳の状態が変化していくためである．これに反して脳性麻痺の場合の脳損傷は，発達初期に加えられた後は基本的には変化・悪化しないことが前提となっており，進行性疾患とは異なる．

### 4）　症状は変化し得る

　しかし脳性麻痺でも症状は変化していく．何より麻痺症状は乳児期にはまだはっきりせず，発達にともなって明らかになっていく．幼児期以後は四肢体幹の緊張異常などから，四肢関節の拘縮や脊椎側彎などの変形も生じる場合がある．不随意運動などは，精神的活動性の高度化にともない強くなっていくこともある．したがって，脳の障害のレベルでは進行・悪化

がなくても，症状の上では変化していくことが有り得る．

### 5） 中枢性脳損傷によるもの以外は含まれない

中枢神経系の損傷ではない運動障害は当然脳性麻痺には含まれない．各種筋肉疾患などがその代表である．

### 6） 合併症を有する場合が多い

姿勢・運動障害以外にも知的障害・言語障害・てんかん・視聴覚障害・摂食嚥下障害・呼吸障害その他の症状をともなう場合が少なくない．

以上が脳性麻痺を定義するときの基本条件になるが，それでもいろいろな議論が出てくる．

## 3.2. 定義の条件をめぐる論議

### 1） 脳が未熟な時期とはいつ頃までのことか

出生後の種々な刺激を受けて発達をする前の段階とすれば，出生直後，遅くとも新生児期（生後4週未満）の範囲にするべきであろう．また妊娠・分娩の医療管理技術の向上という医療的面での課題解決のためにも新生児期までの期間とすべきであろう．

しかし，医療的な面からではなく，脳損傷により障害を持った子の発育・発達を援助する，という福祉・教育あるいはそのための経済的な出費という面からは，もう少し幅を広げて乳幼児期発症の脳損傷後遺症を含めてもよいのではという議論が出てくる．

発展途上国のなかには，新生児医療・乳幼児医療がまだ不完全な状態にあり，かつ障害乳幼児の把握も充分できていないところも少なくない．そうした国や地域にあっては，あまり早期に期限を限定しても意味がない．ある程度その国の援助が行われる時期（多くは教育開始時期）に，どれだけの障害児がいるかが大事になってくる．

### 2） 原因としてどの範囲までを含めるべきか

遺伝的な要素をどこまで認めるか？出生後のたとえば事故による脳損傷なども含めるべきか？など議論は多いが，改めて原因のところで記述する．

## 3.3. 実際の定義

以上のように脳性麻痺の定義はいくつかの要素をどう解釈するかによって異なってくる．代表的なものは，医学的に厳密に考えたもので，未熟な脳の時期を新生児期までに限定している．他方，時期や原因の幅を大きくとった定義も存在する．これは日本でもあてはまっており，今日まで医学的定義と教育分野での定義が共存している[1]．

日本の医学的定義は，1968年の厚生省脳性麻痺研究班が作成したもので

　　「受胎から新生児期（生後1ヵ月以内）までのあいだに生じた，脳の非進行性病変にもとづく，永続的なしかし変化しうる運動および姿勢postureの異常である．その症状は満2歳までに発現する．進行性疾患や一過性運動障害，または将来正常化するであろうと思われる運動発達遅延は除外する」

となっており，脳性麻痺を医学面から記述するときは今でもこの定義が用いられる．
　一方，文部省の定義では（文部省脳侵襲後遺症研究班）

　　「発育期に種々の原因によって生じた非進行性中枢性運動障害をいう」

となっている．文部省の定義の目的は，就学時期にどれだけ脳損傷による障害児がいるかを知ることであり受傷時期ははっきりは限定されていない．そのため幼児期の脳炎後遺症や事故後遺症などを広く含めた脳損傷児とほとんど同義になっている．
　同様なことは諸外国でも生じており，脳性麻痺を国際比較する場合，どのような定義を基にしているかを知っておく必要がある．

# 4．脳性麻痺の原因

　脳性麻痺の古典的三大原因としては，周産期仮死，未熟児出生，核黄疸があげられていた（このうち核黄疸は現在ではごく希な例外を除いてなくなってきている）．しかし現在の医学的研究レベルからみるとこうした区分では科学的には不十分であり，より分析的な検討が求められている．その結果，周産期仮死によると思われていた例の多くが，実は出生前に先行する何らかの危険要素を持っており，仮死そのものが直接の原因ではないことが明らかになってきているし，司じ未熟児であっても，この20年以上の間に脳性麻痺を生じるメカニズムが大きく異なってきていることが分かってきた．さらにMRIをはじめとする脳の詳細な画像解析が可能になってくるとともに，脳損傷の成立基盤がより詳しく分かるようになり，とくに脳皮質形成過程の異状などから，今まで原因不明と思われていた例の解明が進んできた．以下こうした知見も含めながら原因を概説していく．
　なお未熟児premature infantという用語は厳密さを欠くので，以後は早産低体重出生児と記す．早産であっても体重が多い例，満期産であっても体重が少ない例などいろいろな場合が有りうる．ここでは予定日より早く生まれ，したがって体重も少ない児を中心に記述するが，その場合は早産preterm低体重lowbirth weightの方が的確だからである．
　出生時の在胎期間に比べて体重が多過ぎる場合は過大体重児（LFD=Large for Dateまたは

LGA＝Large for Gestational Age），適正体重の場合は適正体重児（AFD＝Appropriate for Date または AGA＝Appropriate for Gestational Age），低体重の場合は不当軽量児（SFD＝Small for Date または SGA＝Small for Gestational Age）と称す．とくに SFD の場合は胎内での発育障害が推測され，生後の発達上で何らかのマイナス因子になってくる可能性がある．一般的に早産低体重という場合は，早産適正体重児が中心になる[*1]．

## 4.1. 受傷時期による区分

原因はその発生時期に応じて 3 つの群に区分される（表 1）．

### 1） 遺伝要素によるもの

日本の脳性麻痺の医学的定義では，脳の損傷時期は「受胎より新生児期まで」ということになっている．この点からは受胎以前に問題が発生していることが多い遺伝要素は含まれ得な

**表 1 脳性麻痺の原因**

```
1. 出生前の原因
   ●遺伝子異常・染色体異常—ただし，明らかな症候群として知られているものは除く．
   ●胎生期の脳形成異常，脳出血または虚血性損傷，水頭症など．
   a. 外因によるもの
       ○感染症：トキソプラズマ，風疹，サイトメガロウイルス，ヘルペスウイルス，
        梅毒など）
       ○化学物質：放射線，有機水銀，一酸化炭素，種々の薬剤など
       ○胎生期の低酸素症，栄養障害：母親の強度の貧血，低栄養，妊娠中毒症，胎盤
        異常など
   b. 原因不明のもの
2. 周産期の原因
   ●周産期の呼吸循環障害（低酸素性・虚血性・うっ血性脳傷害…頭蓋内出血）
       ○早産児における諸要因による脳傷害（PVL＝脳室周囲白質軟化症など）
       ○周産期仮死（胎児切迫仮死，新生児仮死）：過強陣痛，遷延分娩，胎盤異常，臍
        帯巻絡，小児の心肺異常，その他
       ○新生時期呼吸障害・痙攣
   ●高ビリルビン血症（核黄疸），新生児低血糖症，周産期の中枢神経系感染症
3. 出生後の原因（この中で生後 4 週以降に生じたものは脳性麻痺の厚生省定義からは外れる）
   ●中枢神経系感染症，急性脳症，頭部外傷，呼吸障害，心停止，痙攣重積症
   ●脳血管障害：ビタミン K 欠乏性頭蓋内出血（生後 4 週前後が多い），急性小児片麻
    痺，他
```

---

[*1] WHO 世界保健機構作成の国際疾病分類 ICD 10 では，従来の SFD をさらに区分し，出生体重が 10 パーセンタイル未満を light for date 児，または light for gestational age 児とし，身長・体重が両方ともに 10 パーセンタイル未満の場合を small for date 児，small for gestational age 児とした．厚生省は 1995 年にこの ICD 10 を採用することにしたため，従来の英語の略称との間に多少混乱が生じている．このため light for date は LFD と略さないことにしているが，使用している論文もあるため読者はその意味について注意して読んでほしい．なお従来の LFD は heavy for date 児，または heavy for gestational age 児となる．ただし本論では長年使われてきた用語である SFD，LFD を使っている．

い．ただし実際には原因不明とされていた脳性麻痺のかなりに遺伝子異常が含まれている可能性がある．また染色体異常のレベルでも検査がより詳しくなってくるにつれて，今まで発見されなかった異常が出てくることがある．すでに明らかになっている病名や進行性疾患の場合を除き，後から遺伝子異常が発見されたような場合でも当面の間は脳性麻痺に含めておく考えもある．染色体異常があっても，明らかな他の症候群の名前が付いていない限り「何番目の染色体の部分的異常による脳性麻痺」，というように報告によっては脳性麻痺としていることもある．より微細な遺伝子レベルまで含めれば，こうした重複表現は今後増えていくこともありうる．

## 2） 胎内発育過程での原因

図1に脳の発育過程の外観の変化を示した[2]．また，表2に胎内での発生・発育経過と脳形成異常がおきる時期を示した[3]．

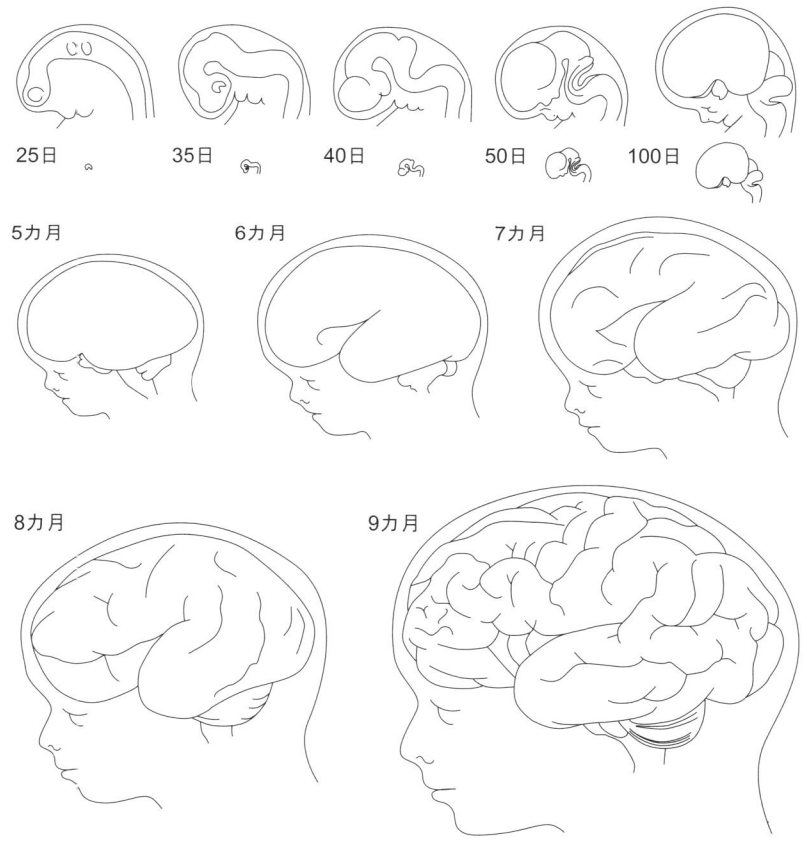

25日から100日までの大きさを5カ月以降と同じ縮小率にしたのを各日数図の下に示してある．

図1　胎内での脳外観の発達過程（津本，1986）[2]

# 協同医書出版社の好評書

# 感覚統合とその実践 第3版

Anita C. Bundy + Shelly J. Lane ● 編著
土田玲子 ● 監訳
川端佐代子 + 土屋左弥子 + 西方浩一 + 松島佳苗 ● 共訳

● B5判・672頁　定価13,200円（本体12,000円＋税10%）
ISBN 978-4-7639-2153-6

## 感覚統合に関する学術的かつ臨床的な情報を集大成した唯一の書！

● 子どもの発達を考えていくうえで、ICF（国際生活機能分類）の活動と参加の考え方はますます重要となってきています。そうした流れを受けて、本書は、日常生活における感覚統合により重点を置くとともに、感覚統合療法についてアートとサイエンスの両面から学べるよう、感覚統合理論の成り立ちから、理論に直結した神経学的な基礎、臨床研究や基礎研究、評価、検査結果の解釈、介入の原則まで、詳しく解説しています。

● 膨大な知見が体系的に整理されるなか、各章の冒頭に学習のねらいがまとめられ、エビデンスに関するコラムや実践におけるヒント、具体的な事例紹介が随所に散りばめられており、読者がいっそう興味をもって読み進めていけるよう工夫されています。

● 子どもの発達に関心を寄せるすべての人に、感覚統合に関するバイブルとして手元に置いてもらいたい一冊です。

### 目次

第1部 ◆ 理論構成　感覚統合―A. Jean Ayresの理論再訪―／日々の生活における感覚統合／理論の構成―歴史的検討―

第2部 ◆ 感覚統合の問題の神経科学的基盤　感覚系の構造と機能／行為機能と行為機能の問題／感覚調整機能とその問題／感覚識別機能とその問題

第3部 ◆ 評価方法　SIPTを用いた感覚統合機能の評価／評価過程における臨床観察の活用／SIPTを用いない感覚統合の問題の評価／評価データの解釈と説明

第4部 ◆ 介入　セラピーにおけるアート／治療的介入のサイエンス―理論から直接的な介入をつくり上げる―／感覚統合理論の本質を抽出する―複雑な理論を理解可能にする―

第5部 ◆ 理論の補完と拡張およびその応用　感覚統合研究の進歩―臨床に基づいた研究―／感覚統合研究の進歩―基礎科学研究―／感覚統合理論を用いたコーチング／介入のための補完的プログラム／様々な対象に対する感覚統合の適用

第6部 ◆ 事例　感覚統合理論を用いた介入の計画と実践／介入の計画と実践―自閉症の子どもの事例―／違ったレンズで介入を見る／感覚統合の介入には効果があるか？ 本書の最後を飾る複雑な問い

---

協同医書出版社
〒113-0033 東京都文京区本郷3-21-10
Tel 03-3818-2361　Fax 03-3818-2368
kyodo-isho.co.jp

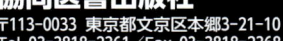
最新情報はこちらから
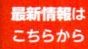
 facebook
 X
 Instagram

ホームページ
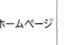

# 協同医書出版社の好評書

## 療育に携わる人のためのガイドブック

### 子どもの理解と援助のために
# 感覚統合 Q&A
### 改訂第2版

電子書籍あり

監修 ● 土田玲子
編集 ● 石井孝弘・岡本武己

● B5判・250頁　定価3,300円(本体3,000円+税10%)　ISBN978-4-7639-2135-2

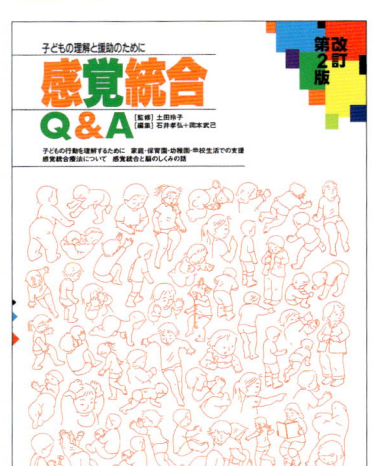

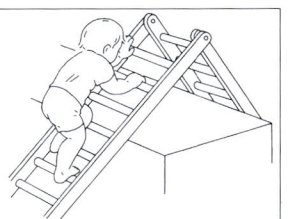
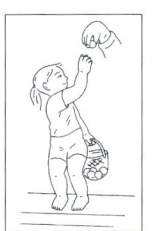
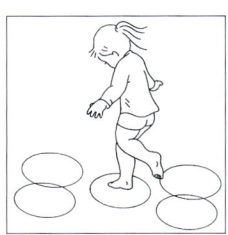

### ● 豊富なイラストとともに保護者の質問にセラピストが具体的に答える

現場でのニーズの高まりを見据え、第2部「家庭・保育園・幼稚園・学校生活での支援」を新設。第1部「子どもの行動を理解するために」、第3部「感覚統合療法について」では質問を大幅に増補し、子どもの抱える発達上の問題を日頃の行動の中から読み取り、子どもが必要としている援助を考えていく際の知識を幅広く解説。第4部「感覚統合と脳のしくみの話」では感覚統合理論の基礎になる脳の働きをふまえ、感覚統合の発達が子どもの学習や自尊心の育成にどのように関係するかまでを説明。発達障害の臨床に携わる人々、保育・教育関係者にとって、いっそう理解しやすい内容になっている。

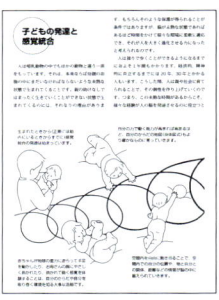
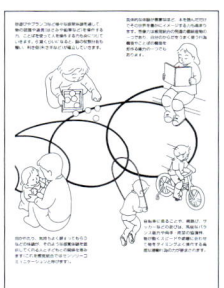

## 感覚統合をわかりやすく解説

# 子どもの発達と感覚統合

A. J. Ayres ● 著　　佐藤 剛 ● 監訳

● A5判・290頁　定価4,180円(本体3,800円+税10%)　ISBN978-4-7639-2003-4

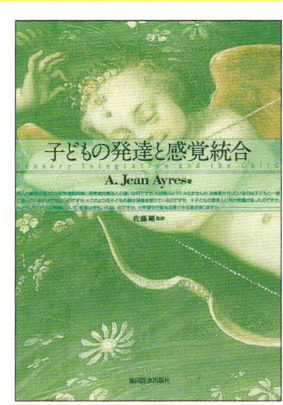

### ● 感覚統合療法の提唱者Ayresによる入門書

「障害の性格が明らかになればなるほど、それに対する援助が可能になる」という信念のもと、感覚統合が子どもの発達にとっていかに重要かを、保護者や専門外の人々に向けてわかりやすく解説した。
特に巻末の質疑応答では、子どもをよりよく理解するうえでの具体的な指針が得られるよう工夫されている。

協同医書出版社
〒113-0033 東京都文京区本郷3-21-10
Tel 03-3818-2361 / Fax 03-3818-2368
kyodo-isho.co.jp

最新情報はこちらから

 facebook
 X
 Instagram
 ホームページ

表 2　脳形成異常が起きる時期（Volpe の分類から）

1. 神経管形成形成時期（胎生 3〜4 週）
   （この時期には中枢神経系の形成そのものの異常が生じうる）
   - 頭蓋脊椎破裂 craniorachischisis
   - 無脳症 anencephaly
   - 脊椎裂 rachishisis
   - 脳瘤 encephalocele
   - 合併奇形：キアリ II 奇形 Chiari II anomaly
2. 腹側誘導時期（胎生 5〜6 週）
   （この時期には大脳はできても，その左右分化などの構造異常が生じうる）
   - 前全脳胞症 holoprocencephaly
   - 顔面終脳奇形 faciotelencephalic malformation
3. 神経細胞増殖時期（胎生 2〜4 ヵ月）
   （この時期には中枢神経の基本構造はできていても，神経細胞の増殖異常からくる成長障害が起きやすい）
   - 小頭症 microsephaly
     家族性（常染色体劣性，X 連鎖性），催奇形（X 線，アルコール），散発性
   - 巨脳症 macrocephaly
     家族性（常染色体優性，劣性），脳性巨人症 cerebral gigantizm，Beckwith 症候群，軟骨形成不全，神経皮膚症候群，一側性巨脳症
4. 神経細胞移動時期（胎生 3〜5 ヵ月）
   （この時期にはとくに増殖した神経細胞が移動して大脳皮質を形成する過程での異常が生じやすい）
   - 裂脳症 schizencephaly，無脳回症（滑脳症）lissencephaly，厚脳回症 pachygyria，多小脳回症 polymicrogyria，ヘテロトピア neuronal heterotopia
   - 合併奇形：脳梁欠損 agenesis of the corpus callosum
     透明中隔欠損 agenesis of the septum pellucidum
     ダンディ-ウォーカー症候群 Dandy-Walker syndrome
5. 組織化時期（胎生 6 ヵ月〜生後数年）─樹状突起，シナプス形成時期
   （この時期には大脳皮質を中心とする神経細胞群間のネットワーク形成での異常が生じやすい）
   - 原発性：ダウン症候群，知的発達障害など
   - 併発性：クレチン病，フェニールケトン尿症など
6. 髄鞘化時期（周生期〜生後数年）
   （この時期にはネットワーク形成および神経信号伝達の機能向上についての異常が生じやすい）
   - 原発性：白質低形成，白質変性症
   - 併発性：アミノ酸代謝異常症，周生期栄養障害など
7. 破壊性病変
   （一度形成された中枢神経系組織が循環障害などで破壊される異常）
   水無脳症 hydroanencephaly，孔脳症 porencephaly，水頭症 hydrocephaly

　胎生初期（胎生 2 ヵ月より前）に問題が生じると，脳の基本構造そのものの異常（脳奇形）となる．とくに 4 週未満の脳に生じる問題では重度運動障害をともなった重複障害児になっていく可能性が大である．この場合も定義上は脳性麻痺としても良いので，たとえば脳瘤をともなった脳性麻痺，無脳症による重度脳性麻痺ということになる．

　胎生 2〜4 ヵ月頃の間に問題を生じると，小頭症，巨脳症，となることが多い．そのなかに多くの診断名が列挙されているが，これらの多くは脳性の運動障害を残さないで，発育の乱れや知的発達の遅れなどが主症状になる．

　胎生 3〜5 ヵ月の神経細胞移動時期では大脳皮質の基本構造ができていくので，この時期に

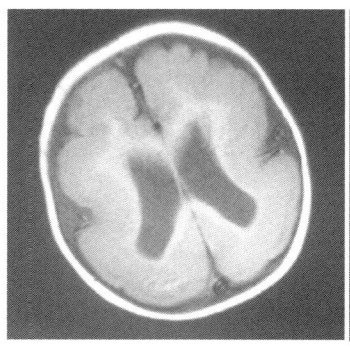 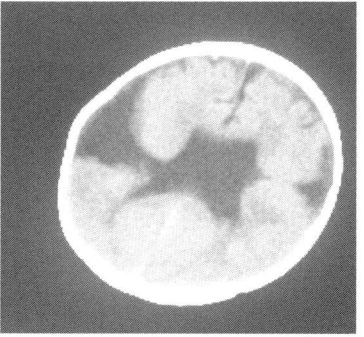

a. 厚脳回症 Pachygyria
脳表面のうねり（脳回）はあるが乏しく，大脳皮質は厚ぼったくなっている．脳回がほとんどなく，表面が滑らかになると滑脳症 Lissencephaly となる．

b. 裂脳症 Schisencephaly
脳表から脳室にかけての裂け目が左右に見られる．

図 2　大脳形成過程の異常例

問題があると，さまざまな大脳皮質の形成異常が出てくる（図 2a, b）．大脳皮質の異常が運動を組織化し，信号を送りだす系に関連して起きると，運動が作り出せないという一種の失行状態のようになり，はじめは原因不明の知的面と運動面との遅れと思われていたのが，動きが出ないまま結果として麻痺状態になっていくことがある．こうした場合の多くは過去には原因不明の脳性麻痺とされてきた．これらの異常は CT スキャン（コンピュータ断層撮影）や MRI（磁気共鳴画像）が実用化されてから発見されてきた知見が多い．

　胎生 6 ヵ月を過ぎると脳の基本構造はほぼでき上がっており，以後は神経細胞相互を結ぶネットワークの成熟期となる．各神経細胞の樹状突起に結合していくシナプスの数が飛躍的に増え，結果として大脳皮質の面積も増大して脳の皺である脳回が形作られていく．この過程での問題は主に知的発達障害となって残っていく．

　周生期（満期に近づいた頃）から生後数年かけて，脳神経細胞から伸びる繊維を包んでいる髄鞘が完成・成熟していく．神経繊維はこの髄鞘に被われることによって，伝導速度も飛躍的に速くなり，機能も安定してくるようになる．脳のなかで髄鞘化された神経繊維が多い領域は大脳皮質の内側を占めて，皮質に対しては髄質と呼ばれ，色が白色に近いため白質とも呼ばれる．何らかの原因で髄鞘化が遅れると，発達遅延や時に麻痺を生じてくる．後から髄鞘が壊れていく状態を脱髄あるいは白質変性などと呼ぶが，その多くは遺伝性進行性疾患である．

　破壊性病変は胎生期のなかで生じた脳血液循環の異常（閉塞，出血など），脳脊髄液の循環障害（過剰生産，あるいは通過・吸収障害など）などで脳が構造的に破壊された状態をいう（図 3a, b, c 参照）．

　こうした胎生期で生じる脳損傷の原因としては，遺伝子異常，染色体異常の占める割合が近年の研究で増えてはきているが，表 1 にあるように同時に多くの外的因子が関係している

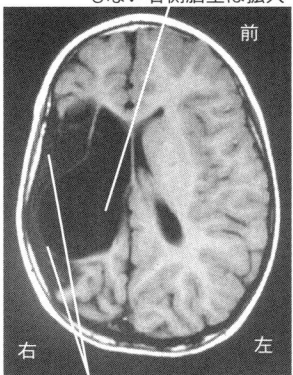
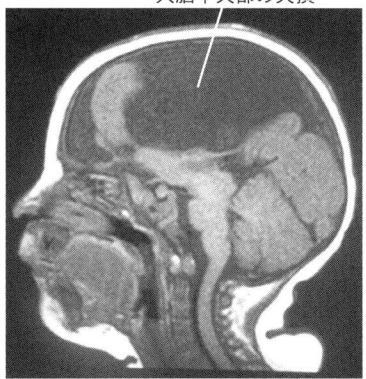
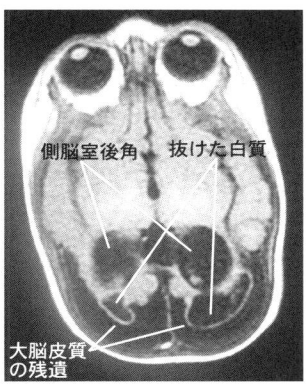

a．右中大脳動脈域の梗塞
本児は左片麻痺となっている．

b．両側中大脳動脈全域に生じた循環障害で大脳の中央部が抜け落ちている．本児は摂食機能は残り，喜怒哀楽感情表現は確かな脳性麻痺となる．

c．後頭領域大脳白質の脱落
双胎妊娠の一方に生じた急激な循環障害により，後頭部白質が脱落し，皮質が膜状に残っている．本児は脳性麻痺＋盲となる．

図3　脳の破壊性病変（妊娠後半に生じたもの）

ことも確かである．しかし実際の妊娠経過にあっては風邪（ウイルス感染）をひいたり，レントゲンを数回はとったり，手術をしたり，さまざまな心配事を抱えた妊婦が多いわけで，本当に原因になりうる要因はごく一部であることも銘記しておく必要がある．

表1のなかで，有機水銀中毒は水俣病で知られている．薬品では抗痙攣剤のいくつかは催奇形性があることが知られている．

胎内感染ではTORCHが代表的なものである．Tは胎内トキソプラズマToxoplasma感染症，Rは風疹Rubella感染症，Cはサイトメガロウイルス Cytomegalovirus 感染症，Hはヘルペスウイルス Herpesvirus 感染症（Oはothersでその他の意）を示す．多くは重度の知的障害，てんかん，四肢麻痺などをともなうが，麻痺の程度はさまざまである．このうち風疹感染症は先天性心疾患と難聴をともなった先天性風疹症候群の原因として知られ，難聴原因のひとつであったが，運動障害を残すとは限らない．

最近問題が大きくなっているのが多胎妊娠にともなう特殊な原因である．代表的なものを以下に示す．

**子宮内胎児塞栓症候群**

双胎妊娠で双方の児の間で血液交流がある場合で一方の児が死亡した場合に起こり得る．死亡した児の体の中の血液は凝固して微小であるが多数の凝固塊ができてくる．これが生存児の血流に入った場合，循環系の多くの場所で血流を阻害していく可能性がある．とくに脳でこれが生じた場合，広範囲の破壊性病変を生じてくることがある．これを子宮内胎児塞栓症候群と称す．

他方死亡した児での血液凝固で大量の血小板が消費され，生存児の方の出血傾向が強まって脳内出血につながることもある．

### 双胎間輸血症候群

双胎妊娠で一方の児への血液供給が他方より多い場合に生じる．一方から他方に輸血をしたように見えるのでこう呼ばれる．血液供給が多い児の方が大きくなり，出生時に双方間で体重差が15〜20％以上ある場合に疑われる．血液供給が多い児では心臓を含め血液循環系に負担が生じてくること，血液が濃厚になり粘度が増し，血流阻害の因になったり，出血を来たしやすくなったりする．このため双胎出産で体重差がある場合，大きい児の方に脳性麻痺の危険性が高まってくる．

### その他

双胎より多い多胎妊娠の場合，上記の因子以外にも胎盤機能の問題など危険因子が増えてくるので，子宮内の胎児の数を減らすいわゆる「減数処置」が論じられることがある．しかし倫理的な問題などがあり，いまだ広くコンセンサスが得られる段階にはなっていない．

## 3) 周産期での原因

### 周産期の定義

周産期はそのまま解釈すると出生前後の時期ということになる．ただし，母子衛生の統計をとる時に用いる周産期は「妊娠満22週以後から生後1週未満の早期新生児期までの間」ということになっている．脳性麻痺の原因でいう周産期は，この母子衛生統計での定義より前者の出産前後という意味で用いられているのが通常である．現在でもこの周産期での脳損傷が，典型的な脳性麻痺の原因の多くを占めるとみてよい．

周産期脳損傷の中心は，胎児仮死・新生児仮死，と脳室周囲白質軟化症である．ここではこの両者とその他について概説する[4]．

### 胎児仮死・新生児仮死

胎児仮死・新生児仮死とは種々の原因により，胎児・新生児の呼吸・循環機能に障害がおきた状態をいう．当然酸素欠乏の状態（低酸素状態）になり，そのために脳の機能障害がおきた状態を低酸素脳症という．満期前後で生まれて脳性麻痺になる例の多くはこの仮死のエピソードを持つ．

脳性麻痺につながる仮死の多くは娩出の前からおきており，これを胎児仮死と呼ぶ．胎児仮死も胎盤機能不全などを背景に慢性的に存在するものから，出産経過中で生じることが多い急性のものなどがある．脳性麻痺につながる多くは後者の急性の胎児仮死（切迫仮死）である．

新生児仮死は胎児仮死に引き続き起こることが多いが，生まれてから生じることもある．

生まれた時にどれだけ仮死の程度が強いかを判定する方法として，一般的に用いられているのがアプガー数 Apgar score である．これは表3に示すように，新生児の心拍数，呼吸状態，筋緊張状態，刺激に対する反応力，皮膚の色，という5項目をチェックし，各項目ごとに

**表3 アプガースコア（Apgar score）**

10点満点．6点以下（7点以下の説もあり）が仮死とされる．最近では5分後の価がとくに重要視される．

| 症　状 | 点数 | | |
|---|---|---|---|
| | 0 | 1 | 2 |
| 心拍数 | なし | 100／分 以下 | 100／分 以上 |
| 呼吸 | なし | 弱く，不規則 | 良好，号泣 |
| 筋緊張 | ぐったりする | 四肢やや屈曲 | 四肢屈曲 |
| 刺激に対する反応 鼻腔へカテーテル挿入，あるいは足の裏を叩く | 反応なし | 顔をしかめる | 咳嗽あるいはくしゃみ |
| 皮膚の色 | 蒼白 | チアノーゼ | 全身ピンク色 |

状態に応じて0点から2点を与え，合計点数で仮死の程度の目安にするものである．10点が満点で6点以下を仮死とみなす（7点以下という説もある）．4～6点を軽度，0～3点を重度仮死とすることもある．このアプガー数の判定は，出生して1分後に素早く行うことになっているが，近年では脳に後遺症を残し，脳性麻痺になっていく危険性が高いのは5分たってもアプガー数が低いケースに多い，という見解が有力になり，1分後とともに5分後のアプガー数も計測して予後推測に用いるようになっている．

分娩時に仮死状態に陥っているかどうかは，今日ではさまざまな方法で確認できるが，胎児の変化をリアルタイムで把握するには胎児心拍モニターが役立つ．胎児が切迫仮死の状態になった場合，一刻も速く娩出する必要が生じてきて，吸引分娩，帝王切開などが施行される．出生後は直ちに蘇生をさせ，必要であれば気管内挿管をして人工呼吸器を用いる．こうした周産期管理は現在ではかなり普及したので，胎内での問題を持たず，出生前後の急性の仮死だけを原因とする脳性麻痺は大幅に減少してきている．

仮死がどのような機序で脳に損傷を与えていくのか，ということについては多くの研究があるが，まだ不明なことも多い．一般に仮死状態に陥ったということだけでは後障害が残るとは限らない．低酸素状態が続くとしだいに血液や脳組織は酸性になり（アシドーシス），それとともに組織の損傷がおきやすくなってくる．さらに血液循環障害も起きてくると低酸素性虚血性脳症 Hypoxic Ischemic Encephalopathy=HIE という状態になり脳の損傷が進む．この場合全身状態の悪化とともに痙攣も発症し，しばしば長時間におよぶ（痙攣重積症）．

低酸素に対して早産児は比較的抵抗力が強く，後に障害を残すのは成熟児の方が多い．低酸素による脳損傷では大脳基底核が侵襲されることが多いが（図4a, b），急激な仮死では脳幹も含まれる．HIEの状態が続くと広く脳全体に浮腫がおき，その後に白質の一部ないし相当範囲に崩壊が起きることがあり，これが皮質に及ぶこともある．広汎な白質損傷が続いた後では，組織が崩壊していくつもの嚢胞が生じ，多嚢胞性白質軟化症と呼ばれることもある（図5）．

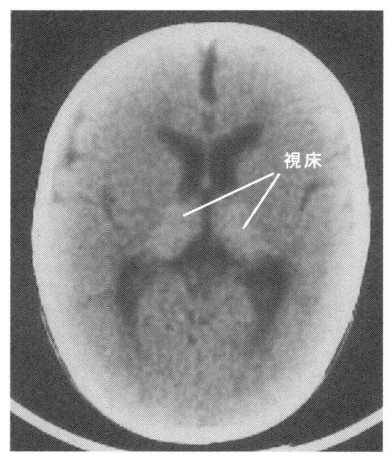 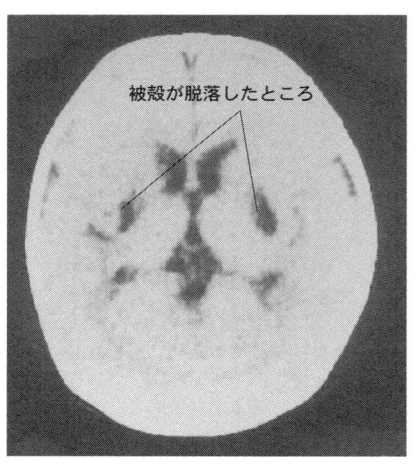

a. 重度仮死に続いてアテトーゼ型脳性麻痺となる.
ここでは視床が高輝度に撮影されており，大脳基底核損傷が推測される.

b. 急激に生じた強い仮死で大脳基底核の中の被殻が抜け落ち，体幹の姿勢保持が困難なアテトーゼ型脳性麻痺となる.

**図 4　仮死による大脳基底核損傷の CT 画像**

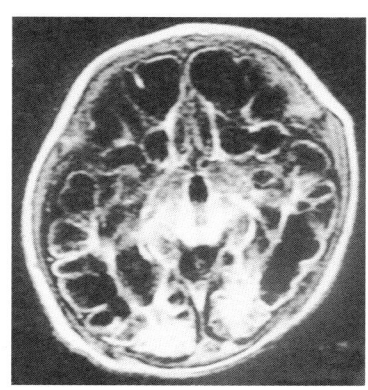

**図 5　多嚢胞性白質軟化症（MRI T1 強調）**
重度仮死に続いて低酸素性虚血性脳症の状態になり，はじめは脳全体が浮腫で被われ，その後多くの部位で白質が損傷を受けて，嚢胞を形成しているのがわかる.

大脳基底核の損傷からは不随意運動を主症状とするアテトーゼ型脳性麻痺へ発展する可能性が大である．脳幹損傷では後遺症として呼吸や嚥下といった生命維持に不可欠な機能の障害も残りうる．白質の広範囲な損傷では二次的に脳が萎縮して小頭症になっていくとともに，麻痺としては痙直四肢麻痺になる可能性がある．大脳皮質に及べば，麻痺と知的障害に加えて「てんかん」も生じてくる可能性が高い．

　近年では知的には良好なアテトーゼ型脳性麻痺の数は減少し，不可避的な状況が重なった重度ケースや，胎内発育過程で他の問題があり，したがって知的障害も含めて合併症も多いという重複障害グループの割合が増えてきている．最近の論議では周産期仮死が脳性麻痺の真の原因である率は，仮死の既往がある脳性麻痺のうち 15～20％ではないかという報告が多い．

**脳室周囲白質軟化症**

　早産低体重出生で脳性麻痺になる場合の主要な原因は，今日では脳室周囲白質軟化症 Periventricular Leukomalacia＝PVL によるとみられている．図6 にみるように大脳皮質の運動野には体の部分に応じて運動神経細胞が秩序正しく分布をしている（体性分布）．中央に下肢が分布し，外側に順に体幹・上肢と続く．微細な調節が必要な部位ほど分布面積が広い．このため体幹の面積は少なく，下肢よりは上肢，とくに手の第1，第2指の面積が広い．顔面も広いが中でも舌の占める面積の方が大きい．この運動野の主要な細胞は錐体の形をしているので錐体細胞と呼ばれる．この運動野から長い伝動路が下方に下り，95％の繊維は延髄で交差して反対側の脊髄前角にまで刺激を伝える．この伝動路を錐体路と呼ぶ．現代では錐体細胞と錐体路が運動構成のなかで占める役割についてさまざまな論議があるが，少なくとも錐体路が重要な運動刺激伝動路であることは間違いない．この錐体路も大脳皮質での体性分布と同じように一定の配置を保っている．錐体路は脳内では側脳室の上側方から外側を通過していく．

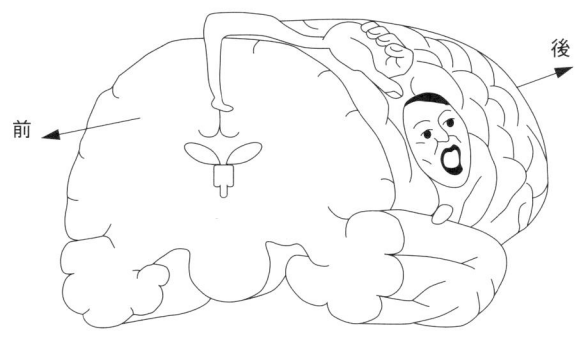

**図6　大脳皮質運動野体性分布**

脳の中心溝の前に大脳皮質運動野があり，体の各部位に対応して配列している．どれだけ微細な調節が必要かで占める面積に差がある．ただし実際の運動命令は他の多くの関連部位との総合関係があって可能となる．中心溝の後の体性感覚野との対応も重要である．

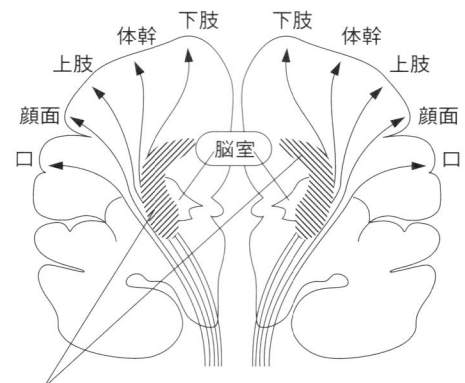

**図7　大脳皮質からの錐体路と PVL 脳室周囲白質軟化症**
（PVL=PeriVentricular Leukomalacia）

大脳皮質の運動野の運動神経細胞（その代表は錐体細胞）から神経線維の束（錐体路）が一定の配列を保ったまま下降する．大部分は延髄で反対側に交差し，体の各所に運動刺激を送り出す．早産児とくに妊娠30週前後では，脳室の周囲で両側性に循環障害を生じやすく，その場合錐体路のうち内側から損傷を受けていく場合が多い．したがって両下肢がいちばん重度な痙直麻痺（痙直両麻痺）が起きやすくなる．
循環障害に陥った組織は軟化という過程を経て囊胞をつくる．脳室の周囲は神経線維が中心になる白質なので，脳室周囲白質軟化症と呼ばれる．生じた囊胞の多くは脳室と通じ，画像では不規則な脳室の拡大として示されることが多い．

　とくに在胎32週頃までは，この脳室周囲への血液循環がまだ未熟な状態にあるためと，体全体の血液循環および血圧調節の能力も不十分であることが重なり，出生直後の児にしばしば脳室周囲への血液供給が不足する状態が生じる（図7）．これが程度を越すと組織の崩壊につながっていく．まず虚血状態が続くと組織の軟化現象がおき，ついで崩壊した部位が囊胞状に崩壊していく．新生児期の超音波検査や生後数ヵ月以降のMRIなどではこの囊胞が独立して確認できることもあるが，多くの場合近接する脳室とつながり，不規則な外側の壁を持った脳室の拡大として認められる（図8）．ほとんどの場合は左右差はあるものの両側で生じる．在胎33週を過ぎるとしだいに血液循環が安定しPVLは生じにくくなり，逆に大脳皮質直下に局所的に危険な部位が生じてくる．また27週以前のさらに未熟な時期には，循環不全による損傷は局所的なものに止まらず，広範囲になっていく可能性が大きい．

　このPVLが両側の錐体路に損傷を与えると，痙直麻痺を主症状とする運動障害を残すことになる．体性分布上は内側に下肢へ向かう繊維があるため，下肢＞体幹＞上肢の順で障害が残っていく．これが早産低体重出生での脳性麻痺に痙直両麻痺が多い主要原因である．

　1980年代までは脳室内外への出血も多くみられ，脳性麻痺の原因にもなっていたが，その後早産児の最大の問題であった呼吸窮迫症候群 Respiratory Distress Syndrome＝RDS に対する人工サーファクタントの開発使用により激減していった．胎内では閉じていた肺胞は，生

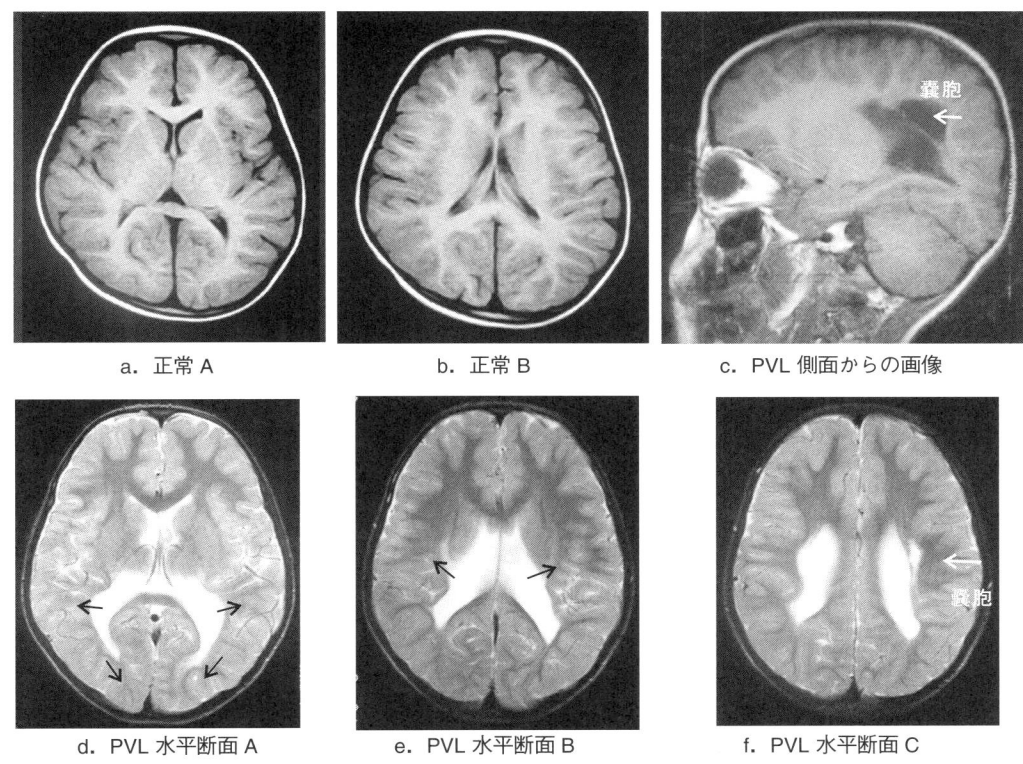

**図 8　PVL＝脳室周囲白質軟化症の MRI 画像**

正常 A と B は同一例で A より B の方が上に位置する．c から f までも同一例で典型的 PVL 画像を示す．c と f では囊胞状の PVL が残り，d, e では矢印部位で脳室が囊胞とつながり拡大しているところを示す．正常例と比較して特に側脳室の中央部から後部（後角）にかけての拡大が著しいのがわかる．

a, b, c は T1 強調条件で記録し，d, e, f は T2 強調条件で記録．T1 と T2 では白と黒が逆転し，T2 では脳室は白く示される．逆に T1 で白く示される白質は T2 では黒くなっている．

まれた直後の泣き声とともに一斉に開き，血液とのガス交換が可能になる．しかし，早産児では肺胞を開かせる際に必要な表面活性物質が不足しているために，開こうとしても充分には開かず，過剰な努力に比して十分な酸素供給，二酸化炭素排出が行えない状態が続く．これが RDS であり，この状態が続くと直接の低酸素状態による脳損傷以外にも，脳内出血などが生じやすくなり，生命の危機にもなった．これが人工表面活性物質であるサーファクタントの実用化でかなり予防できるようになり，早産児の生存率を飛躍的に高めるとともに，脳内出血による脳性麻痺の比率も下がり，PVL が主要原因になっていった．同時に生存率が高まった中で PVL を有する児数も増加し，脳性麻痺が増加していく原因にもなっていった．今日の周産期医療ではこの PVL とそれによる脳性麻痺をどれだけ防げるかが大きな課題になっているが，ある程度抑制が可能になってきた，という報告が出だしてきているものの，まだ

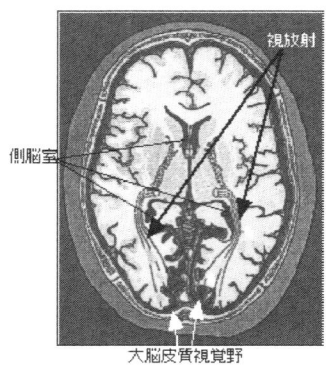
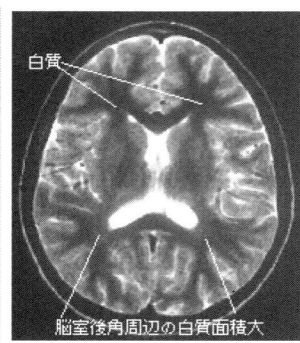
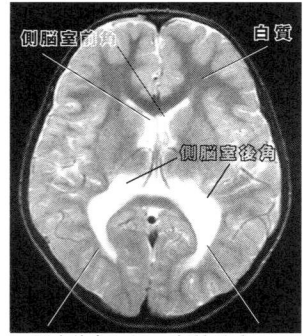

a. 視覚伝導路と脳室周囲の関係
左右の視神経は視交差・外側膝上体を経て幅広く拡がった線維群（視放射）をつくり後頭領域の視覚野に到達する．この視放射は側脳室の外側をとりまいている．

b. 正常白質分布
T2強調画像なので白質は黒く写っている．

c. PVL例での白質分布
側脳室後角周辺の白質は大幅に減じている．

**図9　後頭部白質面積の減少と視知覚への影響**
視覚伝導路は脳室後角周辺の大きな範囲を占める．さらに後頭部の視覚野から隣接部位への連合線維もこの部位に含まれる．PVLはこの周辺の白質面積を大きく減らし，視知覚を中心とした多様な認知障害の原因となる．

克服には遠い状態にある．

　PVLにより脳性麻痺になった場合の主要症状は痙直両麻痺であるが，同時に視知覚を中心とした認知障害が大きな問題になってきている．脳室周囲の白質のなかでは後方部分が一層未熟であり損傷を受けやすい．側脳室の後方（後角）周囲の白質面積がPVLにより大幅に減少することが少なくない（図9）．この白質減少部に外側膝状体から後頭葉視覚野に視覚刺激を送り込む視覚伝動路が含まれ，さらに頭頂部や側頭部などと結びあう認知にとって重要な回路にも影響を与え，視知覚を中心とする認知障害が生じてくる．この認知障害は児の発達に運動障害と並んで大きな影響を与えていくようになる．

### 核黄疸

　1970年代までは核黄疸は脳性麻痺，とくにアテトーゼ型脳性麻痺の主要原因のひとつであった．同時に難聴もともないやすく，難聴検査と指導の重要な対象でもあった．その後核黄疸はほぼ確実に防止できるようになり，脳性麻痺の原因としては例外的存在になってきている．

　黄疸は血液中のビリルビン（黄色い色をしている）の濃度が上るために，皮膚や眼球結膜などが黄色く見える状態をいう．ビリルビンは赤血球の主要成分である赤色のヘモグロビンが分解してでき，肝臓で処理される前は神経に対して毒性を持つ．通常は赤血球が急激に壊れることが少ないこと，生じたビリルビンも肝臓で処理されるため血液中の濃度が上昇することが少なく，黄疸を生じることは肝臓障害などの一部を除き稀である．ただし新生児ではこの

肝臓の処理能力が未熟である上に，脳組織に有害物質が入るのを阻止する血液脳関門 Blood Brain Barrier もまだ不備な状態にある．

　新生児では，生後に胎児期の赤血球が急速に崩壊していくために，生後3～4日に多少黄疸傾向が出てくる（新生児生理的黄疸）．しかしこれが一定限度を越した場合，未処理のビリルビンが脳内に入り，とくに大脳基底核に損傷を与えることがある（これを核黄疸という）．この場合アテトーゼ型脳性麻痺が生じてくるし，聴神経にも損傷を与えやすいので難聴を生じてくることになる．

　このビリルビン血中濃度の急激な上昇は，Rh型（母がRh陰性で児が陽性の場合）やABO型（母がO型で児がそれ以外）が不適合な場合がよく知られているが，実際の核黄疸で調べると，半数近くはそれ以外の要因が関与している．

　予防的治療としては，あらかじめ免疫反応でビリルビンが急上昇する危険性が確かめられている場合，抗原抗体反応抑制を図る手段もある．黄疸が緩徐に上昇しているときは光線療法（一定の波長の紫外線を児の皮膚に照射しビリルビンを分解していく），急激な上昇あるいはかなりの高濃度への上昇があれば交換輸血が行われ，ほとんどの例で核黄疸を防ぐのに成功している．このため現在では例外的なケースを除き，核黄疸による脳性麻痺はみられなくなってきた．

### その他

　新生児化膿性髄膜炎の多くは重度重複障害となるため，重要克服課題であったが，分娩前後の衛生環境の改善もあり，今日では激減している．

　新生児低血糖症はとくに胎内発育遅延がありSFDで出生したような例で多い．新生児痙攣をともなうことがあり，時に後遺症として難治てんかんをともなった脳性麻痺となることがある．

## 4）　出生後の原因

### ビタミンK欠乏性頭蓋内出血

　核黄疸は生後1週前後で生じるため，周産期とそれ以降との境に位置するが，新生児期とそれ以降の境で生じやすいのがビタミンK欠乏性頭蓋内出血である．ビタミンKが不足していると新生児は出血を起こしやすくなる．とくに母乳成育の場合に多いとされた．時に広範囲の頭蓋内出血となり，重度障害を残す．一側性の出血により片麻痺となる場合もある．ただし，近年ではビタミンK製剤の予防投与により発生は激減してきている．

### その他

　新生児期以降の原因は脳性麻痺に含めるかどうか定義によって判断が分かれる．たとえば1歳前後の急性脳症後遺症による脳性麻痺，髄膜炎による脳性麻痺，という診断も定義によってはあり得る．

# 5. 脳性麻痺の発生率 incidence または有病率 prevalence

## 5.1. 発生率と有病率

　脳性麻痺の発生率は正確には有病率と言うべきである．ある年に生まれた児のうちどれだけが脳性麻痺になるかは，生後数ヵ月から1年以上たってからでないと判明しないが，それまでに重症例ではすでに亡くなっている場合もある．したがって出生時点での率を出すことは不可能で，分かるのはある年に生まれた児群がある月齢・年齢に達したとき，そのなかにどれだけの脳性麻痺数を含んでいるかという数字であり，これは有病率と呼ばれる．そのためここでは有病率を用いるが，一般的には発生率の名前を用いることが多い．

　正確な有病率を出すのは以下のような理由で非常に困難である．

1. 脳性麻痺の定義そのものに不確定な要素が含まれており，脳性麻痺の原因・時期も統一されていない．診断の基準も異なることがある．運動症状も知的障害も重度で重複しているいわゆる重症心身障害児は通常脳性麻痺に含めているが，別にしている調査もある．
2. 脳性麻痺の有病率は死産を除いた出生1,000名あたり2名前後であるため，母集団の新生児の数が少ないと1名の脳性麻痺の存在で率が大幅に異なってしまう．できれば最低1万名以上，可能なら10万名程度の母集団で調査したいが，それだけの数の新生児を診断可能年齢まで確実に調査することが困難である．とくに人口の流出入が多かったり，医療保健システムが複合して情報が集中していない大都市などでは不可能に近い．
3. 妊娠中および周産期の医療レベルは数年でかなり異なってくるため，5年以上間が離れてくると同一集団とは認めにくい．

## 5.2. 脳性麻痺発生状況の経年変化の特徴

　こうした条件を満たした統計は世界でもごく少数になる．そのなかで国際的に信頼がおかれているスウェーデンの統計を図10に示す．この統計の変化をみると1967～70年頃までは一貫して有病率は低下してきており，死産を除く出生1,000名あたり約1.4名になっているが，以後は逆に漸増していき，1990年以降多少減少を示しているが，1994年時点では2.12名となっている[5]．この間満期前後で生まれる成熟児群での頻度は上昇か平行線を示しているのに対し，早産群での脳性麻痺の頻度は全体頻度の減少と再増加と似た曲線を示している．早産群から生じやすい脳性麻痺の典型は痙直両麻痺であるため，このタイプの脳性麻痺の頻

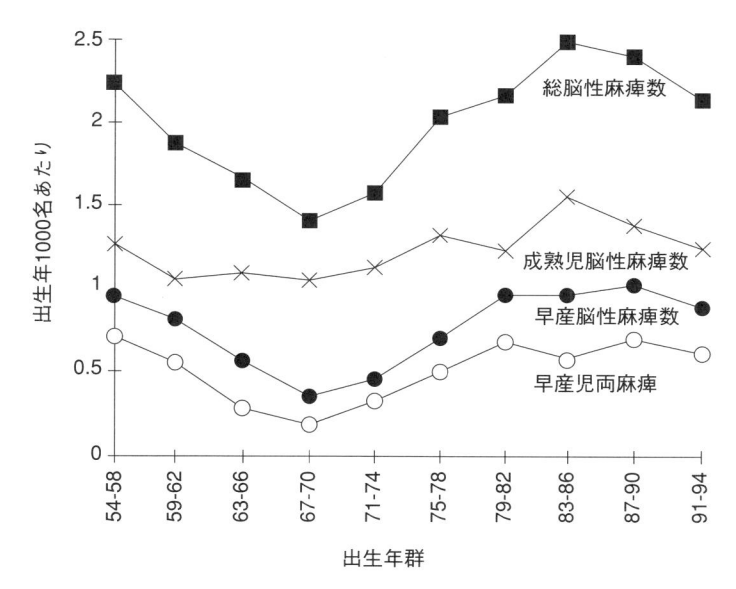

図 10　スウェーデンにおける脳性麻痺有病率の経年変化（1954〜94年，年出生 1,000 名あたり）

度も同様の曲線をたどっている．

　日本での確実な統計は少ないが，1980 年頃までは低下傾向を示し，多くの発表が生出生 1,000 名あたり 1.0 名を下回るようになっていた．しかしその後は上昇に転じ，1990 年以降の日本でのいくつかの発表では 2 名台になっている[6]．増加傾向の主要成分はやはり早産群からの痙直両麻痺である．

　ここで注目すべきことが 2 点ある．

### 1）　成熟児脳性麻痺はなぜ減少していないのか？　仮死は脳性麻痺の原因か？

　成熟児脳性麻痺のなかでは仮死が最大の要因になっている．周産期医療の進歩はこの仮死による障害を大幅に減らせた筈である．出生前から超音波を含む種々の検査法で胎児の状態に異変がないかをチェックし，分娩経過は胎児心拍モニターなどで観察し，異変があるか予測されれば，吸引分娩や帝王切開などで状態が悪化する前に出生させる．生まれてからの仮死の蘇生や呼吸管理の技術も進歩し，かつかなりのレベルで普及していっており，新生児救急のネットワークも整備されてきている．何より分娩そのものが個人開業の産科かから病院出産に代わってきており，出生前後の異状には初めからより専門的に対応できるようになってきている．ならばなぜ成熟児脳性麻痺は減っていないのか？

　ここで主にアメリカやオーストラリアなどから重要な提起がなされてきた[7]．すなわち，仮死の経過をもつ脳性麻痺のなかで，本当に仮死が原因である率はかなり低いのでは？　多くは仮死以外に先行するさまざまな因子があり，そのために分娩経過も順調にいかず仮死になりやすいだけで，真の原因は仮死以外にあるのでは？　というものである．したがって出生前後

の医療管理で仮死の重度化を防いでも，脳性麻痺そのものの頻度は減少しないということになる．逆に以前なら死産ないし出生後早期に死亡していた児の生存率が上がり，そのなかから脳性麻痺になる児が増えてきたため，成熟児での脳性麻痺の頻度は漸増し続けた，という説が力を得てきている．今日では仮死をともなった脳性麻痺のうちで，仮死が本当の原因であるのは20%前後ではないか，との説が有力である[8]．事実最近では生まれるまで元気で育ってきた胎児が急に仮死状態になった場合に多い，知的には良いアテトーゼ型脳性麻痺は激減していて，同じ仮死分娩脳性麻痺でも知的障害もともなった重複障害児の割合が多い．後者の場合，おそらく胎内発育過程でも何らかの異状状態の影響を受けていたと推測される．しかし逆に仮死を脳性麻痺の原因として過小評価つることにも問題があり，前出のスウェーデンの論文でももっと多くの割合で仮死が関与している，としている[5]．

### 2) 早産低体重出生児から脳性麻痺になる率がなぜ増えているのか？

早産低体重出生児から脳性麻痺が生じる頻度はスウェーデンの統計では，1970年までは減少し続けていた．この減少の理由としては，早産未熟児の養育方法の進歩，とくに保育器の普及があげられる．低体温を防止し，適切な湿度を与えることで相当数の早産低体重出生児の生存が可能になり，また脳損傷の率も低下していった．ところがこの1970年頃を境に早産未熟児のなかでの脳性麻痺の率は上昇していく．その最大の理由は人工呼吸器の普及である．新生児集中医療ユニットNICUが設けられ，人工呼吸器で生存率が上昇するにつれて，生存可能にはなったが脳性麻痺も増えた，という状況が続き，全体としての脳性麻痺の発生頻度を引きあげてきた．

日本で脳性麻痺の有病率がいちばん低くなったのは1980年前後で，スウェーデンより約10年遅れている．その理由は医療技術とともにそれを支えるシステム（個別開業医のレベルまで技術が普及し，同時に異常分娩時に早急に新生児を搬送するシステムなど）ができていくのが遅れたためと思われる．

# 6. 最近の脳性麻痺の特徴

1960年以降の日本の周産期医療は表4で見るように確実に進歩してきている．脳性麻痺の原因と関係が深い周産期の状況を周産期死亡率の推移でみると，1965年が出生1,000名あたり30.1名だったのが，10年後の1975年には16.0名，そのまた10年後の1985年には8.0名，さらに10年後には4.7名と10年毎に約半減している．現在は4.0名前後で世界の最優秀国のひとつになっている[9]．

すでに述べたように，成熟児では脳性麻痺の主要原因であると思われていた胎児仮死・新生児仮死のなかで，本当に仮死が原因になっていると思われる例は減少してきている．そのため，知的には良好だが不随意運動を主体としたアテトーゼ型脳性麻痺群は減少し，その代

表4 日本の周産期医療の進歩（母子保険の主なる統計　母子保健事業団　1999年度版）

脳性麻痺の原因が生じやすい周産期の医療状況は周産期死亡率の変化で読み取れる．1960年から1990年までは10年経過毎に死亡率は1/2になっていく．早期診断・訓練が開始される1975年を起点としても同様である．

| | 1950 | 1955 | 1960 | 1965 | 1970 | 1975 | 1980 | 1985 | 1990 | 1995 | 1998 |
|---|---|---|---|---|---|---|---|---|---|---|---|
| 乳児死亡率（出生千対） | 60.1 | 39.8 | 30.7 | 18.5 | 13.1 | 10.0 | 7.5 | 5.5 | 4.6 | 4.3 | 3.6 |
| 新生児死亡率（出生千対） | 27.4 | 22.3 | 17.0 | 11.7 | 8.7 | 6.8 | 4.9 | 3.4 | 2.6 | 2.2 | 2.0 |
| 周産期死亡率（出生千対） | 46.6 | 43.9 | 41.4 | 30.1 | 21.7 | 16.0 | 11.7 | 8.0 | 5.7 | 4.7 | 4.1 |
| 妊産婦死亡率（出産十万対） | 161.2 | 161.7 | 117.5 | 80.4 | 48.7 | 27.3 | 19.5 | 15.1 | 8.2 | 6.9 | 6.9 |
| 妊産婦死亡率（出生千対） | 176.1 | 178.8 | 130.6 | 87.6 | 52.1 | 28.7 | 20.5 | 15.8 | 8.6 | 7.2 | 7.1 |

乳児死亡率：（1年間の1歳未満の死亡数／1年間の出生数）×1000
新生児死亡率：（1年間の28日未満の死亡数／1年間の出生数）×1000
周産期死亡率　1978年まで（1年間の周産期死亡数／1年間の出生数）×1000
　　周産期死亡：妊娠第28週以後の死産＋早期新生児（生後7日未満）死亡
周産期死亡率　1979年以後（1年間の周産期死亡数／1年間の出産数）×1000
　　周産期死亡：妊娠第22週以後の死産＋早期新生児（生後7日未満）死亡
　　出産数：出生数＋妊娠第22週以後の死産数

わりに知的障害や他の合併症を多く抱えた重複障害児の割合が増加している．

　早産低体重出生児群からの痙直両麻痺型脳性麻痺の頻度は最近まで増大をしてきたが，その実態は常に同じではない．表5に日本での低体重出生児の生存率の変化を示す[9]．

　低体重出生を区分して，生下時体重が1,500g未満を極小未熟児，1,000g未満を超未熟児と称しているが，過去においては1,500gを下回ると生存させるのが大変であったことがわかる．1980年時点では1,500g未満となると死亡率が急に上がり25.5%になり，1,000g未満では死亡率が57.9%と半数を超える．ところが1998年でみると1,000gから1,500gの間では死亡率は4.2%に過ぎなくなり，1,000g未満でも500g以上あれば死亡率は14.5%となお大多数が生存可能になっている．500gを下回ってやっと死亡率がわずかに50%を超えてくる．

　脳性麻痺の発生しやすい体重群も変化をしてきており，1980年頃は1,500g近くでも脳性麻痺になることが多かったが，現在脳性麻痺になるのはさらに早産で低体重のグループにほぼ限られてきている．しだいにより未熟な群に危険域が移っていっていることを示している．

　しかし脳がより未熟な状態への侵襲となるため，障害内容も杖歩行レベル以上に必要な，骨盤帯から体幹の安定性が損なわれているケースもみられる．こうした場合杖を用いても立位は保持しにくくなる．

　さらに早産で在胎25週前後の出生グループでは，脳の未熟で未分化な程度が強く，侵襲を受けた場合，一定範囲に限定した傷害にはならず，後障害も重度になってくる．したがって，

**表 5　出生時体重別早期新生児死亡率**

（生後 7 日未満の死亡数／1 年間の出生数）× 1000
母子保健の主なる統計 母子保健事業団　1999 年版
1,500g 未満出生の極小未熟児，1,000g 未満出生の超未熟児での死亡率はこの 20 年で激減していっている．

|  | 1968 | 1980 | 1985 | 1990 | 1995 | 1997 | 1998 |
|---|---|---|---|---|---|---|---|
| 全体 | 7.3 | 3.9 | 2.6 | 1.9 | 1.5 | 1.4 | 1.4 |
| 男 | 8.4 | 4.4 | 2.8 | 2.1 | 1.7 | 1.4 | 1.5 |
| 女 | 8.1 | 3.3 | 2.4 | 1.7 | 1.4 | 1.3 | 1.3 |
| 500g 未満 | 856.7 | 959.0 | 890.0 | 768.3 | 564.9 | 526.4 | 511.4 |
| 500〜999g | | 578.8 | 396.4 | 220.9 | 162.1 | 139.9 | 140.5 |
| 1,000〜1,499g | 448.3 | 255.0 | 117.8 | 71.4 | 44.0 | 39.3 | 42.2 |
| 1,500〜1,999g | 147.3 | 77.4 | 40.2 | 24.4 | 19.3 | 16.9 | 16.5 |
| 2,000〜2,499g | 23.9 | 13.1 | 7.8 | 5.3 | 3.4 | 3.1 | 3.1 |
| 2,500〜2,999g | 4.4 | 2.3 | 1.4 | 1.0 | 0.6 | 0.6 | 0.6 |
| 3,000〜3,499g | 2.3 | 1.2 | 0.7 | 0.6 | 0.5 | 0.4 | 0.3 |
| 3,500〜3,999g | 2.3 | 1.1 | 0.8 | 0.6 | 0.5 | 0.5 | 0.4 |
| 4,000g〜 | 3.6 | 2.2 | 1.4 | 0.9 | 1.6 | 1.2 | 0.8 |

この群では重度脳性麻痺か，逆にあまり障害を残さないかの二極化が目立つ．

# 7．脳性麻痺の分類と症状[1]

脳性麻痺の分類は主に姿勢・運動面の特徴を基礎にしている．それに種々の合併症を加えたのが全体像となる．姿勢・運動面は麻痺部分の分布（麻痺の分布）と麻痺の特徴のふたつについて行われる．

## 7.1．麻痺の分布による分類（図 11 参照）

麻痺の分布では，
1. 四肢麻痺 quadriplegia または tetraplegia：四肢体幹全体の麻痺で機能障害が重い状態を四肢麻痺と称する．
2. 両麻痺 diplegia：主に両側下肢の機能障害が目立ち，体幹や上肢にも一定の問題を有する状態を両麻痺と称する．上肢の障害もはっきりしている場合，四肢麻痺とするか両麻痺とするかの基準は明確ではない．通常は下肢機能障害の方が重ければ両麻痺に分類する．

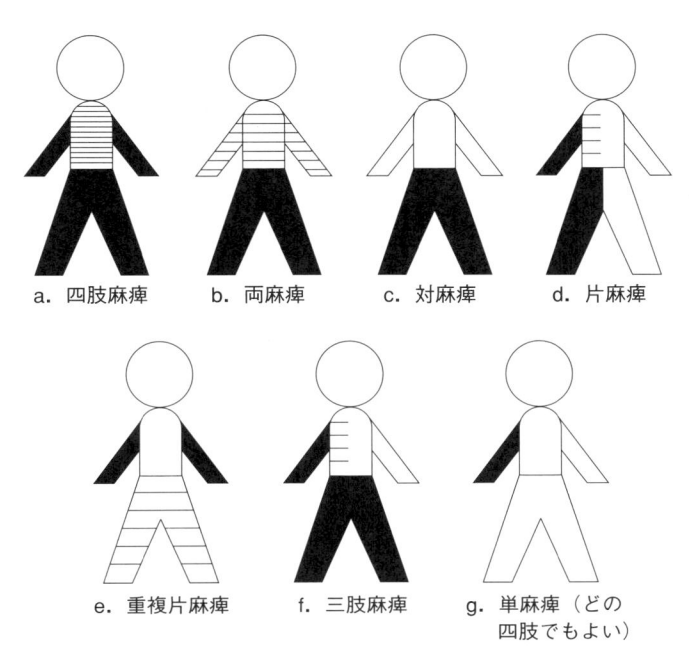

図11 麻痺の分布による分類

a. 四肢麻痺　b. 両麻痺　c. 対麻痺　d. 片麻痺
e. 重複片麻痺　f. 三肢麻痺　g. 単麻痺（どの四肢でもよい）

3. 対麻痺 paraplegia：体のあるレベルから下（とくに両下肢）に麻痺による機能障害があり，そのレベルから上はまったく正常なのを対麻痺と称する．一般的には脊髄損傷でみられる麻痺で脳性麻痺では希である．
4. 片麻痺 hemiplegia：左右どちらかの半身の障害があるのを片麻痺と称する．機能障害としては上肢の方がより問題となる．
5. 重複片麻痺 double hemiplegia：四肢の障害があるが，両上肢の障害の方が重度である場合を重複片麻痺と称する．両麻痺とは逆になる．ただし両上肢の障害に左右差があるもの，四肢麻痺で左右差があるものなどを重複片麻痺と称する場合もある．
6. 単麻痺 monoplegia：四肢のひとつのみの障害を単麻痺と称する．
7. 三肢麻痺 triplegia：四肢のうち3つに障害があるのを三肢麻痺と称する．

## 7.2. 麻痺の性状による分類（表6参照）

麻痺の性状による分類でいまだ確定したものはない．とくに不随意運動の分類でかなりの相違が生じている．ここでは厳密な検討は略し，概略を紹介する．

### 1） 痙直型 spastic type　強剛型 rigid type

痙直型の一般的な特徴は，下肢は突っ張りが目立ち，足はつま先立つ尖足，足の開きは悪い（股関節外転制限），骨盤の動きは乏しい，下肢の交互運動が少ない，といった諸点にある．上肢は反対に肘屈曲，手も握り続ける傾向がある．麻痺部分の動きは乏しく，関節の拘縮や脊

表 6　脳性麻痺の分類（Little Club 1958 を元に作成）

痙直型脳性麻痺 spastic cerebral palsy
　片麻痺 hemiplegia
　両麻痺 diplegia
　四肢麻痺 quadriplegia
　重複片麻痺 double hemiplegia
ジストニー型脳性麻痺 dystonic cerebral palsy
舞踏病様アテトーゼ型脳性麻痺 choreo-athetoid cerebral palsy
混合型脳性麻痺 mixed forms of cerebral palsy
失調型脳性麻痺 ataxic cerebral palsy
無緊張型（アトニー）脳性麻痺 atonic cerebral palsy

脳性麻痺の分類はまだ世界共通のものはない．純粋な痙直は少なく，ある程度強剛要素を含むので痙直強剛ともされる．ジストニーは体を捩って反り返るような状態であるが，これをアテトーゼ型に含めるのと別に分類するのがある．アテトーゼ型は多様な成分を含んでおり，さらにこれを何種類にも分ける考えもある．失調型は純粋失調型と失調型両麻痺とに分けることがある．

椎側彎などの変形も生じやすい．検査所見としては，深部腱反射の亢進，足クローヌス陽性などがあげられるが，一定方向へ関節を動かそうとするときに抵抗があり，さらに力を加えていくと急に力が抜けていく折りたたみナイフ現象 clasp knife phenomenon が特徴である．ただし，痙直と固さは必ずしも同一ではない．乳児期初期においてはむしろ動きが乏しいのが目立ち，腱反射亢進やクローヌスなどはあるが，むしろ緊張は低いことがある．後にしだいに固さが出てくるとともに特有の姿勢パターンが固定していく．

強剛型は常に粘り強い固さが目立つ状態である．関節をどの方向に動かしても粘り強い抵抗が続く，四肢を動かすときもこの固さのためにスムーズな動きができない．関節拘縮も痙直型ほどではないが，動きが乏しいままでいるとしだいに固さが増してきて，動きがない四肢麻痺となっていく．

神経生理学的には痙直と強剛は区分され，古典的には痙直は錐体路の損傷から生じ，強剛は脳幹・大脳基底核などから構成される錐体外路の異常活動から生じているとされる．今日では錐体路と錐体外路という区別そのものが明確でなくなってきているため，こうした区分は必ずしも妥当とは言えないが，症状を理解するうえでは便利な見方である．

多くの場合，純粋痙直型，純粋強剛型は希で，両方の要素が混じている例の方が多い．したがって痙直強剛あるいは強剛痙直 rigido-spastic type と称することもある．

### 2）異常運動 dyskinesia グループ（アテトーゼ型 athetoid type など）

異常運動としては多様な区分が存在するが，その中心はアテトーゼ atethtosis であり，このタイプをアテトーゼ型 athetosis type または athetoid type と称する．アテトーゼの語源は「定まらない」，という意味であり，四肢をくねらすような動き，体幹の不安定などが特徴である．このアテトーゼ症状については多数の分類があり，急速に四肢をくねらすような動きと体のふらつきが中心であると舞踏病様 choreic としたり，体の反り返りとねじれが目

立ち緊張も高まるのをジストニック dystonic としたり，あるいは緊張が高まるタイプを緊張型アテトーゼ tension athetosis, あまり緊張が高くないのを非緊張型アテトーゼ non-tension athetosis と称することもある（アメリカ脳性麻痺学会の分類）．しかしアテトーゼ型脳性麻痺の場合，しばしば低緊張から急に緊張が亢進したり，幼児期は低緊張でも後に緊張が亢進してきてそのために苦しむこともあり，必ずしも緊張型と非緊張型と単純には区分できない．

アテトーゼ型ではしばしば急に緊張が高まることがあり，それをスパズム spasm と称する．

不随意運動としての異常運動は，随意性が高い部位で目立つため，初期には口のゆがみなどでみられ，しだいに上肢の動きに出てくるようになる．口腔諸器官の不随意な動きや随意的呼吸調節の困難さなどは言語発声でも独特な構音障害として目立ってくる．

姿勢発達としては抗重力姿勢の保持の困難性が背景にあるために，安定した坐位や立位をとることが難しい．

### 3） 失調型 ataxic type

失調とは姿勢の保持や動きの構成のための筋活動の調節に障害を生じた状態をいう．そのため立位や一定の姿勢を保持するためのバランスがうまくとれなかったり，的確な手の操作をしようとしても手が揺れてしまったり（振戦 tremor），正確な距離に手や足を出せなかったり（距離測定障害 dysmetria）することがある．厳密には小脳性失調，迷路性失調．脊髄性失調などに区分される．

失調症の場合には静止しているだけでは，痙直型のような異常パターン，アテトーゼ型のような不随意運動は示さず，したがって診断は遅れがちになる．また脳性麻痺以外のさまざまな疾患群が失調症状を示すので鑑別診断も重要になってくる．

### 4） 無緊張型 atonic type

このタイプは脳性麻痺の姿勢・運動症状としては判然としない．代表的なのは点頭てんかん後遺症などで，ほとんど動きもなく抗重力活動も乏しく坐位をとらせてもべったり体を折り込んでしまう，背臥位でひきおこそうとしても頭が垂れ下がったままである，といった状態を示し，一般的には大脳活動の低下の反映ともいえ，重度な知的障害をともなっていることが多い．

乳児期を低緊張で動きが乏しいままで過ごし，後に失調要素が出てくるケースもある．

以上のような性状分類は単独で存在するとは限らず，痙直強剛型とアテトーゼ型はしばしば混在して混合型となる．たとえば低酸素脳症による脳損傷を考えても，成熟児では大脳基底核や脳幹が一番損傷を受けやすいが，同時に神経伝動路が通る大脳白質や，運動命令の構成に関与する大脳皮質などの損傷も有りうる．このように脳性麻痺の場合は一定の局所だけに限定するとは限らず，麻痺の性状も混合してくることが多い．

## 7.3. 総合分類

実際の分類では，麻痺の分布と性状とを合わせて行う．

痙直型の場合は麻痺の分布で区分されることが多いので痙直両麻痺 spastic diplegia（図12），痙直片麻痺 spastic hemiplegia（図13），痙直四肢麻痺 spastic quadriplegia（図14，図15）などと記す．痙性対麻痺 spastic paraplegia もあり得るが，この場合は他の疾患でも同様な診断名があるので注意する必要がある．

異常運動 dyskinesia，とくにアテトーゼ型の場合は症状が全身に及んでいる場合が多いので，とくに四肢麻痺アテトーゼなどとは記さない（図16a，b）．しかし例外的に半身だけアテトーゼ症状を示す場合があり，半身アテトーゼ hemiathetosis またはアテトーゼ型片麻痺と称することがある．

失調型も無緊張型も基本的には障害範囲は全身に及んでいるので，とくに部位別の分類は行わない．

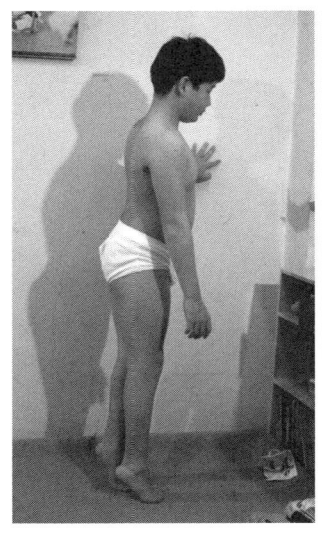

a. 軽度痙直型両麻痺
足部アキレス腱手術で歩行
かなり自由になる．

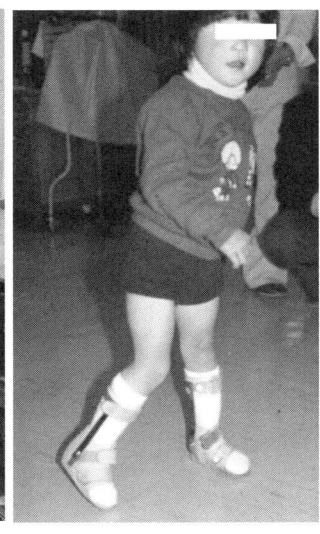

b. 軽度痙直型両麻痺
短下肢装具で歩行

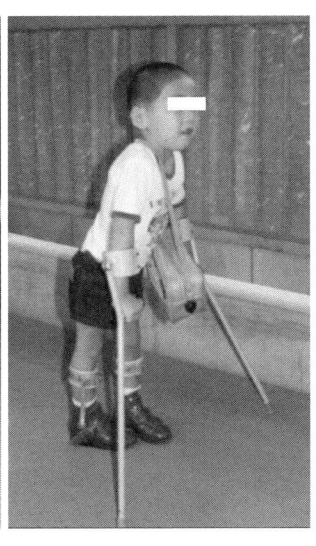

c. 中等度痙直型両麻痺
杖を使って歩行

図 12　痙直型両麻痺（軽度〜中等度）

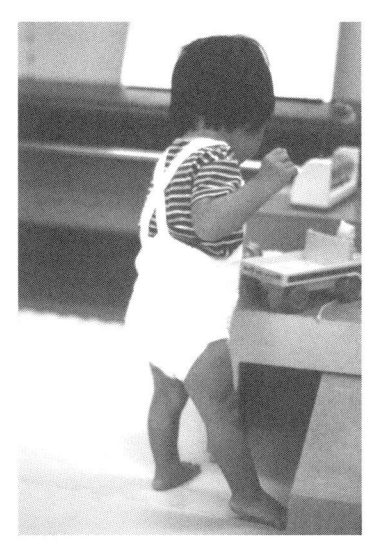

**図 13　痙直片麻痺型脳性麻痺（1歳8ヵ月男児）**
右片麻痺で左手を使っているが，その際右上肢は屈曲し手は握っている．下肢も右側は尖足が強い．

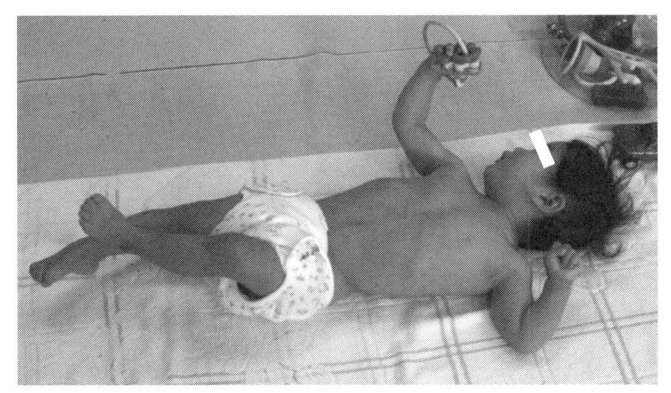

**図 14　痙直四肢麻痺（1）：両麻痺と四肢麻痺の中間例**
早産低体重で出生した2歳女児．基本は痙直両麻痺だが上肢の緊張と麻痺の程度も強い．この場合上肢機能障害が重度であれば四肢麻痺，ある程度実用使用ができれば両麻痺となる．

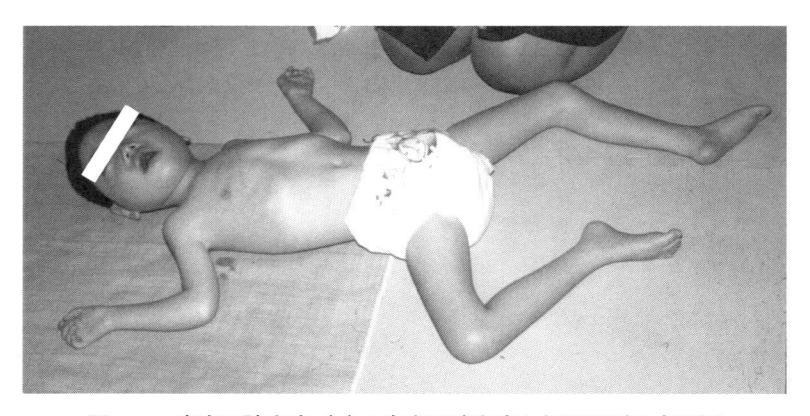

**図 15　痙直四肢麻痺（2）：痙直四肢麻痺と無緊張型の中間例**

胎内感染による出生時からの脳性麻痺 8 歳男児．重度知的障害をともなう．視覚反応なし．痙攣頻回．四肢は屈曲したまま弛緩性に広がっているが，痙直徴候を示す反射はすべて亢進している．この場合痙直性を強調すれば痙直四肢麻痺だが，反応が乏しく，座らせてもつぶれてしまう状態を中心にみると無緊張型となる．

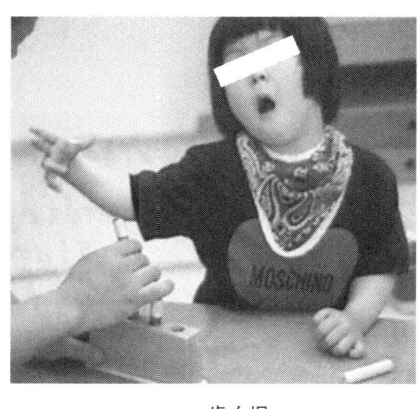

a．4 歳女児
仮死分娩による．歩行開始 4 歳．上肢と口に特有の不随意な動きがあらわれている．本ケースは痙直要素はなく，緊張の動揺の幅も少ない純粋アテトーゼ型である．

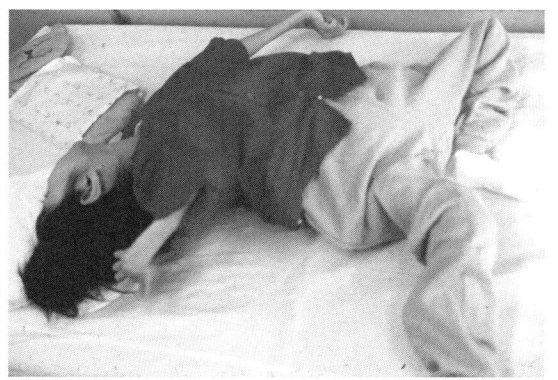

b．20 歳男子
仮死と核黄疸が重なったケース．強い緊張の亢進と反り返りに苦しんでいる．理解力は良．このようなケースはジストニック型脳性麻痺，アテトーゼ型のジストニックタイプ，緊張型アテトーゼなど種々に分類される．

**図 16　アテトーゼ型脳性麻痺**

# 8. 脳性麻痺の早期診断・早期訓練

## 8.1. 早期診断の意義

　脳性麻痺は発達障害である．生まれた初期から脳は損傷を受けており，その脳を基盤に重力，視覚，聴覚，などさまざまな外的刺激を受けて発達し，対人関係を通して社会性も育っていかなければならない．しかし，通常なら自然に育っていくことも，脳損傷があるため，動きの面でも，感覚面でも，コミュニケーションの面でも制約を受け，不十分な発達になってしまい，しだいに障害として固定していくことになる．できれば発達初期からさまざまな援助で，できるだけ通常の発達経験を与えていきたい．これが早期リハビリテーションの中心課題であり，そのためには早期診断が必要になってくる[10]．なかには初期から摂食・嚥下などの障害があり，生命維持という面からも早期からの介入が必要になってくることがある．ではいつごろから早期診断が可能になるのであろうか．

## 8.2. 早期診断の時期

　脳性麻痺の症状は重度障害は別として生後すぐに出現するわけではない．生後1～3ヵ月の間は，通常の新生児でも姿勢や動きがまだ定まらず，未分化で，不安定な姿勢や筋緊張の動揺を示す児も多い．生後3ヵ月を過ぎると背臥位・腹臥位ともに姿勢が安定してきて，頭部を重力に抗して安定保持できるようにもなる（いわゆる定頸）．両手を中央で併せて操作しだし，頭部は左右どちらにも自由に回せる．さらに骨盤帯や肩甲帯からの体の回旋活動も活発になり，やがて6ヵ月頃にかけて寝返り運動もできてくる．この4ヵ月以降の頃より，正常と異常との差がはっきりしてくるため，脳性麻痺ではその可能性が疑われるようになってくる．より重度な例ではそれ以前から診断がつく場合があるし，逆により軽度な例では1歳近くまで診断がつかないこともある．早産の場合は修正月齢で検討する．2ヵ月早く生まれた場合，生まれてから5ヵ月（暦年齢5ヵ月）が修正月齢では2ヵ月引いて3ヵ月となる．

　ただし，最近は医学的な診断技術である超音波やMRIなどが進歩普及したために，実際の症状が目立っていなくても，画像上は脳性麻痺が疑われる場合が増え，生後1ヵ月からでも脳性麻痺が疑われ，発達訓練を開始することが増えてきた．一部のNICU（新生児集中医療ユニット）を持つ病院などでは，脳性麻痺になるか否かは別として，危険因子を有する児に退院前からある程度の姿勢調節指導を開始している．

## 8.3. 中枢性協調障害児

かってボイタ法早期訓練で知られた現ドイツのボイタ Vojta は，新生児期からでも脳性麻痺の危険性のある児をチェックすることができる，として7つの姿勢反射を組み合わせたスクリーニング法を提起した．ここでチェックされた児はまだ脳性麻痺の症状を示しているわけではないので，中枢性協調障害児と称した．これらの児になるべく早期に，できれば生後5ヵ月未満にボイタ法訓練を開始し徹底して継続すれば，脳性麻痺症状が固定化していくのを防ぐことができる，とされ，脳性麻痺は予防できると報じられた．このボイタ法が日本に紹介されたのが1975年であるが，以後約10年間で日本全国で早期診断・訓練が広まっていった．その後早期であればあるほど本来は正常児なのに異常要素ありとされる率が高く，実際に脳性麻痺になるのは中枢性協調障害児のごく一部であること，早期に訓練を開始しても脳性麻痺を予防する，あるいは正常化させるという奇跡的な効果は得られなかったこと，などからふたたび診断時期が議論されるようになり，上記（8.2）のような考えが受け入れられるようになってきた．

## 8.4. 早期診断の実際

図17は満期出生で5ヵ月になった子であるが，頭部を一側に向けるとその側の上下肢が伸展する非対称性緊張性頚反射 ATNR=Asymmetric Tonic Neck Reflex が出現ししている．このため自分で姿勢を自由にコントロールすることができなくなっている．この児は後に重

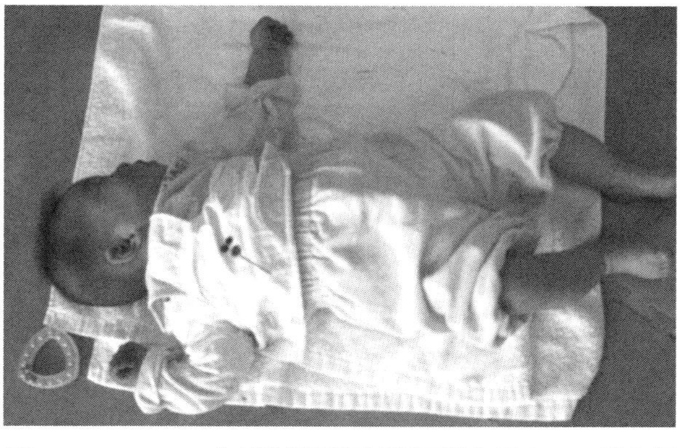

**図17　ATNR 非対称性緊張性頚反射を示す5ヵ月女児**
上肢は典型的，下肢はおむつのため目立たず．
仮死で脳性麻痺になった児．5ヵ月を過ぎても ATNR が強いことは基本的な姿勢発達の障害を意味し，アテトーゼを中心とした脳性麻痺に発展していく可能性が大である．

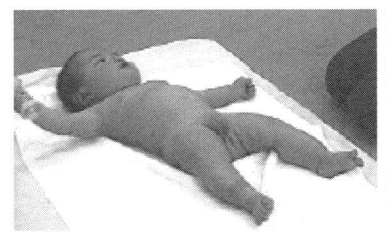

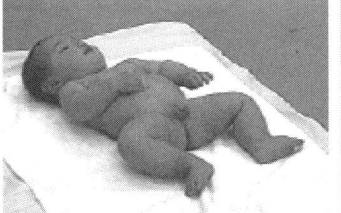

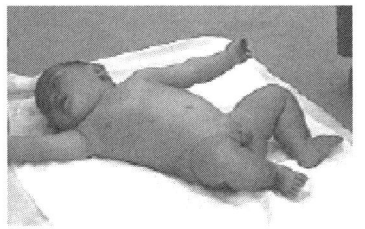

**図 18 痙直両麻痺児（早産低体重出生，修正 6 ヵ月）**
両脚は左右同時に屈曲伸展を繰り返し，左右の分離運動が不足している．骨盤は常に同じ角度にあり，下肢の屈曲伸展でも前傾（少し反った状態）のままで，後傾（股関節が屈曲し持ち上がる）への動きが乏しい．上半身を回旋させた時も後に残り，骨盤からの回旋運動が欠けている．将来の下肢の左右交互運動の乏しさと関係する．

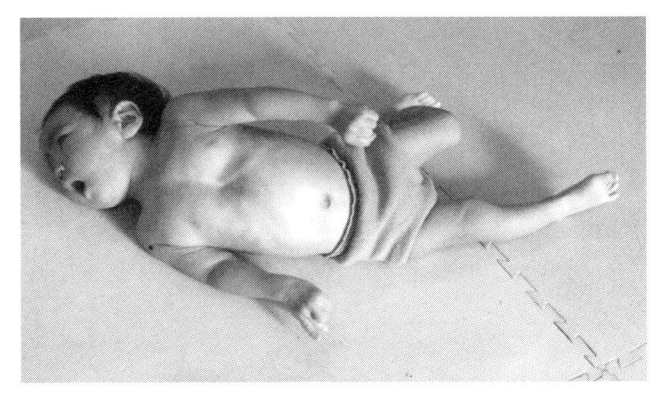

**図 19 仮死核黄疸で反り返るアテトーゼ型脳性麻痺児**
仮死と重症黄疸が重なった1歳男児．アテトーゼ型の場合は姿勢や緊張が安定しないのが特徴で，定頸が遅れ，重度例では臥位でも安定できない．このように緊張の亢進が目立つ例とともに，低緊張と抗重力姿勢保持の困難性が主症状な例もある．

度のアテトーゼ型脳性麻痺になっていった．この子についてはできるだけ正中で姿勢とコントロールし，上肢と口と目の協調使用を促していく必要がある．

　図18は早産低体重出生児で修正4ヵ月の段階である．上半身の姿勢調節には大きな問題はなく頭部も中央で維持し，両上肢も中央で操作しあえる．しかし骨盤帯の動きが非常に乏しく，正常例のように挙上したり回旋したりすることがほとんどない．この児は後に痙直両麻痺型の脳性麻痺になっていく．この子については，骨盤帯の動きを援助し，いずれ正常な抗重力姿勢をとって立てるように，下肢の支持性も練習していく必要があろう．

　図19は初期から緊張の亢進と強い反り返りを示す児で，本児の発達発育のためには何よりも，緊張亢進を抑えリラックスした状態を作ってあげることが重要になる．

　このように正常発達と比べて何が問題なのかを分析していくと，診断と評価が一体となり，リハビリテーションの方針も含めどういう援助をしていく必要があるか，ということが明ら

かになってくる．早期診断は異常を指摘するだけでなく，問題点の指摘を通じて方針を出すところまでいかねばならない．これは紹介した例のように姿勢運動面だけではなく，視聴覚，感覚，摂食・嚥下，呼吸などすべての面についてもいえる．

## 8.5. 脳性麻痺の発達リハビリテーション

早期診断にともない，乳児期からの発達リハビリテーションが広まっていった．一番代表的な方法としてはボバース法あるいはNDT（神経発達的治療）があり，他にボイタ法，上田法，ドーマン法などの名前も知られている．今までの試みの結果からは，奇跡的正常化という可能性は乏しく，むしろその子の障害のなかで最大の機能を引きだしていくことが重要であり，改めて症状の科学的分析を背景にした訓練方法の組み立て直しが要請されている．その上で早期から基本運動発達指導としての理学療法だけでなく，総合発達のための作業療法，言語療法，心理評価と指導などの総合指導が求められている．さらに指導ということで各児童の生活を規制することにも問題があり，むしろ援助と呼ぶほうが適しているという考え方もある．

狭義のリハビリテーションだけでなく，育児，保育，教育，生活指導など全般的な援助を総称して療育と呼ぶが，早期療育の開始とともにしだいに総合的な援助の必要性が認識されていき，この20年の間に今日の超重症児までを含めた施設，地域在宅を含めた援助が発展してきた．今後はさらに年長児や青年期以降の療育が大きな課題になってきている．

# 9. 脳性麻痺の合併症

脳性麻痺は複合的障害であるため，脳損傷後遺症としてのさまざまな合併症が起こり得る．ただし，それぞれがどれだけの率で起きるかについての確定的な情報は少ない．年代が変わると脳性麻痺の発生原因や重症度も変化してくるからである[11]．

## 9.1. 知的発達障害

既述したように，成熟児分娩で脳性麻痺になった児群のなかで胎内因子によるケースの割合が増えている．この多くは中等度以上の知的障害を有する．逆に知的に良好なアテトーゼ型脳性麻痺の比率は低下しており，総合的にみると中等度以上の知的障害を持つ脳性麻痺の割合は50%以上にのぼるとみられる．

一方早産低体重出生で痙直両麻痺になるケースのなかでは，とくにWPPSIやWISCの検査で言語性IQが動作性IQより優位で，その差が15以上になる解離性発達の率が高いことが特徴になっている．

脳性麻痺の知能障害は脳損傷による一次的障害の他に，十分な環境が整わず，本人の行動制限が関係した二次障害も無視できない．

実際の知的評価においては，運動障害などで実行できないか時間オーバーになってしまうことが多い．時間をかければ理解ができるような脳性麻痺の子について，大学入試などでも特別な時間配慮を行うようになりつつあり，評価の仕方についてはさらに工夫が求められる．

## 9.2. 視知覚認知障害

知的発達障害で触れた VIQ > PIQ の傾向は，とくに早産低体重出生で生じた痙直型脳性麻痺では重大な問題になってきている．この主要な原因は「脳性麻痺の原因」の脳室周囲白質軟化症で記したように，とくに脳室後角周辺の白質損傷にある．ここから視知覚認知障害を中心とした高次機能障害を生じ，学齢児では一種の学習障害になってくることがある．幼児期には他児と遊び交わるルールが理解できない，学齢期では図形や単位変換が理解しにくい，文章の分析的理解ができない，といった学習面での問題が生じてくるし，奥行きや位置覚，時間系列などでの問題の存在があると，上肢機能障害がなくても紐結びが 10 歳を過ぎてもできない，といった例が出てくる（図20，図21）．こうした高次脳機能障害に対する発達指導や教育面での対応はまだ遅れており，今後の大きな課題である[12]．

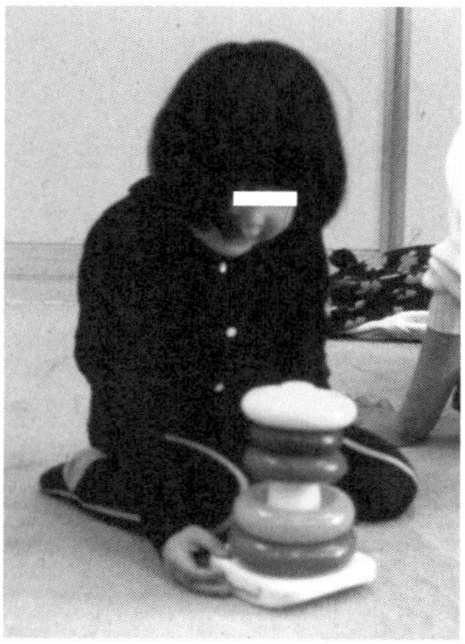

**図 20　視知覚認知障害を示す 5 歳女児**
早産低体重出生で痙直両麻痺になった児．歩行可能，手の機能良好，会話良好だが，大きさと色の順に輪を入れるということが理解できず，間違っても気づかない．

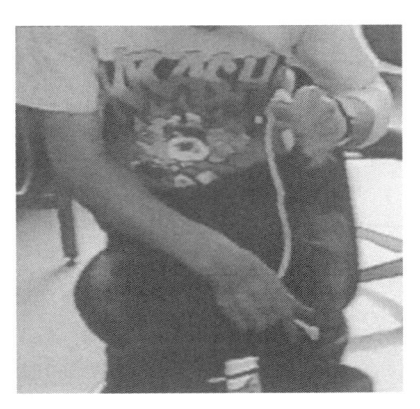

**図 21　紐が結べない痙直両麻痺 16 歳男児**
独歩または杖歩行可能．箸で食事可能．会話良．4 歳 1 ヵ月時の WPPSI 検査結果は VIQ-100, PIQ-63, FIQ-78．16 歳 8 ヵ月時の WISC-R 検査結果は，VIQ-91, PIQ-51, FIQ-69 と低下している．

## 9.3．てんかん

てんかんは脳性麻痺の 20～40％にみられるとされていたが，年代が異なるに連れてやはり変化があり重複障害の率が増えているので，正確な数字は出しにくい．一般的には痙直型の方がアテトーゼ型よりてんかんの率が高いといわれてきた．広範囲の脳損傷からは点頭てんかんが生じて，その後遺症も重なり重度重複障害児になっていく場合もある．一般に脳性麻痺の場合は背景に脳損傷があるため，脳波記録では何らかの異常所見が発見される率が高い．かっては脳波異常があるとてんかん発作がなくても潜在性てんかんとの診断を下して，抗痙攣剤を処方した例が多かったが，最近では実際の発作がない場合に，抗痙攣剤をすぐに処方することには慎重になってきている．抗痙攣剤の使用の仕方によっては，副作用としての眠気・脱力が生じ，とくに幼児では日中の意識レベルを低下させ，精神的活動性を抑制することで発達に影響をもたらすこともある．発作が悪化しない範囲で日中の活動性を保持できるような服用方針を検討することが求められる．また長期服用で気づかれない程度に大脳活動を抑制しており，薬を変更した時点で意外な活動性があらわれることもある．てんかんについては，発作による脳への影響と，治療による影響の両面から慎重な治療が求められる．治療は通常定期的に行われる副作用検査と薬の有効性確認のための血中濃度測定などで進められていく．中途半端な断薬などは逆に発作を誘導してしまうこともある．

## 9.4．視覚障害

早産低体重出生では，過去に未熟（児）網膜症の発生が大きな問題になっていた．現在はこの障害の率は大幅に減少してきてはいる．最近では 1,000g 未満の超未熟児でも，明らかな

表 7　脳性麻痺児に見られる眼障害（久保田，1981 による）

| 眼筋の障害 | | | |
|---|---|---|---|
| 　斜視 | 371 | 内斜視 | 129 |
| | (41.0%) | 外斜視 | 106 |
| | | 交代性上斜視 | 124 |
| | | その他 | 12 |
| 　眼振 | 46 | (5.1%) | |
| 　眼筋麻痺 | 7 | | |
| 　眼瞼下垂 | 14 | (1.5%) | |
| 中間透光体の障害 | | | |
| 　角膜混濁 | 2 | | |
| 　先天性白内障 | 9 | | |
| 　瞳孔膜遺残 | 2 | | |
| 　ブドウ膜欠損 | 2 | | |
| 網膜，脈絡膜，視神経および視路の障害 | | | |
| 　網膜変性 | 2 | | |
| 　未熟児網膜症 | 8 | | |
| 　先天鎌状網膜剝離 | 2 | | |
| 　網脈絡膜萎縮 | 3 | | |
| 　視神経萎縮 | 34 | (3.8%) | |
| 　視神経先天異常 | 2 | | |
| 　中枢盲 | 16 | | |

（単位 = 人）

視覚障害を残す割合は 1% 台まで低下してきている．このため脳性麻痺で未熟（児）網膜症により失明をしているケースは比較的希になっている．しかしその他の原因による眼科的問題は決して少なくない．表 7 に脳性麻痺にみられる眼障害の種類を示している[13]．中では斜視の率が高い．重症例では中枢盲といわれるグループもある．斜視や視野制限などで両眼視機能が損なわれていると，将来視覚認知障害になっていく危険もある．

## 9.5. 聴覚障害

脳性麻痺での聴覚障害はとくに核黄疸例で有名であった．核黄疸の場合，聴神経障害でとくに高音域が障害を受けることが知られている．乳児期からでも ABR 聴性脳幹誘発反応で調べられるが，ABR で反応が乏しくても実用聴力はかなり保たれている場合も多い．難聴との診断は慎重でなくてはならない．

脳性麻痺の耳鼻科的問題としては前庭機能障害も指摘されている．

## 9.6. 言語障害

脳性麻痺にみられる言語障害は本書の他の章で多く記されているので詳細は譲る．脳性麻痺特有の障害としては，アテトーゼ型脳性麻痺にみられる構音障害が古くから大きな課題で

あった．この面では口腔周囲の緊張の抑制，随意的な呼吸のコントロールなども同時に行っていく必要があり，言語治療領域と脳性麻痺の理学療法などとの共通領域になっている．

　左大脳半球の損傷による右片麻痺でも成人片麻痺と異なり，失語状態が継続することは希である．

　重度の麻痺があり，言語発声が不可能な児でも大脳皮質活動が保たれ，一定の理解力と表現意欲を保持している例がある．こうしたケースのなかには知的レベルや表現能力も重度障害と見做され，養護学校でも最重症扱いをされている場合がある．シンボル言語や文字盤，あるいは最近の電子機器で表現機会を与えていけばかなりの能力を引きだせる場合があり，その面での言語治療の役割は重大である．

　逆に麻痺はあまりなくても，脳の発語関連部位（弁蓋部など）の先天性あるいは損傷による障害などで，理解面では良好でも発語が困難になっている例も存在する[14]．脳性麻痺の言語障害は改めて科学的な解析が求められているといえる．

## 9.7. 呼吸障害

　重度脳性麻痺のなかには，アデノイドや扁頭腺肥大，下顎後退と舌根沈下などでの上気道閉塞による閉塞性呼吸障害，呼吸に必要な胸郭の運動が抑制されての拘束性呼吸障害，両者の混在，気管軟化などがみられ，医療面での重要課題になっている．これに体の緊張亢進，側彎症なども重なると誤嚥や胃食道逆流などに発展していく[15,16]．

## 9.8. 摂食・嚥下障害

　食べ物を口のなかに取り込み，口腔内で食塊を形成し，飲み込む嚥下の各段階でさまざまな障害が発生し，とくに重度脳性麻痺では療育指導の重要課題になっている．誤嚥が日常的に存在してくると，経口での通常の摂食が困難になり，経管栄養が候補になってくるが，その前に少しでも経口摂取が可能になるように努力・指導する過程があり，近年大きな注目を浴びている．こうした指導は言語治療の重要な分野となってきている．誤嚥の検査としてはVF（ビデオ嚥下造影法）検査が不可欠になってきている（図22）[17]．

## 9.9. 胃食道逆流現象など

　やはり重度脳性麻痺では，胃の内容物が胃液とともに食道に逆流する胃食道逆流現象 GER Gastroesophageal Reflux がしばしば生じてくる（図23）．程度が強いと食道壁は強い胃液の酸で侵されて食道炎を起こし，出血を起こし出す．貧血が進行し，体力も低下していく．さらに逆流吐物が気管に入り気管支炎・肺炎の原因ともなる．体位による防止，薬物療法などがあるが，程度によっては逆流防止手術も考えられる．

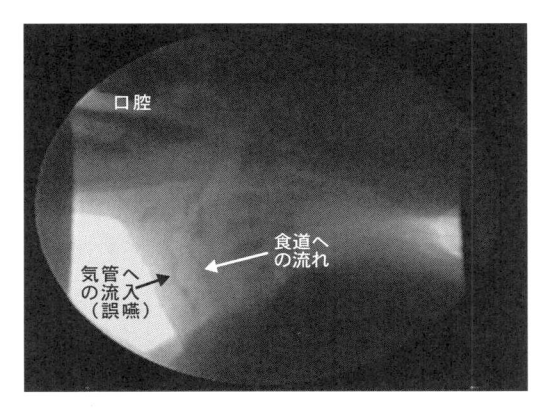

**図22 ビデオ嚥下造影法による誤嚥の検査**

ビデオ嚥下造影法（VF=Videofluorography）は誤嚥検査に不可欠になってきている．この例では造影剤を含んだ液状食物の一部が気管に入っていっており，誤嚥の存在が確認された．

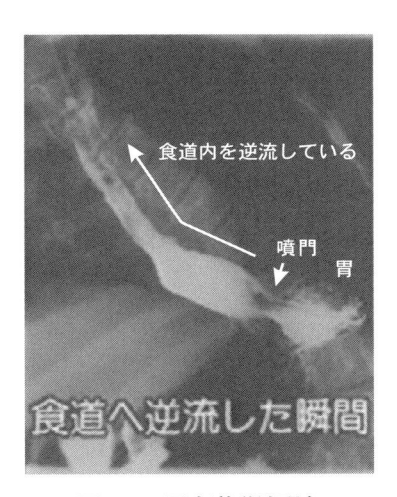

**図23 胃食道逆流現象**

胃に入った造影剤が食道に勢いよく逆流していることがわかる．緊張が強く，呼吸困難があり，吸気の際に閉鎖性呼吸困難になる例に多い．

## 9.10. 重度脳性麻痺での諸症状の関連について[18]

　図24は重度脳性麻痺で緊張亢進，嚥下障害，呼吸障害などが相互関連していることを示している．実際の医療・療育にあっては，この関連全体へのアプローチが求められる．精神的な不安，全身症状の悪化，疼痛などは緊張を強め，緊張の亢進は嚥下や呼吸活動に制限をもたらし，誤嚥や閉塞性呼吸障害につながる．緊張で胸郭の動きが制限されると拘束性呼吸障害ともなる．上気道閉塞がある中で吸気活動に入ると胸郭が広がっても外気が入ってこないために胸腔は陰圧になり胃の内容物が挙上し，胃食道逆流の一因となる．さらに胃そのものが

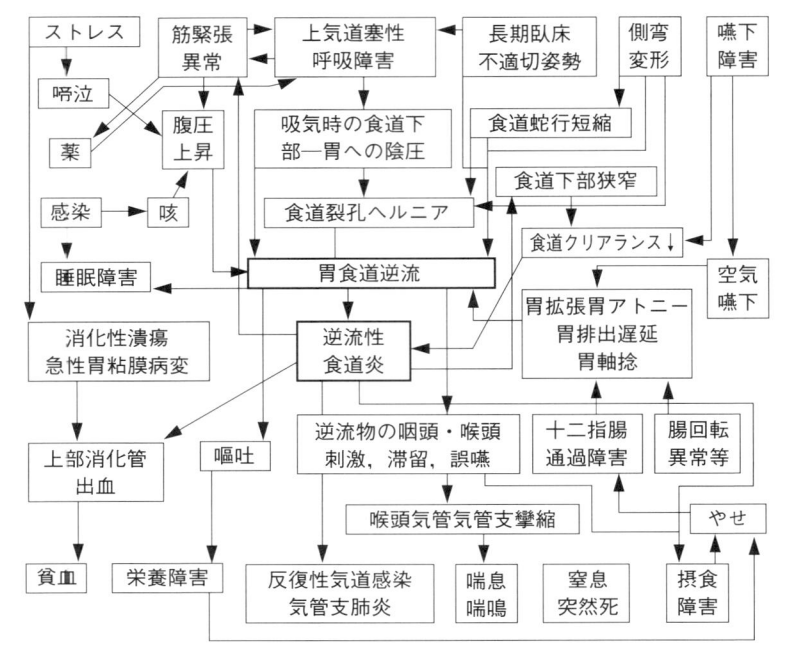

**図 24 随伴諸症状の相互関連図**
上部消化管障害を中心にして（北住，中谷）

引き上げられて横隔膜を越え，食道裂孔ヘルニアとなることもある．誤嚥を繰り返すと肺炎が頻発し，胃食道逆流では食道炎から出血も起こしてくるようになり，吐血や貧血の因となり体力を奪い易感染性を高めていく．こうしたことは相互に悪循環を形成していくため，何がその子の一番の原因か確かめて緩和に努めていかなければならない．これらがてんかん治療とともに今日の重度脳性麻痺への医療的課題となっている．

また養護学校，通園・通所施設などではこれらの医療的課題を抱えた重度脳性麻痺の子や成人の受け入れに壁ができており，条件整備のための検討が重ねられている．

# 10. 重症心身障害児[19]

運動障害も知的障害も共に重度で重複している障害児を重症心身障害児と称する．ただしこの用語は科学的なものではなく，障害児福祉施策から出てきたものである．肢体不自由児施設や精神薄弱児施設は存在していたが，重度重複障害児を受け入れる施設体系や施策は存在しておらず，そうした児を抱えた家庭の苦労は大変なものであった．そのため昭和42年に児童福祉法が改正され，重度重複障害児のために重症心身障害児施設を設けることにし，その後も在宅援助も含めた施策を発展させていった．

したがって重症心身障害児という場合，一般的に重度重複障害である，という意味と，児童福祉法に基づき，重症心身障害児としての登録を行い，福祉施策を利用している児という

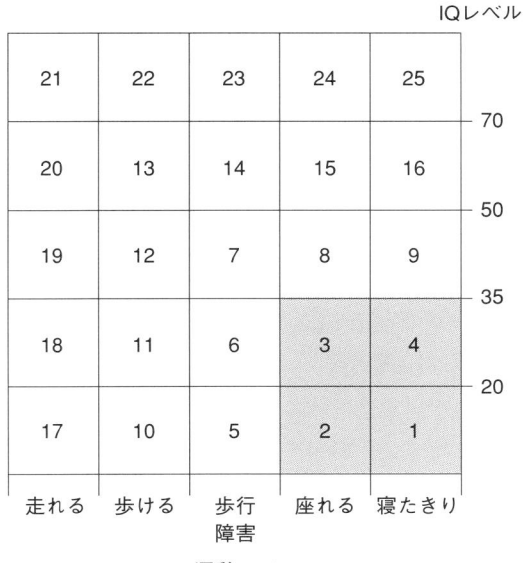

|      |      |      |      |      | IQレベル |
|------|------|------|------|------|------|
| 21 | 22 | 23 | 24 | 25 | |
| | | | | | — 70 |
| 20 | 13 | 14 | 15 | 16 | |
| | | | | | — 50 |
| 19 | 12 | 7 | 8 | 9 | |
| | | | | | — 35 |
| 18 | 11 | 6 | 3 | 4 | |
| | | | | | — 20 |
| 17 | 10 | 5 | 2 | 1 | |
| 走れる | 歩ける | 歩行障害 | 座れる | 寝たきり | |

運動レベル

**図 25　重症心身障害児の大島の分類**
25 の区分のうち 1～4 に属するのが狭義の重症心身障害児者とされる．

ふたつの面がある．図 25 には重度重複障害の程度を 25 に区分した大島分類を掲げる．このうち 1 から 4 の範囲が狭義の重症心身障害児と見做されている．重症心身障害児のためには重症心身障害児施設が設けられているが，今日 35,000 名とみられる狭義の重症心身障害児のうち，施設に入所しているのは 1/3 とみられている．残りの 2/3 は在宅生活をしているが，その中の過半数は在宅地域生活を積極的に選んでおり，今日の障害児地域療育のある程度の充実と親の意識の変化を示している．

　狭義の重症心身障害児であるとともに，医療的にも非常に重度な障害があるケースを，超重症児と規定し医療費の上でも配慮を加えている．

　重症心身障害児の原因のうち脳性麻痺が占める割合は 1/2 以上で最大要因である．しかし他の多くの疾患群も原因のなかに含まれており，重症心身障害児＝脳性麻痺というわけではない．重症心身障害児全体の有病率は就学年齢期では，1,000 名あたり 0.7 前後とみられている．

　児童福祉法の対象は満 18 歳までであるが，重症心身障害児の場合，18 歳を越えても状況が大きく変わる可能性が乏しく，家庭への負担が重いため，例外として 18 歳以降も法の対象とすることになっており，30 歳，40 歳台であっても児童相談所が関係機関となり，施設在所も継続されている．

　以上のように，重度重複障害児者への対応も充実してきたが，知的障害は軽度だが身体障害が重度な脳性麻痺者の生活や，逆に知的障害が重度ないわゆる動く重症児者の処遇が大きな課題として残っている．

# 引用文献

[1] 児玉和夫: 脳性麻痺. 新小児医学体系 13D 小児神経学 IV, 中山書店, 1983.
[2] 津本忠治著: 脳と発達. シリーズ脳の科学, 朝倉書店, 1986.
[3] 家島 厚, 栗政明弘: 中枢神経系奇形の分類および遺伝. 佐藤 潔, 高嶋幸男, 中野仁雄編: 胎児・新生児の神経学, メディカ出版, 1993.
[4] 高嶋幸男: 低酸素性虚血性脳障害. 佐藤 潔, 高嶋幸男, 中野仁雄編: 胎児・新生児の神経学, メディカ出版, 1993.
[5] Hagberg B, Hagberg G, Beckung E and Uvebrant P: Changing panorama of cerebral palsy in Sweden. VIII. Prevalence and origin in the birth year period 1991-94, *Acta Paediatr* 90: 271–277, 2001.
[6] 小野澤敬子, 鍋谷まこと, 宮田広善, 児玉壮一, 高田 哲, 上谷良行, 中村 肇: 姫路市における脳性麻痺発生の動向. 脳と発達, 30: 489–493, 1998.
[7] Nelson KB, Ellenberg J: Apgar scores as predictors of chronic neurologic disability. *Pediatrics* 68: 36–44, 1981.
[8] 杉本健郎, 禹 満, 西田直樹, 佐々木照子, 荒木 敦, 安原昭博, 小林陽之助, 原 統子: 分娩時仮死は脳性麻痺の主原因か？ 産婦人科の実際 46: 1133–1138, 1997.
[9] 母子衛生研究会編集: 母子衛生の主なる統計, 平成 12 年度版. 母子保健事業団, 2000.
[10] 児玉和夫: 脳性麻痺の早期療育. 小児神経学の進歩 第 30 集, 診断と治療社, 2001.
[11] 北住映二: 薬物療法, 随伴症状・合併障害の治療. 五味重春編: 脳性麻痺 第 2 版. リハビリテーション医学全書 15, 医歯薬出版, 1989.
[12] 山本雄士, 工藤哲也, 宮原規夫, 宮崎守人: 1 脳性麻痺児にみられた視覚・行為の障害. 脳と発達 22: 253–261, 1990.
[13] 久保田伸枝: 眼科からみた脳性麻痺. 廿楽重信編: 脳性麻痺①第 7 回脳性麻痺研究会記録, 協同医書出版社, 1981.
[14] Tatsuya Koeda, Kenzo Takeshita, Toshiro Kisa: Bilateral opercular syndrome: an unusual complication of perinatal difficulties *Brain & Development* 17: 193–195, 1995.
[15] 児玉和夫編: ビデオ: 重症心身障害児（者）の医療と介護 呼吸と摂食, 脳性麻痺とともに 第 2 巻, 全国重症心身障害児者を守る会, 1993.
[16] 北住映二, 鈴木康之編: ビデオ: 呼吸障害への取り組み, 脳性麻痺とともに 応用編, 全国重症心身障害児者と守る会, 2001.
[17] 北住映二編: 誤嚥・胃食道逆流などへの対策. 脳性麻痺とともに 応用編, 全国重症心身障害児者と守る会, 2001.
[18] 北住映二: 重度脳性麻痺児の療育の基盤としての医療——QOL 改善のためのケアの進歩と課題. 脳と発達 30: 207–214, 1998.
[19] 江草安彦監修: 重症心身障害療育マニュアル. 医歯薬出版, 1998.

# 第2章

# 整形外科の立場から

●鈴木恒彦

## 1. はじめに

　脳性麻痺（CP）の早期診断・治療が叫ばれ，そのことによってCPが治癒できると一部で主張された1975年以降の一時期を除けば，本疾患は一貫して治癒のできない症候群として，過去一世紀以上にわたり医療と福祉の間を揺れ動いてきた．

　Little氏病と呼ばれた当初は，末梢運動器の痙直型麻痺による四肢機能障害や異常姿勢等の運動障害が問題とされた．このため，他の麻痺性運動器疾患と同列に，運動障害を患児みずからが意識し治療に協力参加できる，主に学童期以降の運動器疾患として，整形外科が長年診断・治療の主体をなしてきた．

　Phelpsらの治療体系はこの代表的なものであり，その後のCP治療の雛形として整形外科の分野では広く普及した[1,2]．しかしこれらの方法は，CPの本質的病態である未熟脳の発達異常や言語障害等の多面的障害を有する脳障害に対するアプローチとしては限界があった．乳児期からの早期治療や，より掘り下げた感覚・運動の発達・機能障害に主眼を移した1970年代の神経生理学的治療（訓練）法が，それまでのCP治療概念の方向を変えることになったのは周知の通りである[3]．

　近年のCPに対する考え方は，従来の運動麻痺という神経学的現象論のとらえ方から一歩踏み込んで，中枢神経支配の協調的運動が損なわれた状態という神経生理学的な運動解析のとらえ方である[4]．さらにそれらの障害の責任巣を掘り下げ，脳の中の関係する特性を有する神経回路網の発達障害として，感覚・運動系の未熟なままの中枢プログラムと代償によるそれの総和としての機能障害という考え方に発展している．しかもそれらの中枢プログラムは，外界環境によってシナプスチャンネルが変わる生物学的可塑性を有する可能性が実験的に明らかになっている[5-7]．したがって子どもの反応に注意しながら，促通すべき正常パターンと抑制すべき異常パターンを同一操作のなかで同時に行う難しさについて，理学療法を含む種々の治療的アプローチのなかでは，しばしば論議が集中する．

このような考え方の変遷は，当初は臨床場面での実証的経験に基づいた事象に限られていたが，現在の神経生理学の領域においては，脳神経系の生物学的可塑性に基づいたむしろ普遍的な事実の可能性が濃厚となっている．さらにサルを用いた実験で，セラピー（運動訓練）によって関連する大脳の運動野マッピングが変わったという，リハビリテーション治療に関連する可塑性を裏づける事実が1996年に報告されるに至っている[8]．このような趨勢をみる時，CPの病態としての口腔機能と姿勢制御の関係，摂食機能障害や発達障害の理解のためには，最新の脳科学における神経生理学的考え方を導入しなければならないように思われる．

このような観点から，脳障害によって損なわれた姿勢・運動制御に強く影響される口腔器官の機能にふれ，姿勢・運動制御に直接かかわる整形外科的治療と運動療法について，その問題点を探ってみたい．

## 2. 神経生理学的治療法とその後

1960年代，それまで整形外科的治療の上に，経験的事実に基づいた工夫改良が試みられていたCPに対する種々の機能訓練方法は，神経生理学，系統発生学，運動学，反射学，乳児期を中心とした運動発達学等々，関係するさまざまな分野にその理論的系統化を求め，神経生理学的治療法として，PNF（Proprioceptive Neuromuscular Facilitation）手技，Temple-Fay法，Rood法，Bobath法，Vojta法等が1970年代一挙に広まった．

しかし，CPの概念・評価・治療効果の考え方の論理性が，各療法間で差異があまりにも大きく，その神経生理学的根拠の密着性は，多彩であった．また疾患の性質上，いずれも対照群を用いた治療効果の検証が不可能なこと，さらに医学界全体に浸透している『不治の病』としてのCPへの治療自体に対する諦め・無関心は，これらを科学的論議の外に置いた．このため，「信じて続けなさい」という"おまじない的民間療法"がCPの分野では盛んになり，関連学会における無理解もあって，わが国ではその他の「○○法」等に執着する混乱も生じている．加えて，「CP治療の本質＝緊張（痙性）を落とすこと」と主張する関係者によって，CPの多面的障害に対する本来の療育の基本を忘れた『筋緊張を落とす手技』に固執する風潮に，すべての治療方法は翻弄され続けて来た．

こうした経過のなかで，怪しげな訓練手技・方法や食事療法が現在も多数存在し，CPとその家族を混乱させていることは周知の通りである．他方では，CP治療の原点は，選択的に過剰緊張筋の解離術や延長術等を行って，筋緊張を落とす状況を直視下で確認できる整形外科手術以外にはないとする手術療法が，みずからの経験的論理に基づいて四肢・体幹に施行されている[9]．

この背景には，CPの運動障害の本質＝過剰筋緊張の根深い信念があり，解明されていない脳の機能の論議や，その難解な根拠に基づくBobath法等は，各セラピストによって治療結果に差があるため，科学的に信用できないという主張も同時に含んでいる．脳科学の論議

に踏み込まず，運動学的論点から CP を考える点で，1970 年代以前の CP 治療の考え方への回帰現象でもある．さらにこれらの考え方には，科学性や客観性に対する固定的信念と，そこから逸脱した脳科学の論議への嫌悪感と不信感が読み取れる．少なくとも次のような経験と考え方が存在するように思える．

① 近年の CP への神経生理学的治療等による客観的治療効果を少しも実感できなかった．
② CP の運動障害の本質は過剰な筋緊張の存在であるとする信念．
③ 治療法にはマニュアルがあり，誰が行っても再現性のある普遍的結果がなければ科学的ではないとする信念．

## 3. CP の運動障害の本質

未熟脳の発達異常と，その結果もたらされる多面的障害のなかでみられる末梢運動器における筋緊張の亢進は，前述の②の考え方を支持する要因である．またこれまでも脳障害＝痙性麻痺＝過剰な筋緊張の図式は，むしろ常識的神経学の考え方として受け入れられてきた．しかし CP の運動障害の実情は，生直後から明らかなものではなく時間を経て少しずつ『育つ』要素を有しており，結果として，ある時期・ある部位・場面で過剰な筋緊張がもたらされる．こういった臨床経過を観察する限り，過剰な筋緊張（＝痙性麻痺かどうかは別として）の増大は，CP 脳の発達とともに生じてくる多面的障害の構成要素であり，『しだいに筋緊張を増す発達』に関する時間的要因を考えなければならない[10]．

過剰な筋緊張のもうひとつの面は，まわりの環境変化によって，緊張の程度が正常範囲を越えて変化することである．たとえば大部分の CP の患者で，最もリラックスした時の状態と，ストレスが加わった時のその筋緊張との差は，別人のようである経験を誰しも持っているはずである．このように，時間的要因と環境的要因により少なくとも規定される筋緊張は，

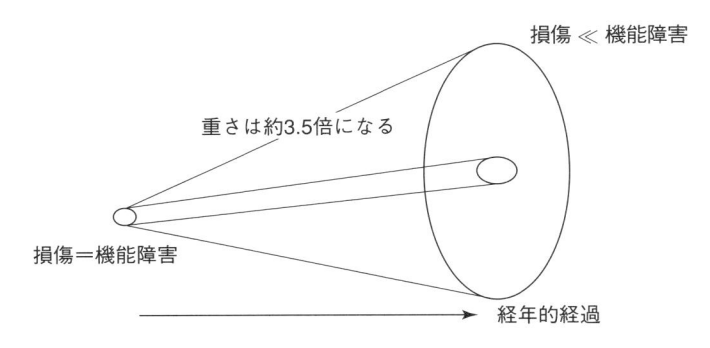

**図 1　脳の異常発達（可塑性による）[10]**
損傷時は損傷範囲に相当する機能障害がみられる（左）が，経年的には損傷範囲は変わらなくとも機能障害は拡大の一途をたどる（右）．

したがって可変的なものであり，生まれつき過剰筋緊張が存在するかのようには考えるべきではない．

　このような臨床実態からすれば，CPの運動障害を論ずる時，結果として生じた過剰筋緊張の状態を分類する評価上の意義はあっても，治療上の重要性は少ない．むしろ，それが過剰に反応するに至った条件・経過（できれば原因）の論議の方がより重要である．このような意味で，痙性麻痺等の過剰筋緊張になった緊張自体の評価よりも，それをもたらした患児の姿勢・運動発達の正常からの逸脱経過や環境に影響された特異な姿勢・運動パターンの究明に関する多面的評価の方が大切である．したがって治療の進め方も，目前にある過剰筋緊張を緩めることより，その原因となる姿勢・運動パターンの要因を修正する工夫の方がより本質的である．

　これまでの乳児の正常運動発達についての情報では，反射的単純運動から協調的複雑運動への発達が知られており，発語・摂食機構も例外ではない．脳の感覚一運動系の階層的統合機序が，重力に対するヒトとしての特性を備えた姿勢制御プログラムによって，四肢・体幹の運動と調和のとれた姿勢，言語の発達を可能にするとされている．

　たとえば軽症のCPや脳卒中成人片麻痺においてみられる，四肢体幹の運動麻痺が軽度にもかかわらず，意志伝達のための発声発語を随意的に試みた途端に生じてくる頸部や口周辺筋群を中心とした広範な不随意運動や過剰緊張とそれにともなう呼吸運動の異常等は，よく経験できることである．このことは，脳損傷による発声発語器官の運動障害の場合，精神活動に密接な高次脳機能の部分と口腔機能に関連する種々の運動が統合された巧緻的協調運動が損なわれた状態であることを意味する．実際に患者自身の精神的緊張を高めたり，努力を要する巧緻動作やバランス反応を動員しなければならない運動の際にみられる口腔器官の異常緊張は，外界からの刺激に対応する全身の姿勢や運動の制御と口腔機能との密接な関係を推測させるものがある．

　これらの統合機序が障害されたCPでは，反射的単純運動のまま，ヒトとしての特性に歪が生じる姿勢制御異常による不合理な運動・姿勢が『育ち』，言語発達の基礎的要素が『育たない』と解釈される．その結果が異常筋緊張にもつながるとすれば，CPの運動障害の本質は，少なくとも単純でstaticな過剰筋緊張等ではなく，重力に対する脳の階層的統合機序が，ヒトとして合理的に機能しない状態から生ずる複雑でdynamicな代償的異常パターン等であることがわかる．

　したがってこれら発声発語器官の運動障害に対しても，よりハードの側面である顔面筋，口腔器官，呼吸筋とそれらに大きな影響を及ぼす全身の姿勢と運動の異常の面を含めて検討することは，言語療法にとって評価の深みを増すのみならず，治療的側面からも重要である．このような意味からも，運動発達に関連した口腔機能としての呼吸・摂食機能の発達を検討することによって，新生児期〜乳児期における運動障害の本質の具体的場面を観察できる．

## 4. 姿勢制御と呼吸・摂食機能の発達

　従来より，乳児の呼吸や摂食に関する口腔機能の発達が，全身の姿勢制御の発達と密接な相互関係にあることは，よく知られたことでもある．とくに発声発語器官の大部分は同時にまた摂食器官でもあることから，これまでも摂食運動にかかわる口腔機能の発達とその障害という側面から多面的にアプローチされてきている．原始的連鎖反応過程によって口腔器官がコントロールされている新生児期から始まる運動発達と呼吸運動，摂食過程の変化との間の関連は，全体的な発達のなかで生ずる口腔周辺の局所的機能変化をみることができる．

　たとえば正常発達3ヵ月未満の乳児の頸定が不安定な時期には，喉頭蓋が当初高位にあるため，これらの連鎖反応は呼吸を止めずに哺乳を行っても，気道にミルクを漏らすことなく嚥下を行うことを可能にするが，頸定後に離乳が進み咀しゃく運動が生じてくると，この嚥下様式は大きく変貌を遂げ，個々の口腔器官の分離発達とともに嚥下反射は呼吸を止めた状態で生ずるようになる．一方呼吸運動も，当初は横隔膜による呼吸を主とし，呼吸数は速く変化しやすい．また頸部は過伸展で鼻呼吸をとっているが，3ヵ月以降に頭部の正中位での抗重力制御が増すと頸部過伸展は減少し，それまでの舌運動の発達に由来する軟口蓋による鼻咽腔閉鎖が確立されてくる．そしてこれら一連の呼吸と摂食運動との間で生ずる口腔器官の分離運動の発達的変化は同時に構音器官の個々の発達を完成させるものであり，開鼻声は減少してくる．すなわち，呼吸機能と摂食運動様式にかかわる発達は，構音機構の発達と器質的に密接な関係を持っている．

　もし中枢神経障害において球麻痺症状が存在する場合，その原因が直接的か間接的かを問わず，大脳皮質や基底核，小脳からの指令は大きな歪を余儀なくされているため，口腔器官における調整のとれた本来の正常な反射活動は阻害され，減弱したり消失したりするはずである．このため，正常な呼吸機能と摂食運動様式の協調的発達のフィードバックが経験できなかったりする．半面，努力性の呼吸や摂食運動は，全身にわたる無理を強いた代償的緊張運動を強めることに陥ってしまう．

　これらの過程で継続的にくり返される非協調的関係の呼吸運動と摂食運動の組み合わせはまた，当然口腔器官の種々の相の正常な運動感覚の学習の積み重ねを妨げ，結果として発声発語器官として協調的に活動するための本来的神経回路網の形成の機会を失うことになる．他方，元来原始反射としてのみ存在する反射活動（咬反射や吸啜反射等）が，制御されないまま同時に出現する．これらは抗重力筋に対する緊張性姿勢反射活動とその反射中枢（延髄）を一にしていることもあって，全身の姿勢緊張に直接影響を及ぼす．たとえば，緊張性迷路反射が脊柱の抗重力伸展活動に影響を与え，胸式呼吸に必須の肋骨の挙上と下制運動の経験を大きく妨げることになる等はその例である．これらの結果はまた，顔面筋とりわけ口周辺の筋緊張の状態と感覚閾値にも大きく関与することになる．さらに緊張性姿勢反射の影響か

ら，頭部の位置の変化によってこれらが大きく左右されることも避け得ないといえる．

　したがって，脳障害にともなう呼吸機能障害や摂食障害について，その背景の抗重力伸展活動や協調運動の発達についての評価を通して，全身の姿勢制御の程度を考慮しつつ口腔器官の協調性を検討することは，意味が大きいといえる．とくに，嚥下障害と頸部の安定にかかわる運動制御は密接な負の関係を持ち，少なくとも頸部の安定的保持機能と嚥下運動との間には，機能的補完関係が存在するように思える．実際の臨床場面でも，頸定が獲得されているか否かにより，摂食運動は自動運動におけるその努力性が全く異なるため，全身の緊張を大きく左右する状況が経験できるからである．

　このように周産期〜新生児期，乳児期と短期間に生じる無重力から抗重力と従重力，胎盤呼吸から肺呼吸，哺乳から離乳等の環境的要因によって，サバイバルのための基本的呼吸・摂食機能の発達もまた重大な影響を受ける．したがって，前段で述べた CP の運動障害の本質に含まれるふたつの要因は，発達途上にある CNS 特性の普遍的側面と考えられる．CP の運動障害の本質のなかに含まれる時間的要因と環境要因のふたつを考慮した概念をもって，脳障害の多面的評価・治療の必要性を主張したのが，異常発達の概念を提言した Bobath アプローチである．一方時間的要因を考慮し，CP に至る前の状況としての中枢性協調障害（Zentrale Kordinationsstörung：ZKS）の仮説を設定し，超早期の治療的介入を主張したのが Vojta 法である．どちらも CP の経時的要素の根源として，未熟脳に対する乳児期からの早期治療の効果に期待をかけたところは同じであったが，その背景，評価，具体的治療方法と結果の解釈については，周知のように全く異なったものであった．

## 5. 早期治療と Bobath 法，Vojta 法

　1975 年以降，Bobath 法と Vojta 法が，概念的には乳児の正常運動発達に関連した早期診断・訓練法として，わが国において CP の早期訓練や系統的訓練の方法として脚光を浴びたことはよく知られている．しかし，基本的に CP 等の脳障害は正常化しないと考え，運動療法を基盤として，個性を持った変化をする CP 脳の活動や反応を，可能な限り多面的に全身の姿勢・運動パターン，発語・摂食障害等について評価し，障害が重くならないようにセラピストによる handling 治療を考える Bobath 法の概念に対し，CP になる前の普遍的脳のリスク段階としての ZKS 状態を仮定し，これを訓練治療することによって，CP になるのを阻止する（正常化する）ことを基本とする Vojta 法の概念は，その治療対象，評価等の解釈が全く異なったものであった．

　脳障害にともなう姿勢・運動障害のみならず，言語・摂食を含む重複障害の治療の臨床経験と脳科学の知識から，脳の生理学的特性や，感覚・運動関連を重視し，乳幼児の発達のホリスティックで個性的反応の意義を強調する Bobath 概念は，manual exercise や教条的訓練方法を脳障害の治療には馴染まないものとした．これに対し，みずからの経験と発達運動学

の観点から，乳児の正常運動発達は普遍的に，重要な2つの反射性の自動運動の要素から構成されると仮定し，規定された誘発点を刺激し，訓練の時間と頻度を決め，定められた正常運動パターンの誘発のための操作を繰り返すVojta法は，中枢神経機構（CNS）に対する考え方が異なっていた．とくに，出生後の準備が全くない状況で生まれ，激変した外界環境に適応しようとする低出生体重児の示す多様な能力の差と，脳障害を有する場合の特徴的異常な姿勢制御と異常パターンの増大に対する治療的対応において，哺乳のさせ方も含む多彩な手技を用いるBobath法に対して，定型的手技を繰り返すVojta法の差異は決定的である．

staticなはずの重度の年長CPの運動機能が，handling治療によってよりdynamicなものに変わる臨床像に注目したBobath達は，これを説明できない当初の反射学による症状説明を後退させ，Sherringtonらが脊髄蛙の実験で提唱した生理的Shunting rule仮説[*1]の可能性を脳に拡大させた説明を導入した．これは，現在の脳科学で明らかにされた神経回路網におけるシナプスの変化に基づく，脳の可塑性を示唆する重要な提言でもある．そこでは，個々のCPの障害に応じて，セラピスト自身が工夫し考えなければならない個性的治療（handling）が厳しく求められ，それに基づく客観的評価と治療の同時展開が問われた．

これに対し，誘発した7つの姿勢反射のパターン異常から将来の発達障害の重症度を診断し，セラピーの適応を決め，マニュアルに沿った操作上の誘発刺激点，出現応答パターン等を徹底し，治療時間・頻度を決めていくVojta法では，家庭における両親による治療時間の厳守を求めることが重要となった．

2つの治療方法の差異は，CP治療に対するセラピストの考え方を変え，その治療結果に対する責任の所在を異なるものとした．Bobathセラピストは，文字通り刺激の与え方によって患児の脳の応答を変えていく治療（セラピー）を考えるのに対し，Vojtaの場合は，決められた定型的反応を出すための正確な訓練（exercise）の考え方である．当然，治療結果の反省についても，Bobathセラピストは個々の子どもに応じたみずからの治療手技の選び方にその原因を考えるのに対し，Vojtaでは反応が出ない患児側の病態や，指示した訓練の時間と回数を守れない家族にその原因を求める差異である．一方，考える治療展開が求められるBobath法においても，その型枠がない分だけセラピストとしてのセンスも含めた力量が問われるため，その概念の実践から脱落する国内外のセラピストが出現した．すなわち，マニュアル的操作以上の治療を展開できない一部のセラピストは，赤ちゃん体操的パターン訓練を主体としたbaby exerciseや，種々にマニュアル化した機能別毎の訓練手技を売り物とする米国のNDT（Neuro-Developmetal-Treatment）の考え方に傾倒した．これらのセラピストとVojtaセラピストの共通点は，反応が出にくい乳児とその両親に対して，ややもすると教条的訓練を強要することであり，訓練効果の上がらない責任をすべて患児・家族側に転嫁することである．結果として，訓練継続ができずに治療場面から去ってしまうCPとその両親が

---

[*1] Shunting rule仮説：Sherringtonによる脊髄反射の逆転が生じる理由の説明に用いられている仮説であり，促通が神経系の別のルートを拡く可能性を述べている．

現在も後を絶たない残念な問題も生じている.

わが国で初めて『0歳からのCP早期治療』を唱え，Bobath法による継続的治療を実践した梶浦らの最近の報告[11]によれば，25年前治療を行ったCPの現在の障害の程度は，重症群と軽症群の二極に分かれるという．このことがCPの早期治療の何を物語るかは，考え方の焦点をどこに置くかにより評価が別れてくる．梶浦によれば，症例毎の示す病態と生活（仕事）自立度はあまりにも多彩であり，たとえば，現在は機能的に同じ自立状態にみえても，職場（家庭）内の仕事の内容（環境）により訴えられる障害（Handicap）が異なっており，一概には結論を出せないということである．当時の早期治療対象の障害児の分布は全国に及んでおり，周産期医療の水準と内容が一様でなく，母集団の病態像をまとめられないこと，早期治療後に地元に戻った子どもの各地での療育実態が追跡できなかったこと，なによりも非治療対照群の設定が不可能なこと等々から，軽率な早期治療効果の判断はできないという．また多くの例で早老現象がみられることから，今後中高年期以降の機能の変化との関係を含めて検討する必要があるというものであった．

# 6. 早期治療以降の療育

早期治療に続く療育は，統一された治療概念のより応用的方向を辿るものであり，それまでの獲得運動能力をより機能的場面に適応させることによって，新たな機能獲得につながる運動・感覚を学習させていくことである．同時に，効率的姿勢・運動要素を増していくことによって異常な姿勢や運動の原因となる要素を可能な限り少なくすることでもある．もちろんセラピストによる治療訓練によってこれを実現することが望ましい．しかし実際は，脳の発達と環境の変化にともなう個々のCP児の認知・概念形成の多様化，意欲の発現，骨成長にともなう関係筋群の相対的過剰緊張の増悪，さらにはこれらにともなう獲得された姿勢・運動における最大限の努力は，しばしば痙性を増大させ，動きにくさを増すことが多い．このためPT，OT，STのセラピーだけではなく，実際にはこれを円滑に行うために，手術等の他の治療を組み合わせて行う必要が生まれる．しかし脳への働きかけ（促通）の基本は，系統的に組織化された感覚—運動関連への働きかけである．実際の臨床場面でのセラピーは，これを実現する運動療法等のノウハウである．CP児の年齢にともなうCNSの発達に合わせた療育プログラムのなかでは，以下に示す治療方法との協調的マネージメントが不可欠となってくる．

## 6.1. 整形外科的処置

早期治療以後の機能訓練を効率的に行うためには，4歳〜7歳頃の骨・関節の急速な成長にともなって生ずる運動障害の増悪に対して，こまめにギプスによる矯正や補装具の使用，整

形外科手術等の処置を平行して準備する必要が出てくる．

　一般に就学までの幼児期の整形外科手術は，末梢運動器の配列や筋緊張の条件を変更し，固有感覚を含めた運動にともなう種々の感覚入力状況を変化させ，積極的促通を行う運動療法を補完するため，これに先行して行う．学童期では，就学後の環境の急速な変化にともなう異常発達による過剰筋緊張や変形を修正し，より高度の姿勢保持や運動へのセラピーを保証するため，またそれ以後の年長児では，疼痛除去や変形矯正を目的として，整形外科手術はCP治療法のなかでは依然として重要な役割を担っている．

　ただこれまでのわれわれの経験では，5歳頃を境にして，それ以前と以後では手術効果の質的差があるように思える．もちろん術後の機能訓練の方法と密度の差による影響が最も大であるが，5歳以前では，CP児は比較的短期間（3ヵ月～6ヵ月）の機能訓練で術後の新たな姿勢や運動に慣れ，容易に新たな機能獲得に展開できるのに反し，これ以降では，変化した術後姿勢アライメントに慣れにくく，懸命な機能訓練にもかかわらず術前姿勢に戻ろうとする傾向が強いことである．CP特有の徴候か否かは不明であるが，姿勢・運動の質に関する脳機能の，年齢による可塑性の差を示唆するものと思える．したがって早期治療に続く機能訓練において，手術効果を最大限に生かそうとすれば，臨床的には6歳未満の手術が望ましいのではないかと考えている．

## 6.2. 脳外科的治療

　定位脳手術における視床や淡蒼球の極小範囲の限定された焼却によって，年齢に関係なくアテトーゼ型のジストニアには短期的に，劇的な治療効果をもたらすことが明らかにされた[12]．またこれによって，脳の基底核―視床間の機能解明やドーパミンの作用が明らかにされた部分も多い．

　しかし長期フォローのなかでは，臨床的に筋緊張が低下し過ぎて，抗重力の姿勢保持が難しくなったりもしている．したがって患者の年齢に沿って，組織的に管理された術後の機能訓練を徹底することにより，臨床像のさらなる改善が期待される部分が大きいと思われる．

　脊髄の選択的後根切離術（SPR）は，米国と韓国で盛んに行われているが，現在わが国では見ることが少ない．韓国延世大学で筆者が経験した範囲では，歩行可能な軽度の痙直型両麻痺児では効果的ではないかと思えたが，やはり術後の立位アライメントの修正とバランスの再学習のための密度の高い機能訓練が必要のようであった．理論上は筋紡錘由来の脊髄反射である下肢の伸張反射を選択的に減弱させ，痙性関与の強い立位・歩行障害では動きをより円滑にする効果への期待である．しかし，後根に含まれる切離された固有感覚神経領域の知覚障害の代償や，持続的筋トーヌスの維持困難等の避け得ない課題について，長期フォローではまだ十分な結論が出ていない．私見であるが，CPの痙直型両麻痺にきわめて似た臨床症状を持つ脊髄性痙直型対麻痺（SSP）の場合の方がCPよりも効果的ではないかと思われる．

## 6.3. 内科的治療

　CPの運動障害自体に対するものよりは，しばしば合併するけいれん発作や栄養障害，呼吸循環器障害，過剰筋緊張に対する薬物療法がこれまでの主なものである．しかしクラーレ[*2]と同じに，神経筋接合部（end plate）をブロックして筋収縮を制止させることによって，緊張を直接的に処置する最近のボツリヌストキシン（BTXA）注による治療では，投与後1週間で現れてくる筋緊張の低下から再発が生ずるまでの約3ヵ月間の間に，バランス保持の姿勢・動作に直結した協調的筋活動のための集中した運動療法や，口腔・咽頭周辺の緊張筋を標的にした注射の後の言語・摂食療法を行えば，効果的と思える部分がある．とくに現状では，そのままでは機能訓練に難渋し，時々疼痛をともなう過剰な筋緊張を有する年長の緊張性アテトーゼ型CP児の上肢運動機能や摂食機能のセラピーには有効な援護となりうる．

　以上学童期～思春期までの療育プログラムのなかで，セラピー（機能訓練）と協力して行う必要のある治療方法を述べた．多面的脳障害であるこの分野は，少なくとも整形外科，小児科だけではカバーできない，脳科学に基づく広範な治療的アプローチが不可欠であり，CPが年長になれば社会学的教育環境も配慮されなければならないはずである．しかし現実のこれらの治療法と機能訓練としてのセラピーとの協力関係は，これまで長年にわたり定型的構図のなかで行われてきた．それは運動器障害に対するものが主であったため，近年の療育の歴史のなかでは，必ずしも効率的ではなかった．とくにCP早期治療が普及してきた近年はその傾向が強まっている．

　すでに述べたように，CPの療育のなかにおける早期治療とそこにつながるセラピーの方法は，現在は神経生理学や脳科学の理論を背景に成立している．このため療育全体がこれらの知識なしでは構成できなくなっている．一方，歴史的には姿勢運動障害の疾患として，運動器を扱う整形外科の治療原則があり，さらには呼吸，摂食，言語，知覚・認知，情緒，知能，てんかん等多岐にわたる障害についてもそれぞれの専門的治療原則が存在する．しかし各々の分野は専門性が高いだけに，実際にチームワークを組むための共通の概念を持つことはきわめて難しい現状もある．

　一連のこれらの障害を整理統括できる考え方として，脳科学の知識に基づいた神経生理学的評価と治療的アプローチを可能な限り導入して論議する必要があるように思える．たとえば，姿勢制御の問題は，運動機能障害の側面として捉えられるが，視知覚や迷路系前庭部の問題でもあり，摂食・言語の発達のための基本的問題に密接であることはすでに述べた通りである．脳障害についての共通の概念によって各々の障害を分析評価し，補完し合う治療方

---

[*2] クラーレ（curare）：昔，アメリカインディアンが毒矢として用いたホミカ Strychnos の猛毒乾燥成分で，現今では薬理学研究や麻酔剤として用いられている．

法や日常生活パターンを選択し，それらの治療効果を検討しなければならない時期に来ているように思える．

# 7. 運動療法と整形外科手術

　CP の股関節脱臼や尖足変形に対する治療方法についての過去の論議のなかでは，しばしば手術的治療法と保存的療法（運動療法によるセラピーを含む）が対比され，その適応と限界，どちらが有利かの比較検討がなされ，現在もなおこの種の話題には事欠かない状況がある．しかし CP の病態はこれまで述べてきたように，両者の含む時間的要因と環境要因によって強く影響される特性があり，実際の療育において本来対比される問題ではない．CP の本質的病態を忘れ，運動器の障害にだけ眼がいった，整形外科的狭い発想ともいえる．

　元来，整形外科手術は，四肢・体幹の生体力学的環境を，計画的，劇的に変えることができ，そのことによって運動療法等のセラピーは全身の種々の受容体からの感覚情報を選んで CNS へ促通することができる．手術治療は，CP 療育のなかで不可欠な要素ではあるが，それだけでは不十分であり，系統的セラピーの継続をともなうことによって重要な意味をもっている．したがって，むしろ両者は積極的に補完し合う関係であり，対比するのではなく手術とセラピーを具体的にどのように協調させるのが効果的か等がもっと検討されるべきである．われわれがこれまで経験してきた整形外科手術とセラピーの間の関係は，残念ながら，一般整形外科における後療法の考え方との関係で，複雑な問題を投げかけている．

　たとえば整形外科医が，CP の治療は過剰筋緊張を落とすことと考え，セラピストによる治療訓練場面で「筋緊張を落とす」ことをしばしば要求する．しかし実際にセラピストの行う操作は，発達途上の CNS において，自動運動が容易となる姿勢緊張の学習のためのやり取り（handling）であり，時間をかけた積み重ねによる協調的筋緊張バランスの調整である．治療環境のある時間のなかで，子どもがたとえ動きやすくなっても，治療場面が変われば筋緊張が落ちることと必ずしもイコールではない dynamic なもののため，整形外科医の理解を得られないことが多い．

　筋緊張を落とすことが，見える形で，再現性を持って実現できない場合，整形外科医はそのセラピーの価値を疑い，別の訓練法を選ぶか，みずからの手術的方法に傾斜することになる．

　他方，セラピストの理解がないままに行われた筋緊張を落とすための手術後の後療法としての機能訓練を指示されたセラピストは，CP としての系統的治療計画が不明確なまま，みずからの予想し得ないセラピーが必要となり，理解を超えた症状に悩みながら，CNS の特性を顧みない整形外科手術に強い不信を持つこととなる．

　互いの専門性を疑ったままのこのようなすれ違いは，この場合，CP の筋緊張についての評価・治療の客観的方向を独善的なものにさせる．

　ここ十年の間の周産期医療の画期的発展の結果，従来とは異なった病態像の CP が現在の

治療対象になっていることであり[13]，少なくとも『緊張を落とす』ことが治療目標ではなく，むしろ過剰な低緊張を含む不均衡な筋緊張が問題になっていることである．このような現状におけるCPセラピーのなかでは，姿勢緊張をコントロールする高度な訓練・治療技術が求められている．しかしセラピストがこれらの技術をたとえ示しても，治療場面によりセラピストの操作やCP児の反応が異なるため，主治医は科学性がないと考えるかもしれない．このような場合主治医は現在の脳科学の情報に基づいたこれらを経験する機会を失うことになってしまう．もしくは，理論的に説明のできないこれらの治療技術は信用できないとして，セラピストの行う特別な運動療法の内容を理解せず，従来の整形外科後療法としての筋力強化訓練等の体操療法（manual exercise）と混同した考え方のなかで，少しも良くならないCPへの治療に興味を失うことになる．互いに協力的でないセラピストと整形外科手術のこのような関係は，CPの手術成績に重大な影響を及ぼすこととなる．

## 8. 病態と整形外科手術の意義

　CPへの治療方法のなかで，末梢運動器を直接処置できる整形外科手術は，歴史的にもあらゆる場面で有用な治療方法として多用されてきた．しかし周知のように，実際には同じタイプの麻痺に同じ手術を同じ目的で行っても，治療成績は必ずしも一定しないことが問題であった．考えられる最大の理由は，行われる手術の大部分がポリオの時代からの手術であり，生体力学的に末梢運動器のアライメントを修正することを意図したものではあっても，脳の特性を考慮した手術ではなかったことである．

　このことは，整形外科手術一般の原則としていえることであり，「運動器の手術では，脱臼を整復したり変形を矯正し，生体力学的に（またはX−P上）正常なアライメントを保証すれば，機能はおのずと正常に復帰する」という，脳は正常に機能している前提があることを意味する．したがって，この大前提が成立しないCPの場合，整形外科の常識的予測が外れることがあっても不思議ではないことになる．

　CPの姿勢・運動障害について以前は，錐体路障害由来の痙直型や錐体外路障害由来のアテトーゼ型・強剛型のように呼び，麻痺の類型別に特定の筋の異常緊張や異常肢位が強調され，これを局所的に修正する手術が強調されてきた．しかし実際のCPの臨床場面では，痙直型にみえても腱反射が減弱したり，逆に亢進した錐体外路様障害や，異常緊張，不随意運動の症状等，神経学的説明に矛盾した現象が多く，経験を積まなければ手術適応が難しく，実際の手術成績も一定しなかった．

　しかし最近の脳科学の進歩は，神経回路網の生物学的特性と外界環境変化に対する生理学的適応機能から，CPにおけるこれらの矛盾を整理し，かなりの程度に臨床症状の実態を説明できるようになっている．乳児期早期は，CPの多くが低筋緊張の状態であり，月齢（年齢）を経て，しだいに持続した低筋緊張や，過剰筋緊張，両者の混合状態等の異常性が発現する

こと（異常発達）はよく知られたとおりである．

　正常発達の過程では，二足立位等の抗重力姿勢に向けた筋の共同的活動の発達と移動運動（または動作）に向けた筋の協調的活動の発達であり，ふたつの要素は最終的に目的や意図を持った運動・姿勢にバランス良く統合される．しかし損傷した神経回路網を持つCPでは，これら調和のとれた発達バランスに欠け，脳の歪んだ階層性由来の姿勢コントロール機構と相反神経支配機構に基づいて，四肢と体幹の間，近位部と遠位部の間の筋緊張分布の不均衡が生まれる．また他の感覚系からの学習・統合も進むこの発達過程において，脳機能のなかでの随意（目的や意図の概念）の形成と運動プログラムのそれとの間の乖離が生じて，CPは場面に適応した姿勢運動が難しくなり，この結果左右非対称の過剰筋緊張や，痙性の出現と増

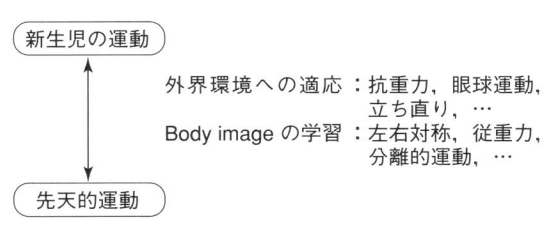

新生児の運動 ⇔ 先天的運動

外界環境への適応：抗重力，眼球運動，立ち直り，…
Body imageの学習：左右対称，従重力，分離的運動，…

胎児期に構築された神経回路網による生後の感覚−運動の学習のための基礎的能力の一端

**図2　先天的運動としての新生児の運動**[10]

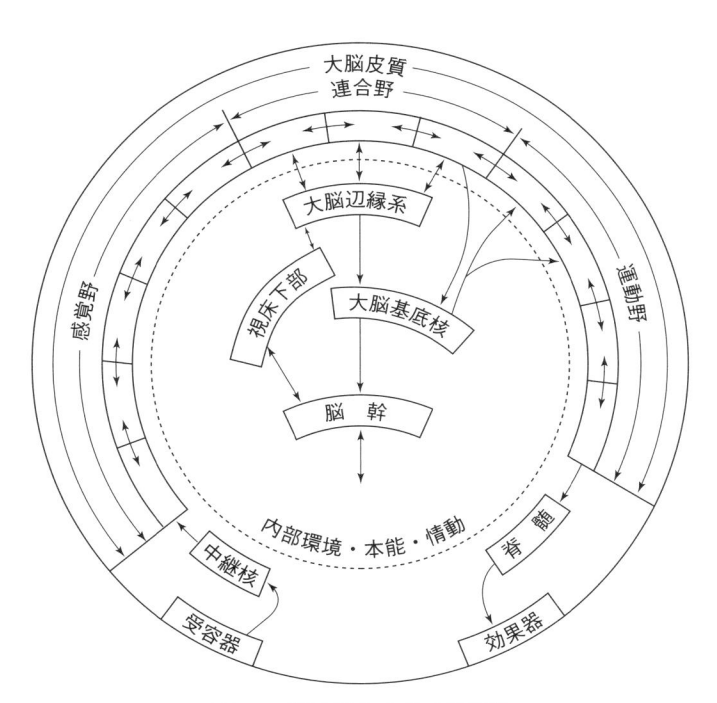

**図3　脳のはたらきの概観**[6]

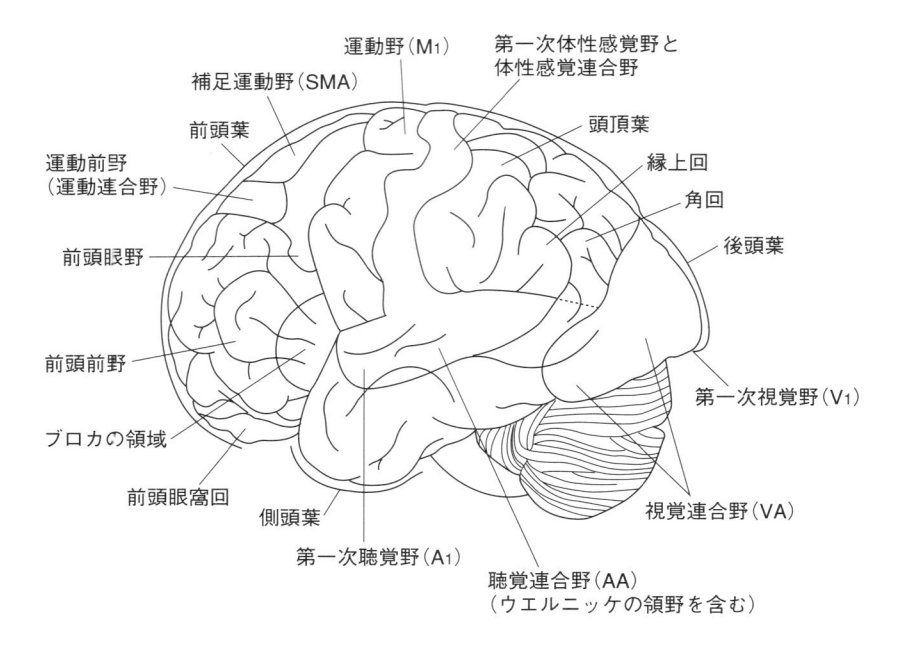

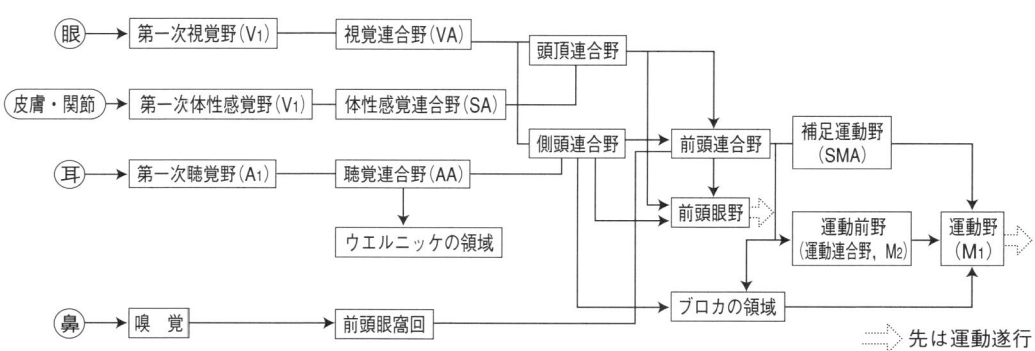

**図 4　大脳皮質領域と経路**[5]
感覚入力が運動野と前頭眼野に至るまで（久保田がまとめたもの）

大，不随意緊張・運動の異常徴候等の臨床症状が現れる．ここがポリオ等とは決定的に異なるところである．臨床場面では，上下肢の過剰緊張と頸部・体幹の低緊張が混在したり，場面によって不随意運動が加わる．また育った環境（学習過程）により個々に異なった，その時々の注意や意識状態に依存した脳幹・脊髄の反射活動は，異なった個性的筋緊張になる．

いい換えれば，われわれの観察する個々のCP（または脳障害）の臨床像は，人間の個性的本質をきわめて反映したものであり，これを無視したいかなる治療方法も本質的ではないことを意味する．脳の特性として，個々に外界の環境変化に適応できるように，身体のホメオスターシスを常に保つ機能が生理学的には知られており，個々のCPは，個々に異なった適応状況をもつはずである．しかしこのことは同時に，逆に考えれば，CPの外界の環境を意図的に変化させれば，彼らの脳の機能もそれに合わせて変えられ得るかもしれない画期的な可能性を示唆している．

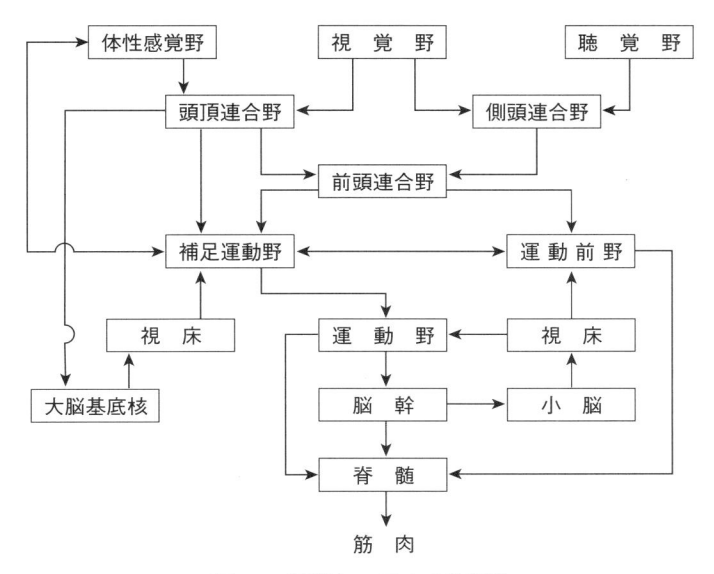

図 5 運動システムの概観[6]

　これら脳科学を考慮した整形外科手術は，CP における外界環境の変化としての筋紡錘を含む筋腱内の感覚受容器官の閾値（過敏性）の変更，筋自体の物理的粘弾性の変更，骨格構造の変更を術直後より直接的に生じさせる．この結果，術前の上下肢・体幹の異常アライメントや，逸脱した姿勢・運動パターンの異常性が適切に修正され，彼らの適応能力を高めるための個々の運動学習に，CNS レベルで影響を及ぼす画期的可能性を有している．したがって，適切な時期，適切な部位に適切な手術が行われれば，CP 特有の異常徴候の発達を減弱させたり，セラピストの行う正常発達要素の促通に限りない援護を与え，CP 療育を進める絶対的な要素となる．最近の脳科学が示した考え方[6,7]は，CP への整形外科的手術の意義を再認識させるものがある．

# 9. 整形外科的処置の実際

　前述のような観点は，運動療法との連携の上に成り立つものであり，手術以外の整形外科的処置（ギプス矯正や神経ブロック，補装具の着用等）の実際的適応についても同様である．

## 9.1. ギプス矯正

　主に足部の尖足変形の矯正のために用いられ，とくに立位や歩行が可能で足部に体重負荷が可能な症例で効果的である．7 歳頃までが適応年齢であり，2～3 週間の固定が最も効率が良い．以後の年長学童児には，神経ブロックによって腓腹筋の緊張を弛めた後でギプス矯正

を行うほうが良い．立位または歩行立脚期で反張膝となる尖足変形では最初にギプス矯正を行った後に，底屈制動付きの短下肢装具（SLB）を着用させ，その後の下腿三頭筋の伸張反射を最小限にすることを意図する．いずれの場合も，ギプスの意図をセラピストに理解してもらい，これによってセラピーが滞ることのないようにする．膝関節の屈曲拘縮の矯正にもギプス矯正を用いることもあるが，関節内の十字靱帯を弛めてしまう恐れがあるため注意を要する．同様に手関節の掌屈変形の矯正にも用いられるが，伸張反射にともなう疼痛の訴えのため，意図したほどの成果が上げられないことが多い．

## 9.2. 補装具・歩行器・歩行杖

　上肢の補装具は，術後に用いられる矯正位保持の場合を除き，常用する機会はきわめて少ない．短対立装具による母指対立使用援護や長対立装具による手関節背屈保持にて手指の把持，解離の機能を援護すること等が想定されるが，いずれも手術後の矯正保持で用いられることが多く，CPで用いられる大部分の装具は下肢装具である．

　この内，最も多く着用されるのがSLBであり，足部の機能的アライメント保持のため，あらゆる場面で利用される．当然その目的に応じて何種類かの装具が用意されているが，大きく分けて関節固定型と底屈制動の関節遊動型があり，その時の患児の運動機能と機能訓練援護に合わせて処方が行われるため，セラピストとの綿密な相談が事前に必要である．踵の部分と内側アーチサポート（土踏まず）が最も適合しにくいため，変形矯正と歩行機能援護の目的の間で矛盾が生じ苦慮することも多い．

　膝屈曲傾向が強いために立位がとりにくい痙直型へのゲイタースプリントや，アテトーゼ型の歩行可能の反張膝例で，膝装具（スウェーデン装具）が用いられる他には，膝装具の実用的場面はない．

　大腿部までの長下肢装具は，立位時に反張膝が著しい場合や術後の一時期，立位訓練に用いられる以外は使う場面がきわめて少ない．これは，この装具をCPに装着させた場合，下肢の自動運動の制約が多く，運動機能の改善にはむしろ妨げとなる場合が多いからである．

　立位や歩行ができないCPに多く用いられている装具は，起立保持具である．現在汎用されているものは，プローンボードと呼ばれるタイプで，起立位のアライメントと股関節の伸展・外転運動，膝関節の屈曲・伸展の自動運動の程度によって，特殊なパーツが用いられる．家庭や学校で用いる場合が多いが，立位を強要するあまり，子どもを装具に固定し過ぎて身動きできなければ，抗重力筋が活動できずに効果がないことも知られており，十分な注意が必要である．

　プローンボードで体幹が少しでも安定していれば，下肢の自動運動を期待して用いられるのが騎乗歩行器である．上肢を前のテーブルに置いて体幹を支え，鞍に似た形の座面に臀部を乗せ，床につけた足底を軽く蹴ることにより，瞬間的立位と移動が可能な歩行器である．幼稚園や学校内で，自動的にわずかでも立ったり移動する運動経験を期待して用いられる．リー

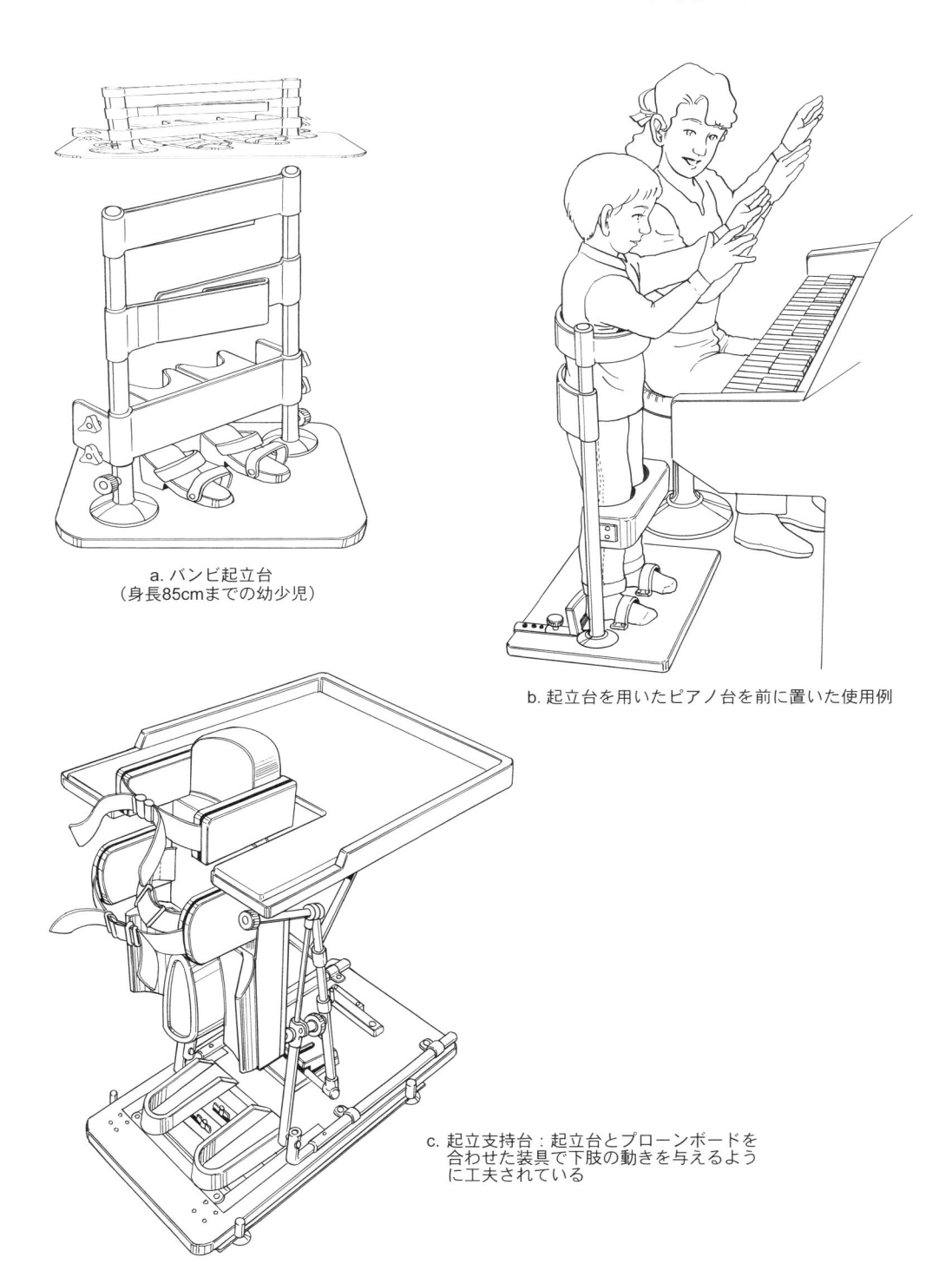

a. バンビ起立台
（身長85cmまでの幼少児）

b. 起立台を用いたピアノ台を前に置いた使用例

c. 起立支持台：起立台とプローンボードを合わせた装具で下肢の動きを与えるように工夫されている

図6　起立援助のための装具（1）

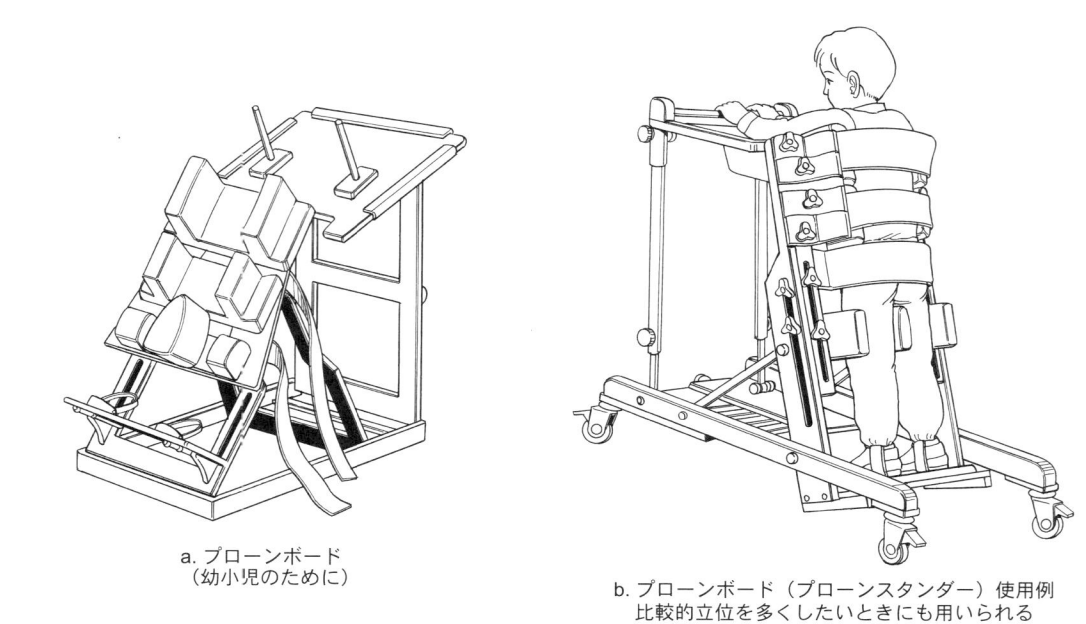

a. プローンボード
（幼小児のために）

b. プローンボード（プローンスタンダー）使用例
比較的立位を多くしたいときにも用いられる

**図 7　起立援助のための装具（2）**

チ，把持等の上肢機能が良好で，後方支えにて立位が可能な場合，PCW（Postural Controled Walker）を用いた歩行訓練が可能となる．PCW は通常の前傾姿勢で用いられる歩行器と異なり，後方から臀部を支えた状態で歩行ができるため，体幹の前傾姿勢が修正されることを意図している．機能訓練の目指す獲得機能との関連でこの歩行器が用いられることが多く，使用する前にセラピストによる十分な指導が必要である．

　PCW での歩行が可能になれば，歩行杖を用いた立位訓練が可能になる．もちろん当初は後方より支えが必要であるが，上肢の支持能力は PCW のそれと類似しており，両足両杖による四点支持での立位が期待できる．用いられる歩行杖は，グリップが PCW と同じになっているカナディアンタイプが望ましく，肘関節を伸展保持できなければ安定しないロフストランドクラッチを初めから使うことは難しい．上肢伸展に力が入り過ぎると，前腕が回内し肩関節の屈曲・内転をともない，杖の支持方向が内向きになってしまうためである．立位では，後方転倒への恐怖が常に存在するため，多くの CP 児たちは必然的に屈筋優位の前傾姿勢をとることが多くなる．これらを修正し，立位感覚を養うためにも，杖を用いて安全に立位を保持できる能力は重要である．

第 2 章 整形外科の立場から　67

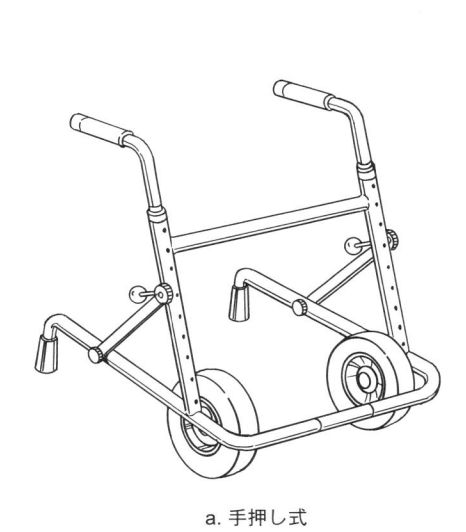

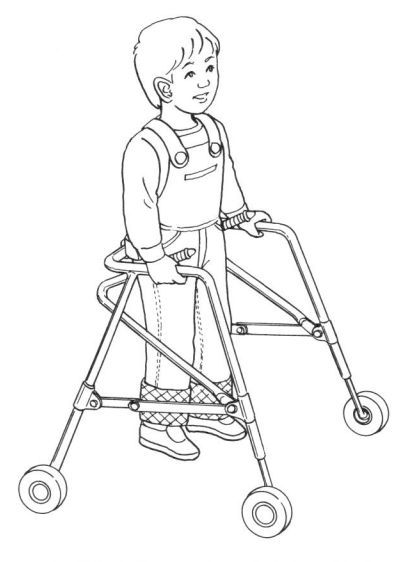

a. 手押し式

b. PCW（postural controled walker）

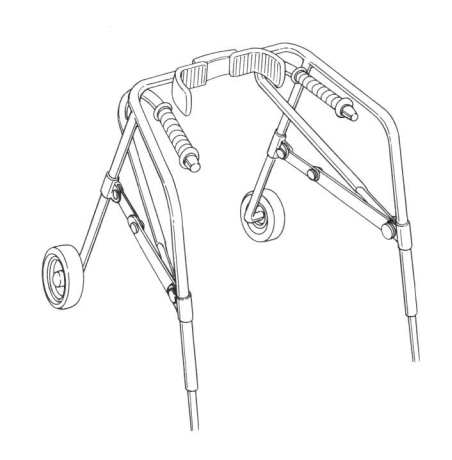

c. PCWの後方に臀部が左右に
振れないようなパーツ

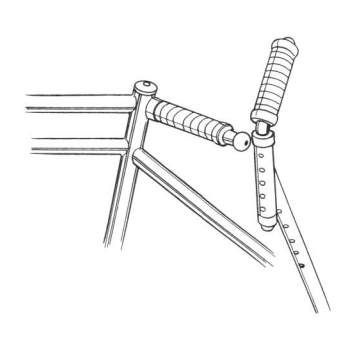

d. グリップの部分の工夫（垂直握り）

図 8　歩行器

# 10. 整形外科的手術

　手術手技自体は，通常の教科書に準じて十分であるが，われわれは整形外科手術を脳科学の観点からもう一度見直し，術前後の運動療法との関係で以下のような治療原則をふまえて，手術を含む整形外科的処置の適応を決めている．

① 個々のCPは，個々に異なった適応状況を持つ（年齢，重度か軽度か，歩行可能か不可能か等）ことを理解して治療目標を決める．

② 術前・術後の機能訓練が十分に用意され，セラピストとの間に手術に対する共通の認識を有する．

③ 麻痺の型より，個々のQOLからみた有益性に準拠して手術の選択を行い，獲得機能の目標を決める．

④ 現状としては上肢・体幹の手術適応より，下肢機能障害に対する適応を優先する．

　手術の種類として大きく分類すれば，骨格自身を変える骨切り術と，筋腱の長さや緊張を変える延長術，筋力の働く方向を変更する腱移行術に分けられる．このうち最も多く行われるのは，股関節周囲の筋腱延長術，移行術，膝関節の腱延長術，足関節の腓腹筋延長術，アキレス腱延長術，長母趾屈筋移行術等の下肢手術である．必然的に，手術の目的は歩行パターンの改善による効率的歩行の獲得，起立・杖歩行能力の獲得，坐位保持の獲得等に集約される．

　手術によりもたらされる利益として，一次的には静的アライメントの修正，矯正が術後にもたらされる一方，一般的には，同時に筋力や筋粘弾性自体の低下が必ず生じる不利益もともなう．とくに筋力の低下は，術前の半分以下にまで低下し，術後のリハビリテーションの著しい妨げになるのが通例である．したがって，下肢筋に対する手術直後の重大な問題点は，立ちにくくなるかも知れないことであり，術前の歩行能力が低下することである．

　他方，下肢の過緊張の低下は，しばしばより近位の体幹の安定化や上肢の連合反応の減弱，さらに摂食・発語器官としての口腔機能の改善をもたらす．術後に効率の良い歩行や立位を得るためには，時間をかけた運動療法を含むセラピストによるCNSへの働きかけ（ハンドリング）が必須であり，個々に異なった脳機能（個性）を持つCPへ，適切な対応が求められることになる．

## 10.1. われわれの手術成績

　これまで述べてきた考え方に従って，整形外科手術による治療に加えて，最近の脳科学に基づくBobath概念に準拠した運動療法や，装具療法をジョイントさせた系統的CP治療をわれわれは行っている．臨床的には，手術の適応と運動療法，装具療法等の組み合わせたものである．症例によっては，術後の機能的な予測がある程度行えるものの，個性的要素が優

位の部分もあり，現状としてまだ十分とはいえない．

図9は1994年12月～1995年12月までのCP下肢への手術を行い，その後の装具と運動療法を継続して行った結果の142例の1年後の治療成績を示した．運動発達障害以外の理由を除くため，19歳以上の例や外傷，疼痛等での緊急手術例は除いた．治療評価は表1のように，術前の起立・歩行能力と運動療法を中心とした系統的術前後の治療が行われた1年後の起立・歩行能力を比較し，Excellent～Poorまでの段階づけを行った．平均年齢7±2.9歳であり，5歳台が最も多い．この結果では，術前起立・歩行可能例が61.3%であったものが，術後1年後には80%以上において起立・歩行能力を獲得しており，この面での機能が術前より低下している例はなかった．対象CP群の特異性や手術自体の特殊性がなく，無作為の1年を区切った結果であることを考えれば，この治療成績の大部分はBobath概念に準拠した運動療法や，装具療法にその原因を求めるのが妥当であろうと目下のところ考えている．しかし，

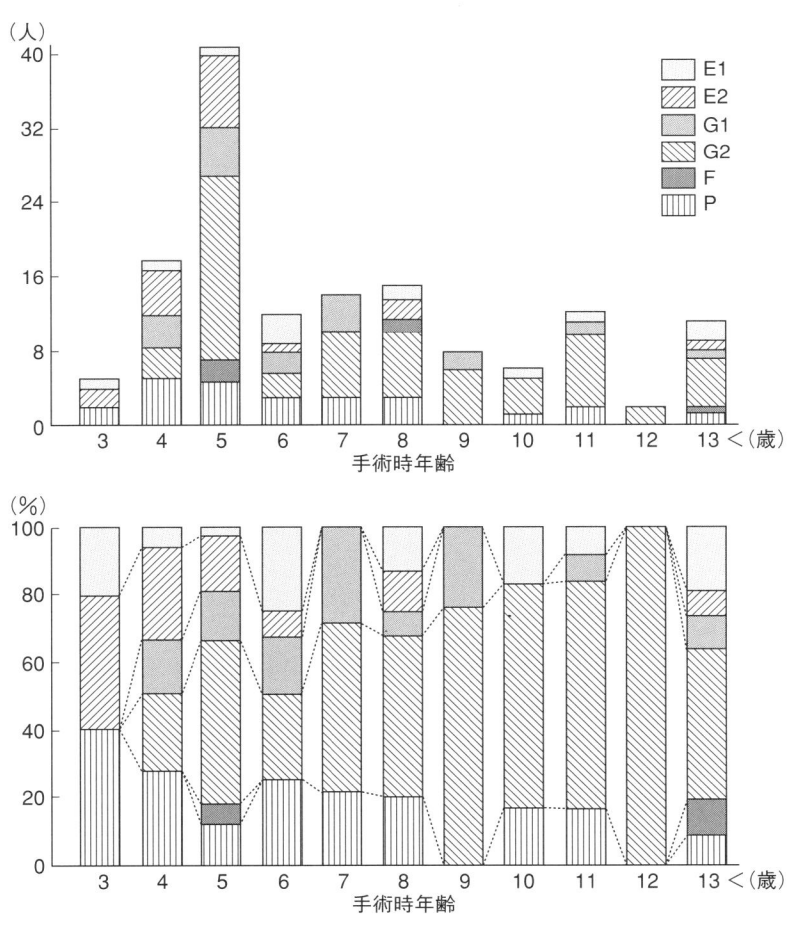

**図9　CP下肢整形外科手術1年後の治療成績（142例）**
（ボバース記念病院 1994.12–1995.12）

表 1　下肢機能評価

|  | 術前 | 術後 |
|---|---|---|
| Excellent 1（E1） | 立位不可 | 歩行可 |
| Excellent 2（E2） | 立位可 | 歩行可 |
| Good 1（G1） | 立位不可 | 立位可 |
| Good 2（G2） | 歩行可 | 歩行可 |
| Fair（F） | 立位可 | 立位可 |
| Poor（P） | 立位不可 | 立位不可 |

　このような治療によって，脳のなかで実際に何らかの変化が起きているか否かは推測の域を出ないため，実際の活動性について，脳血流中の酸化ヘモグロビンと還元ヘモグロビンの変化を調べる機能的磁気共鳴画像（functional MRI）等を用いて検討することも計画中である．

## 11．まとめ

　これまでの CP への治療方法のなかで，集約された原則をまとめると，次のようになる．①可能な限り早期より治療を始めること（CP の確定診断にこだわらずに）．②全人的（as a whole child）発達を考慮した治療方法であること．③洗練された運動療法が主体であり，薬物療法や手術療法，装具療法をジョイントさせてこれを援護する必要がある．④経年的に悪化する障害への対応を準備し，このための多職種による系統的チームアプローチと治療概念が必要である．⑤脳科学，とくに生理学的情報に基づいた考え方で障害を分析評価するのが現状として妥当である．

## 引用文献

[1] Phelps WM, St. James R: Prevention of Postural Deformities in Children with Cerebral Palsy. *Archieves of Physical Medicine*, 29: 212–217, 1948.
[2] Slominski AH: Winthrop Phelps and The Children's Rehabilitation Institute. In: Scrutton D ed, Management of the motor disorders of children with cerebral palsy. CDM 90, SIMP. Oxford: Blackwell scientific Publications LTD, Philadelphia, J.B.Lippincott Co., pp.59–74, 1984.
[3] 小池文英：脳性まひのリハビリテーションの考え方の歴史的変遷．理学療法と作業療法, 6：461–469, 1972.
[4] 鈴木恒彦：脳性麻痺の早期診断—方法とその根拠—．大川嗣雄，陣内一保編：子どものリハビリテーション，医学書院，pp.84–95, 1991.
[5] 久保田競，水野　昇，山本長三郎編：脳—可塑性研究の進歩，朝倉書店，1990.
[6] 三上章允：脳はどこまでわかったか．講談社，1994.
[7] 久保田競編：脳の謎を解く①②．朝日新聞社，1995.

[8] Randolph J Nudo, Birute M Wise, Frank SiFuentes, Garrett W Milliken: Neural Substrates for the Effects of Rehabilitative Training on Motor Recovery After Ischemic Infarct. *Science*, Vol. 272, pp.1791–1794, 1996.
[9] 松尾　隆：脳性麻痺と整形外科．南江堂, 1991.
[10] 鈴木恒彦：新生児医療と中枢神経—脳障害撲滅戦略—機能訓練の立場から. 近畿新生児研究会会誌, 6: 11-15，1997.
[11] 梶浦一郎：総論：脳性麻痺の二次障害．総合リハ, 26(4): 309–313, 1998.
[12] Narabayashi H: Analysis of Extrapyramidal Motor Symptoms from Stereoencephalotomy. In: Struppler A, Weindl A ed. Clinical Aspects of Sensory Motor Integration. Berlin etc, Springer-Verlag, pp.240–248, 1987.
[13] 中村　肇：新生児脳障害の疫学．脳と発達, 28: 21–26, 1996.

# 第3章

# コミュニケーションの発達援助

●高見葉津

## 1. 臨床からの発想

　周産期医療の進歩にともない1960年代から70年代はじめには脳性麻痺の発生率は低下傾向にあった．しかし，その後さらに医療が進歩し，これまで生存が困難だった子どもが，障害を持ちながらも生存可能となってきた結果，脳性麻痺の発生率が上昇傾向を示している．このような時代的背景の中，医療療育施設，地域の通園センター，リハビリテーション病院等でSTの援助を必要とする子ども達の臨床像は，この20数年の間に変化してきている．

　大きな変化は，早産低体重出生で生じた，脳室周囲白室軟化症による脳性麻痺と胎内での何らかの原因によって生じた中枢神経系の障害による脳性麻痺が増加してきていることであろう．その結果，前者では視覚系を中心とした知覚過程の障害や高次脳機能障害をともなうことが増加し，後者では重度・重複化傾向が顕著となってきた．一方，1970年代以降に社会的傾向としてみられた障害児の早期発見，早期療育によって，療育のなかでSTは，乳児期の脳性麻痺児に出会い，また重度，重複障害児にもかかわるようになってきている．

　近年のSTの役割は，胎生期，新生児期あるいは未成熟で出生して生じた中枢神経系の脳障害を持ちながら発達する子ども達のコミュニケーションの発達を早期からそして幅広く療育のなかで援助していくことといえよう．療育の一端を担うSTという概念は昔も今も変わらないが，このことを常に心に留めておきたいものである．「療育」という概念を提唱した高木憲次氏をはじめ，広く深く療育を実践された先人の療育観を学び，自分自身の療育観を構築していく中でSTとしての役割を遂行していきたいと思う．あるいは，STとしての役割を試行錯誤していく中で自分なりの療育観が育ってくるのかもしれないが，いずれにしろ脳性麻痺児のコミュニケーション発達援助では，療育を抜きにして語れないのである．

　筆者は，療育を理解する手がかりとして高松[1]の「療育とは情念であり思想であり科学でありシステムである」のことばを拠り所としているが，氏の1つひとつのことばを理解し，臨床のなかで実践していくことの難しさを日々実感している．しかし目指すものがあることは，

臨床家として幸せである．この章では，STの役割を療育のなかでの脳性麻痺児のコミュニケーションの発達援助と捉え，それを実践していくために必要な視点と具体的な指標について筆者の考えを述べる．

## 1.1. 乳児期からのかかわり，重度，重複児とのかかわり

わが国での最近の摂食・嚥下障害への関心の高まりは周知の如くである．脳性麻痺児のSTは以前からこの問題に取り組んできた．歴史的には，脳性麻痺の口腔機能訓練としてchewinng（噛む），sucking（吸う），swallowing（のみ込む），といったCSS機能を改善することが発声・発語の改善につながるとされてきた．1970年代にMueller[2]によって提唱されたプレスピーチ（Prespeech）アプローチは，発声，発語の準備として，食べる機能の発達に視点をもち，より明確にそのアプローチが示され，実践さるれようになった．このような経緯によって，STは早期療育のなかで乳児期から哺乳や摂食を中心とした食事指導にかかわるようになり，他の療育スタッフからも期待されてきた．筆者の職場では，1970年代後半から発達障害児の乳児期からの食事指導を行ってきている．

早期療育を障害児の育児援助と捉えるならば[3]，早期療育にかかわるSTの役割は，哺乳や摂食が困難な乳児に対する養育（ケア）としての援助とともに養育の時に育まれる母子相互作用に基づくコミュニケーションの発達援助が上げられる．小林[4]は，母子相互作用の感覚的基盤を触覚，視覚，聴覚，嗅覚，味覚とし，母親が育児のなかで行う行動は，それぞれの感覚系でみられる母子相互作用を統合したものである，と述べている．また，食べることは，栄養摂取，口腔器官の機能の発達，認知概念の発達，コミュニケーションや社会性の発達など人間の基本的な営みとしての意義をそなえている．

STが実践する食事指導では，口腔器官の機能に障害を持つ子どもの未熟なあるいは異常な摂食機能にアプローチすること，コミュニケーションの基盤になる乳児期の食事場面での母子相互作用についても援助することが望ましい．子どもによっては乳児期の食事指導がスピーチの発達につながることもあるが，口腔器官の機能の障害が非常に重く，食事指導がスピーチの獲得に繋がらず，AAC（Augmentative Alternative Communication）の援助を必要とする場合もある．また，重度・重複児には，長期に亘って食事指導を中心としたコミュニケーションの発達援助，感覚刺激や機器を使って対人・対物関係等周囲とのかかわりを拡げる援助が必要であろう．

## 1.2. 発声・発語へのアプローチ

脳性麻痺の言語指導は1970年代半ばまでは，呼吸，発声，構音といった話しことばへの取り組みが中心であり，その具体的な方法は，口腔周辺への訓練であったといえよう．1970年代の前半に日本にボバースアプローチが紹介され，PT, OTに影響を受けながらSTも子ど

もの身体の姿勢筋緊張，異常反射や運動パターンと口腔機能の関係を考えながら呼吸，発声，構音にアプローチするようになった．これには，多くのSTがとても戸惑った．STは口腔にこそ触れることはあっても，子どもの口腔器官の問題を身体の状態と関連させて捉えることは，ST教育では充分になされていなかったし，概念的には理解できたとしても実際に子どもの身体をどのように扱うのかわからなかった．

多くのSTは，職場のPT，OTに指導を受けたり，講習会，勉強会などで学びながら歩んできたといえよう．とくに神経発達学的な考え方と技法（ボバースアプローチ）を学び，子どもの身体の状態と口腔器官の機能の関連性を捉えながら発声・発語へのアプローチを積み重ねることにより，コミュニケーション発達の援助についてのSTの考えや方法が拡がってきたといえる．

発声・発語の具体的アプローチについては第4章に述べられている．

## 1.3. AAC（Augmentative Alternaitve Communication）の導入

脳性麻痺児の代替コミュニケーションは，かなり以前から実践されてきた．しかしその方法は，臨床のなかで子どもの能力に合わせて工夫はされてきたが，文字板が主流で，理解力のある限られた子どもに使われていた．近年では，海外で開発されたシンボルやサインの導入，わが国での研究の進展，機器の開発により，年少時から，また障害の重い子ども達にもAACが使用できるようになってきている．その進歩はめざましいものがある．一方，情報過剰気味で実際の臨床場面で，どのような子どもに，どのような方法で，どのように導入したらよいかという判断と方法が課題になってきている．詳しくは，第5章で述べられるので，ここでは，筆者が考えているAACを導入する目的について簡単にふれておく．

その使用目的として次の3点があげられる．①表現手段としての使用：発声・発語が困難で内言語の発達がみられる子どもにその表現手段として使用する．②子どもの言語発達を支援するための使用：サインやシンボルをことばかけと同時に刺激することで子どもは多チャンネルでことばを理解することができたり，それにより表現意欲や表現内容が向上することもある．また，上肢の機能障害があっても読み書きの機会が得られ，言語学習を進めやすくなる．③対人関係の発達を促進させるための使用：障害が重い子どもでもVOCAを使用し周囲の人々へ働きかけたり，そのことにより周囲から注目を受けることで，人との関係が拡大される．また，スイッチで自発的におもちゃを操作することで，子どもの活動性を促進することや両親と子どもが交流する糸口が得られる．

ST指導では，発声・発語へのアプローチの時期やAAC導入の時期を子どもの発達に合わせて調整する必要がある．

## 1.4. 時代の変遷と子ども達のニーズ

　近年，日本でも障害児・者への社会的な意識が変化し，ノーマライゼーションの視点から，統合保育や統合教育が進められるようになってきた．そこで，障害を持った子ども達が保育や教育の場で，あるいは社会でどのように自己実現していくかといった広い視点でSTの援助内容も考えていかねばならなくなっている[5]．

　わが国では，脳性麻痺の言語治療は田口[6]によって導かれた．基本的な視点は今日も変わることなく引き継がれているが，脳性麻痺児の問題を脳性麻痺の言語障害あるいは言語発達遅滞と捉えるか，コミュニケーションの発達障害と捉えるかで随分とSTの援助内容が異なるのではないかと思える．つまり脳性麻痺による障害によって結果的に言語障害や言語発達遅滞が生じると考えるか，中枢神経系の障害を持ちながら発達する過程でみられるコミュニケーションの発達障害と考えるかの違いではないかと思える．ここでは現在，臨床の現場にいるSTとして後者の視点から筆者なりに脳性麻痺児のコミュニケーション発達の援助の方向性についての基本的な考え方と方法について述べてみたい．

　現在の医学では脳性麻痺児の持つ脳の障害そのものは治癒することがなく，その障害を持ちながら発達するという発達障害[7]を呈する．STとしてこれらの子ども達にかかわる時に必要な2つの視点をあげてみる．1つは前言語段階も含め，言語発達という枠を拡げてコミュニケーションの発達への援助を行う，もう1つは，新生児期から生じた発達障害を生涯持ち続ける子ども達への援助を行うという視点である．PTのCampbell[8]は，「生涯を障害とともに生きる子どもたち」という視点からの理学，作業療法計画の必要性を提言している．これは私たちSTにも必要な視点ではないかと考える．子どもの発達的経過をある程度予測しながら将来的な異常発達や機能低下を最小限にとどめることを常に考えておきたいものである．

　最近，1960〜1970年代に幼児学童期を過ごしてきた30〜40歳代の脳性麻痺の人が声やことばが出にくくなった，摂食機能が低下したなどの主訴でST室を訪れることがある．これらの人々と接していると，乳幼児期や学童期に継続的に専門的な援助を受けていたら，異常発達や機能低下を緩やかに迎えることや，本人や家族がいずれ迎えるであろう機能低下に対して心身共に準備ができたのではないか思えるのである．科学や社会が進歩した今日では，STも子どもの折々の臨床像を見据えながら，総合的な療育のなかでの広い知識と実践が必要ではないかと考えている．

## 2. 脳性麻痺児のコミュニケーションの発達と障害

### 2.1. コミュニケーションの発達について

鯨岡[9]は，コミュニケーションの意味として，「一方の側に生まれ出た観念ないし情報を何らかの手段表現を用いて相手に伝えること」といわれているが，コミュニケーションのありようを少し掘り下げたり，コミュニケーションの発達を考える時，前述した概念では足りないものを感じてしまう，と述べ，コミュニケーションの理性的側面と感情的側面の2側面を提唱している．その内容として，「相手や自分の気持ちや感情といった，簡単にはことばに置き換えられないものをお互いに『わかり合う』，気持ちを『共有する』といった情動的交流や共有といえる．そして感情的側面は理性的側面に発生的に先行し，コミュニケーションそのものの基底部分を構成し，発達的にも感情的コミュニケーションを基盤に，その上に乗る形で理性的コミュニケーションが現れ，しだいに完備したものになり，また正確な情報の授受段階でも対面的コミュニケーションでは両者はしばしば相互に影響し，どこまでが理性的で，どこからが感情的かをいえないほどに混沌としたものが現われてくるのも稀ではない」と述べている（図1）．この考え方は，脳性麻痺児のコミュニケーション発達の援助を実践するうえで非常に参考になる．

脳性麻痺児のコミュニケーションの発達という視点でその援助を考えると，観念の伝え合いのための手段であるコミュニケーションスキルを獲得する目的だけではなく，感情的コミュニケーションの側面にも目を向ける必要がある．障害の重い子どもや乳児期からのコミュニケーション発達援助を進めるには欠かせない視点であろう．

また，意図の伝達の研究の先駆者である Bates, Camioni, Volterra[10]は，コミュニケーショ

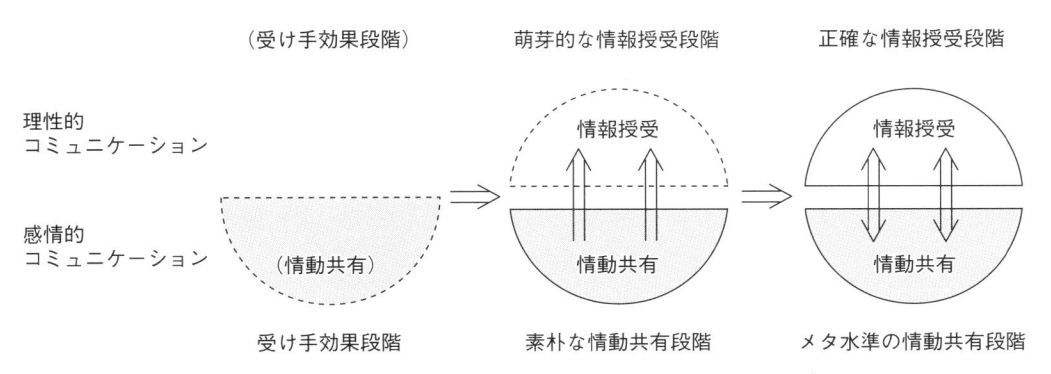

図1 感情的，理性的コミュニケーションの発生的関係[9]

ンの発達段階を次の3段階に分けている．

1. 聞き手効果段階（perlocutionary stage）（誕生〜生後10ヵ月）
   子どもの快・不快といった情動の表出に対し，大人がこれらの行為が伝達意図があるものとして反応することで，コミュニケーションが成立する段階
2. 意図伝達段階（illocutionary stage）（生後10ヵ月〜1歳）
   要求の実現や人の注意を引くために，身ぶり（物を渡す，見せる，指さす等）音声，視線などの非言語的なシグナルを使う段階
3. 命題伝達段階（locutionary stage）（生後1歳〜1歳4ヵ月）
   それまでの身ぶりや音声に代わって，ことばで伝達を始める段階

　これらの発達の過程は，感覚運動発達が正常な子どもでは明らかに段階的変化がみられるが，脳性麻痺児では遅れや偏りが生じる．脳性麻痺児のコミュニケーション発達は，障害の程度や内容により差はあるが全般的に遅れがちである．重度重複児では，聞き手効果段階が長期にわたることが多く，また部分的には意図伝達段階に達したとしても，運動機能の障害による姿勢の不安定さや上肢機能の制限のためにジェスチャーや指さしなどができなかったり，眼科的問題により視線での表現にも限界があるなど，非言語的な表現が十分使用できず，受け手の感性に依存せざるを得ないこともある．命題的段階に発達した子どもでも，発語の明瞭度が悪く，コミュニケーションの効率としては，聞く側の感性に依存しなければならないことが多々みられる．

　したがってどの段階においても，子どもの側のコミュニケーション意欲を育むことができるような周囲のかかわり方が必要である．不自由な状況におかれながら自分を表現しようとしている子ども達の感性や意図を養育者や保育者，教育者など周囲の人々が理解しやすく，受け入れやすく調整することもSTの役割となろう．

## 2.2. 脳性麻痺児のコミュニケーション発達障害

　脳性麻痺児の臨床の困難性はその臨床像が病型，障害部位，重症度，随伴症状等の多様性によるもの，impairimennt, disability, handcap等，障害レベル把握の複雑性によるもの，そしてこれらの問題が発達過程のなかで混在することによる，と角山[11]は述べている．これは，ST指導時の両親の多様な訴えにも表される．STは，この訴えを受け入れながら子どもの現状をできるだけ客観的に把握し，また子どもの持っている問題を理解し，少しでも解決しやすくするために知恵を絞らなければならないであろう．脳性麻痺児のコミュニケーション発達障害を神経発達的障害の視点で捉え図2に示した．出生時あるいは生後間もなくから非進行性の中枢神経系の障害をもちながら発達する脳性麻痺児は，反射の異常，感覚の異常，運動発達の偏りと遅れがみられる．それに加え知的障害，行動の異常，てんかんなどの随伴障害をもつことが多く，またこれらに加え視覚障害，聴覚障害など知覚障害や認知障害を示す場合もある．それぞれの障害の程度と内容で子どもの臨床像は違ってくる．子どもに運動

第3章　コミュニケーションの発達援助　79

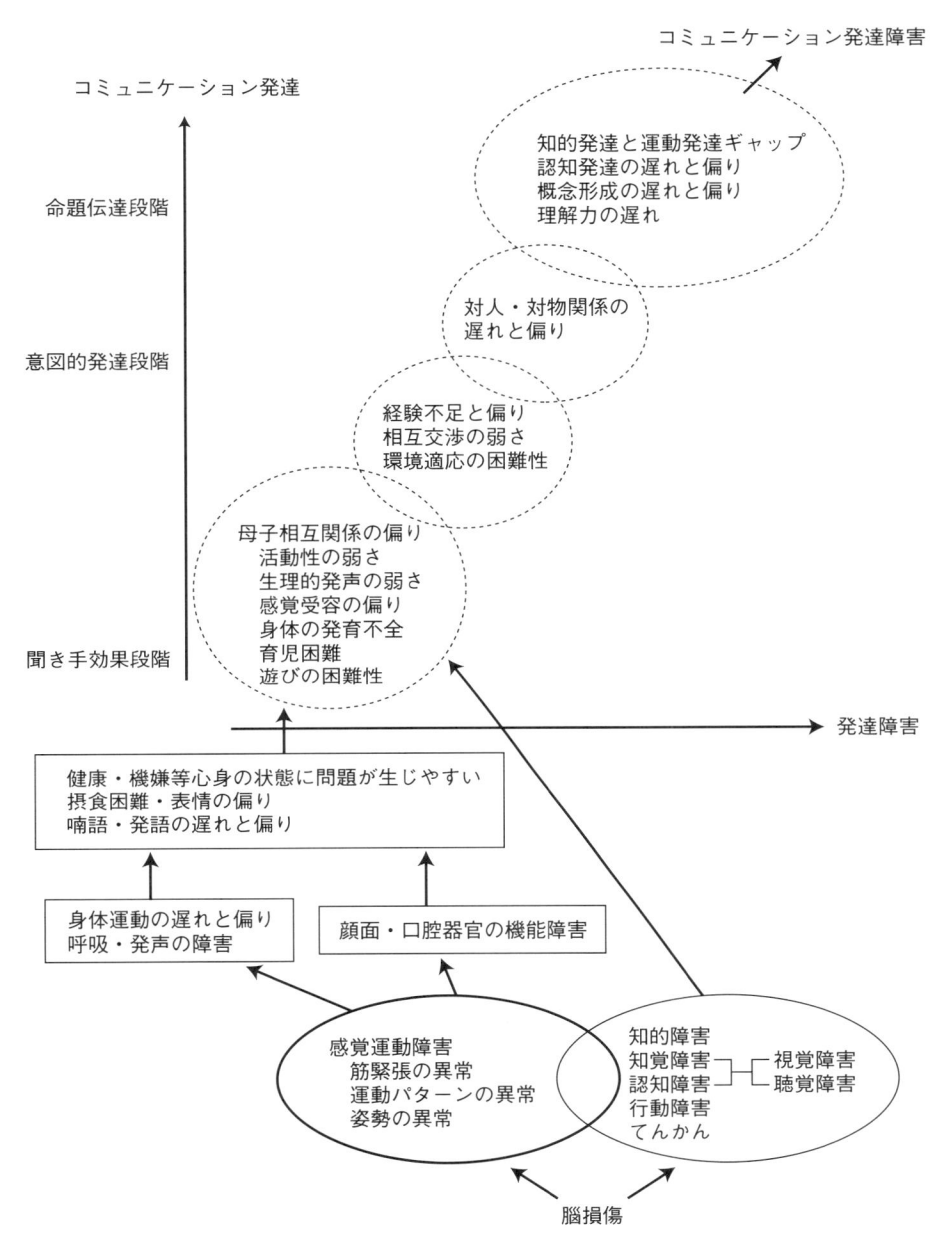

```
コミュニケーション発達　↑                    コミュニケーション発達障害
                                            ↗
                         ┌─────────────────┐
                         │ 知的発達と運動発達ギャップ │
命題伝達段階              │ 認知発達の遅れと偏り    │
                         │ 概念形成の遅れと偏り    │
                         │ 理解力の遅れ          │
                         └─────────────────┘
                            ┌───────────┐
                            │ 対人・対物関係の │
                            │ 遅れと偏り    │
                            └───────────┘
意図的発達段階
                       ┌──────────────┐
                       │ 経験不足と偏り    │
                       │ 相互交渉の弱さ    │
                       │ 環境適応の困難性   │
                       └──────────────┘
                ┌──────────────────┐
                │ 母子相互関係の偏り    │
                │ 活動性の弱さ        │
                │ 生理的発声の弱さ     │
                │ 感覚受容の偏り       │
                │ 身体の発育不全       │
                │ 育児困難           │
聞き手効果段階    │ 遊びの困難性        │
                └──────────────────┘
                                                         → 発達障害
   ┌──────────────────────────────┐
   │ 健康・機嫌等心身の状態に問題が生じやすい     │
   │ 摂食困難・表情の偏り                   │
   │ 喃語・発語の遅れと偏り                 │
   └──────────────────────────────┘
      ↑                      ↑
┌──────────────┐   ┌──────────────┐
│ 身体運動の遅れと偏り │   │ 顔面・口腔器官の機能障害 │
│ 呼吸・発声の障害   │   └──────────────┘
└──────────────┘
    ↑                         ↑
┌────────────┐       ┌────────────┐
│ 感覚運動障害    │       │ 知的障害      │
│  筋緊張の異常   │       │ 知覚障害 ─視覚障害│
│  運動パターンの異常│       │ 認知障害 ─聴覚障害│
│  姿勢の異常    │       │ 行動障害      │
└────────────┘       │ てんかん      │
                      └────────────┘
              ↖         ↗
                脳損傷
```

図2　脳性麻痺児のコミュニケーション発達障害の要因と経過

　発達の遅れ，感覚の異常，知的障害などにより活動性の低迷，刺激の受け入れのまずさなどコミュニケーションの発達を阻害する問題がみられる．これに加え，子どもの反応の弱さや偏りから両親の子どもへの働きかけが弱かったり，医療的ケアのための通院などに時間が割かれ，母子がゆっくりとやりとりを楽しめる時間が不足するといった問題も生じやすく，コミュニケーションの基盤となる母子相互関係も停滞しやすい．出産後子どもの誕生に抱いていた子ども像と現実の子ども像の違いや，障害へのショック，障害を与えてしまったという

子どもへの罪悪感など，両親とりわけ母親の障害を持つわが子への心の問題も育児に大きく影響すると考えられる．また，身体機能的障害により日常生活に濃厚なケアが必要なため，親との関係が密着しすぎ，人と距離のある関係性を育てることにも困難が生じやすい．これらは，発達の過程のなかでコミュニケーション意欲やコミュニケーション態度に影響を及ぼすことも少なくない．呼吸，発声，口腔器官の機能の障害から，理解力があり伝えたい内容を持っている場合でも生涯スピーチを獲得できないこともあり，またスピーチの発達がみられる子どもでも，年少時から発語明瞭度が悪く周囲からことばとしてなかなか受け入れてもらえなかったり，聞き手がことばを聞き取るのに時間がかかったりすることもある．またスピーチを獲得したにもかかわらず，一方的な話が多く，応答関係がとりにくかったり，つじつまが合わなかったりすることもみられる．また，スピーチを獲得し，知的レベルは高くても視覚的認知障害のため，文字や数の学習に問題を生じることもある．このように，コミュニケーション態度，発声・発語，読み書きなどの高次脳機能等，子どもが持つコミュニケーション発達の問題は多岐にわたり，その程度もさまざまである[12]．

# 3. コミュニケーションの発達援助

## 3.1. ライフステージとコミュニケーション発達援助

近年の研究では，子どもは非常に早い時期から周囲の人と相互交渉ができる能力を持っていることが明らかにされている[13]．その後，相互作用が発達するためには，子ども自身に必要な能力がなくてはならないと同時に，両親が子どもの働きかけや反応に適した対応をすることが必要である[14]．脳性麻痺児は非常に早い時期から子ども自身もその両親もコミュニケーション発達を阻害する危険性を持っている．また，その発達過程では発達障害として現れる臨床像が変化していく．子どもの生活年齢，子どもの全体的な発達状態を捉えながら子どもに直接アプローチすること，また，子どもの生活空間，社会性の拡がり，保育・教育などの集団参加への拡大に応じて，子どもが持っている能力を十分発揮できるよう環境を調整しながら臨床を進めることが大切である．

子ども達の家族をとりまく環境としては地域性と時代性があげられる．子どもが生活する地域によって，療育サービスまた学校の受け入れなどに違いがある．また，わが国の障害者福祉や障害児教育は，1989年の国際福祉年を境に大きく変わってきた．統合教育が進むなかで脳性麻痺児が保育や教育の場にどのように主体的に参加できるか，働く母親の障害児育児の保障の内容は充実してきているか，学校教育を終了した青年期，成人期の生活の場は豊かになってきているかなど，まだまだ課題を残しながらも社会は時代とともに変化している．また，子どもの成長は家族の成長そのものである．今の時代にどの地域でも子ども達と家族がそれぞれのライフステージでより豊かに暮らせるように他職種と連携しながら援助できる

# リハビリテーションの多彩な展開と可能性を探る
# 言語聴覚士・学生のためのテキストのご案内

**協同医書出版社**

## 言語聴覚療法臨床マニュアル 改訂第3版

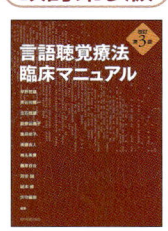

平野哲雄・長谷川賢一・立石恒雄・能登谷晶子・倉井成子・斉藤吉人・椎名英貴・藤原百合・苅安誠・城本修・矢守麻奈●編集

言語聴覚士が臨床において必要な知識と技術を網羅した「茶本」を全面的に刷新した改訂第3版。言語聴覚士を目指す学生にとって、資格取得のための重要な一冊であるとともに、臨床現場でも活用できることを考慮しています。各章では、臨床の流れを図で示し、臨床の進め方が手に取るように分かるようになっています。

B5判・568頁・2色刷
定価7,480円（本体6,800円＋税10％）
ISBN978-4-7639-3049-1

## 脳卒中後のコミュニケーション障害 改訂第2版
### 成人コミュニケーション障害者のリハビリテーション：失語症を中心に

竹内愛子・河内十郎●編集

脳卒中後の患者のコミュニケーション障害を正しく理解し、適切な援助を行うための参考書としてわかりやすく解説しています。

B5判・378頁・2色刷
定価6,160円（本体5,600円＋税10％）
ISBN978-4-7639-3047-7

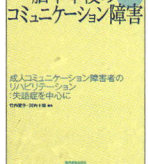

## 【新刊】失語症の言語訓練
### 言語情報処理モデルとエビデンスに基づく音声単語のセラピー
【電子書籍あり】【動画あり】

中村光●著

標準的治療法として妥当性が認められている、言語情報処理モデル（認知神経心理学的アプローチ）に基づく失語症セラピーを行うための基本原理、評価法、訓練法を分かりやすく解説！　世界中で蓄積されつつあるエビデンス、ロゴジェンモデルが分かる、失語臨床の質を上げる実用書・研究のための参考書・養成校の教科書としてもやさしく読めるST必携の一冊です。

B5判・208頁・2色刷
定価4,730円（本体4,300円＋税10％）
ISBN978-4-7639-3061-3

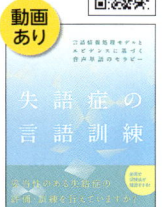

## 子どものことばを育てる
### 聞こえの問題に役立つ知識と訓練・指導

能登谷晶子・原田浩美●編集

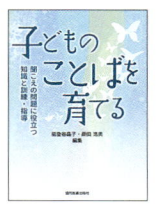

聞こえの仕組みの基礎から補聴器や人工内耳の最新情報、そして乳幼児期から就学期までの子どもの言語発達と実際に行う言語指導について詳述。言語聴覚士やきこえとことばの教室の教員に必要とされる知識と訓練・指導内容を知ることができます。

B5判・200頁・2色刷
定価3,960円（本体3,600円＋税10％）
ISBN978-4-7639-3058-3

## 言語聴覚士のための摂食嚥下リハビリテーションQ&A
### 臨床がわかる50のヒント

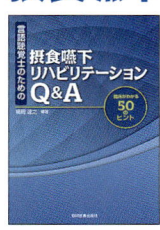

福岡達之●編著
今井教仁・大黒大輔・齋藤翔太・杉下周平・南都智紀・萩野未沙・宮田恵里・渡邉光子●著

摂食嚥下リハビリテーションにおいて、言語聴覚士が問診、検査、評価、訓練を行うために必要なポイントを50のQ&Aにまとめました（意識レベルと呼吸状態はどのようにみる？／見逃してはいけない嚥下障害の症状は？／嚥下造影検査の目的と評価のポイントは？　ほか）。

B5判・180頁・2色刷
定価3,520円（本体3,200円＋税10％）
ISBN978-4-7639-3052-1

## 言語聴覚士のためのパーキンソン病のリハビリテーションガイド
### 摂食嚥下障害と発話障害の理解と治療

杉下周平・福永真哉・田中康博・今井教仁●編集

パーキンソン病患者の摂食嚥下障害と発話障害に対して、言語聴覚士がリハビリテーションを行うために必要とされる基本的な知識と臨床で活用できる情報を数多く紹介しています。

B5判・160頁・2色刷
定価3,740円（本体3,400円＋税10％）
ISBN978-4-7639-3056-9

## 構音訓練のためのドリルブック 改訂第2版

岡崎恵子・船山美奈子●編著
今井智子・大平章子・加藤正子・川田順子・竹下圭子・三浦真弓・山下夕香里●著

構音訓練に欠かせない単語と文を多数収録（単語：約8500、文：約2300）。単語は、名詞に限らず動詞・形容詞等も精選し、訓練にひろがりを持たせることが可能。文は対象者を考慮し、親しみやすく、かつ訓練に有用な文を掲載。また、訓練に活用できるイラストを140点収録しています。

B5判・226頁・2色刷
定価3,300円（本体3,000円＋税10％）
ISBN978-4-7639-3042-2

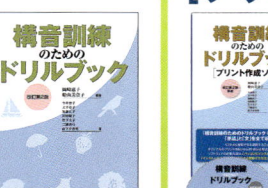

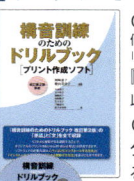

## 構音訓練のためのドリルブック[プリント作成ソフト] 改訂第2版準拠

CD-ROM・ケース入り、使用マニュアル付属
価格4,950円（本体4,500円＋税10％）
ISBN978-4-7639-3053-8

『構音訓練のためのドリルブック 改訂第2版』に収録されている「単語」と「文」のすべての内容をCD-ROMに収め、オリジナルのプリント用データ（Microsoft Word形式）を作成することができるパソコン用ソフトウェアです。

● 対応OS：Windows 11／Windows 10
● 動作に必要なシステム（CPU、メモリ）：上記のOSが動作する環境
● プリントの表示に対応するMicrosoft Wordのバージョン：2007以降
● ご利用いただく際には、CD-ROMドライブまたはDVD-ROMドライブが接続されたパソコンが必要です。

## 失語症臨床ガイド
竹内愛子●編集

**症状別―理論と42症例による訓練・治療の実際**

失語症臨床において、患者の訓練・治療に必要な知識と方法を提供するガイドブックです。最新の文献に基づいた「概説」と、実際の症例に対しての「症例紹介」が、経験豊富な臨床家によって執筆されています。実習に臨む学生や、臨床経験の浅い言語聴覚士にとって、失語症臨床を考えるための具体的な材料を提供しています。

B5判・368頁　定価6,050円（本体5,500円+税10％）
ISBN978-4-7639-3037-8

## 言語聴覚士のための AAC入門
知念洋美●編著

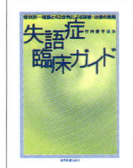

【電子書籍あり】

言語聴覚士に必要なAAC（拡大・代替コミュニケーション）の知識、技術、最新情報を網羅した一冊。AACの定義、構成要素や導入の流れを概観したうえで、臨床でAACを活かすためのヒントを数多く示しています。

B5判・256頁・2色刷　定価4,400円（本体4,000円+税10％）
ISBN978-4-7639-3054-5

## 構音訓練に役立つ 音声表記・音素表記 記号の使い方ハンドブック
今村亜子●著

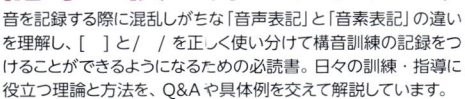

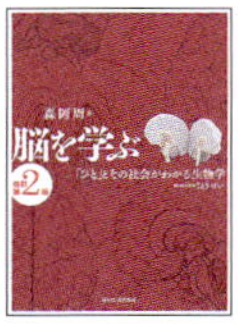

音を記録する際に混乱しがちな「音声表記」と「音素表記」の違いを理解して、[　]と/　/を正しく使い分けて構音訓練の記録をつけることができるようになるための必読書。日々の訓練・指導に役立つ理論と方法を、Q&Aや具体例を交えて解説しています。

A5判・148頁　定価2,420円（本体2,200円+税10％）
ISBN978-4-7639-3051-4

## 「日常言語」のリハビリテーションのために
【電子書籍あり】

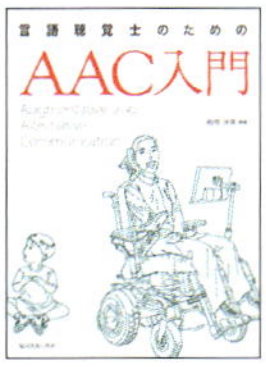

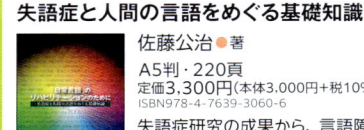

**失語症と人間の言語をめぐる基礎知識**
佐藤公治●著

A5判・220頁
定価3,300円（本体3,000円+税10％）
ISBN978-4-7639-3060-6

失語症研究の成果から、言語障害の臨床のベースとなる言語の性質とコミュニケーションに果たす役割の理解に有益な知識を紹介しています。

## 言語機能系の再学習プロセスに向かって
【電子書籍あり】

**失語症のリハビリテーションのために**
稲川 良・安田真章●編著

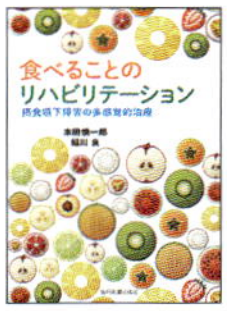

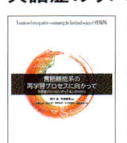

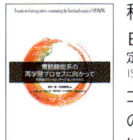

B5変判・216頁
定価4,400円（本体4,000円+税10％）
ISBN978-4-7639-3059-0

コミュニケーション能力を支えている言語機能系の仕組みを解説し、言語の運用の仕組みを臨床に活用していく実践方法を紹介しています。

## 食べることのリハビリテーション
【電子書籍あり】

**摂食嚥下障害の多感覚的治療**
本田慎一郎・稲川 良●著

A5判・286頁・2色刷
定価4,400円（本体4,000円+税10％）
ISBN978-4-7639-3057-6

食べることの多感覚性に目を向けて脳―身体（口腔器官）―道具の相互作用を患者の言葉とも結びつけて病態を評価・解釈し、治療に用いていく考え方と実践を具体的に紹介しています。

---

▶森岡 周のレクチャーシリーズ

## 脳を学ぶ　改訂第2版
森岡 周●著

**「ひと」とその社会がわかる生物学**

神経科学の基礎から社会脳まで、初版のボリュームを倍増させて脳科学学習の全領域をカバーした充実の内容です。好評の「脳の紙工作モデル」も巻末に付けました。

A4判・142頁・2色刷（付録紙工作4色刷）
定価3,740円（本体3,400円+税10％）　ISBN978-4-7639-1073-8

## 発達を学ぶ
森岡 周●著
【電子書籍あり】

**人間発達学レクチャー**

発達を複数の視点から理解する方法を、わかりやすく解説しています。これまで発達学の教科書では手薄だったプレインサイエンスの理論的根拠も漏れなく解説しています。

A4判・164頁・2色刷　定価3,740円（本体3,400円+税10％）
ISBN978-4-7639-1077-6

## コミュニケーションを学ぶ
森岡 周●著
【電子書籍あり】

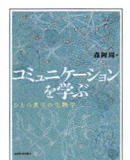

**ひとの共生の生物学**

人間とその社会との成り立ちをコミュニケーションという観点から解説した、これまでのコミュニケーション理解をさらに一歩進めた新しいコミュニケーション学習書です。

A4判・140頁・2色刷　定価3,740円（本体3,400円+税10％）
ISBN978-4-7639-1083-7

## リハビリテーションのための 脳・神経科学入門　改訂第2版
【電子書籍あり】

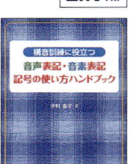

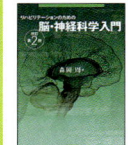

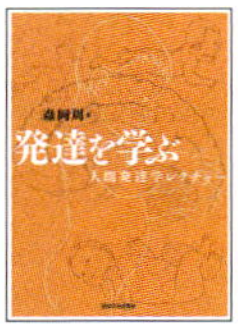

森岡 周●著

A5判・244頁
定価3,080円（本体2,800円+税10％）
ISBN978-4-7639-1079-0

リハビリテーション専門家にとって必須の脳・神経科学の知見を紹介した初版を内容を一新して大改訂！　脳・神経科学を基に治療を行っていく時代を目指すテキストです。

## 高次脳機能の神経科学とニューロリハビリテーション
森岡 周●著
【電子書籍あり】

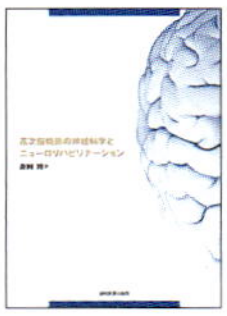

A5判・380頁
定価4,400円（本体4,000円+税10％）
ISBN978-4-7639-1089-9

複雑な高次脳機能障害に対するリハビリテーション治療の実践をめざして、複眼的視点から人間の本質を探求する諸科学の知識を活用していくための指針を提供しています。

---

■お問い合わせはこちらまで

**株式会社 協同医書出版社**

〒113-0033　東京都文京区本郷3-21-10
電話　03-3818-2361（代表）
FAX　03-3818-2347
E-mail　eigyo@kyodo-isho.co.jp
HP　https://www.kyodo-isho.co.jp/

最新情報はこちらから

X　facebook　Instagram　ホームページ

ような体制を目指したい．表1に脳性麻痺児のおおまかなライフステージに沿ってコミュニケーション発達の援助を示した．ライフステージを乳児期，幼児期，就学前期，学童低学年，学童高学年，中高校生，成人期に分け，それぞれの時期にみられる子どものコミュニケーションの発達過程を示し，また発達時期に必要な子どもへの援助と環境調整について示した．実際には，障害の程度や内容によりコミュニケーション発達の時期や内容が異なることがある．

**表1 脳性麻痺児のライフステージとコミュニケーション発達の援助**

| 成長段階 | フィールド | コミュニケーション発達 | | ST援助 | |
|---|---|---|---|---|---|
| | | 表出 | 理解 | 直接的アプローチ | 環境のマネジメント |
| 乳児期 | 家庭 医療 療育 教育 通園（乳児） | 生理的発声 泣き・笑い 表情 随意的発声 意図的発声 視線 声のバリエーション | 身体的反応 アイコンタクト 人とのかかわり 注視 物へのかかわり | プレスピーチ ・食事指導 ・対人・対物関係を広げる 外界への興味・指向性を引きだす ・好きなことを見つける ・要求・意欲を引き出す | 母親への育児・心理的援助 ・生活のリズム調整 ・児からの反応の受けとめ方，働きかけ方 ・母親同士のかかわりの場を提供 |
| 幼児期 | 通園 入園 保育園（幼児） 幼稚園 | 手さし 音のバリエーション 指さし 構音の分化 ジェスチャー サイン シンボル | 三項関係 状況の理解 認識の向上 ことば・絵・写真等の理解 サイン・シンボルの理解 | ・視・聴覚等の基礎学習 ・発声・発語への取り組み ⇒スピーチ獲得に向けて | 人や物とのやりとり関係を高める ・集団参加 ・遊びの拡大 ・簡単なコミュニケーション手段を使う機会を拡げる |
| 就学前期 | | スピーチ コミュニケーションBOOK | コミュニケーションボード | 言語学習の指導 サイン・シンボルの学習 文字学習 | |
| 小学児童期 | 養護学校 心身障害児学級 普通学級 | 文字 書字 文字板 | 経験の拡大 文字の理解 | 発声・発語への取り組み ⇒発語明瞭性改善 コミュニケーション手段の選択 | 児の生活フィールドとの連絡調整 |
| 中学生期 高等学校期 | | トーキングエイド ワープロ | | スイッチ等機器使用の練習 表現力を高める指導 | コミュニケーション機器購入の相談・援助・フォロー コミュニケーション機器の使用と表現活動の拡大 |
| 青年期 成人期 | 成人入所 成人通所 福祉作業所 授産施設 就労 進学 自立 グループホーム | パソコン 複数のコミュニケーションスキルを用いる | 社会性の拡がり | 発声・発語への取り組み ⇒発声・発語機能低下への対応 | ・生活の記録 ・生活のフィールドで役割をもつ ・自伝・投稿等の活動 ・生活の質を高め，拡げる |

### 1）乳児期

　早期発見，早期療育が定着してきた今日では，乳児期からの療育が比較的一般化されてきている．この時期には，家族の障害児であるわが子の受け入れ方や育児についてなど，初期の療育にSTがどのようにかかわるかがテーマとなる．乳児期は子ども自身も未分化でその家族も療育にかかわる職種に対する理解も十分でない．初期の育児の困難性を少しでも緩和できるように養育全般を支援する療育の中でSTとしての役割を担っていく姿勢が必要となろう．また，両親は障害名を知らされていなかったり，知らされていても，障害そのものをほとんど理解できていない時期は，療育者の一人として両親との信頼関係を築きながら，デリケートな両親の心の部分を理解する姿勢を持って両親と子どもにかかわりたい．両親をはじめ家族が子どもの障害を心理的に受け入れ，適応するには多くの時間と両親の数々の経験が必要であることも心得ておきたい[15]．

　この時期の育児は，両親にとって心身共に負担の多い時期である．とくに障害から生じる健康状態の不安，十分な栄養摂取ができないため生じる発育上の不安，育児の困難感などがある．したがってこの時期の食事指導では育児全般をトータルに援助する指導が望ましい．発達的にも未熟である子どもの発育の基となる授乳や食事介助の労力や不安を少しでも軽減することを目指して援助しなければならない．食事を中心とした育児の援助がこの時期は重要と考える．食事を上手く進めるためには，睡眠，排泄，活動など生活のリズムが調整されなければならない．また食事についても摂食機能だけではなく，カロリー摂取量，食物内容，食器，姿勢など乳児期に必要な考え方を基本として進めなければならない．また，食事場面は子どもと両親とのコミュニケーションの場でもあり，認知発達を促進する場でもあるので，STはこのような視点をもって食事場面を捉えていきたい[16]．母と子どもがどのようなやり取りをしているか，母親が子どもの状態や反応をどのように理解し働きかけているかを観察し，適切な助言を与えていきたいものである．食物を通しての認知面に関する働きかけでは，食物の味覚，触覚，視覚や聴覚，嗅覚，温度覚，などを考慮していけるように援助することが必要であろう．また，両親が子どもの小さな変化や進歩に気づくことにより，子どもの発達の見通しや養育に自信がもてること，養育の負担が軽減すること，子どもを育てることに幸せが感じられているかどうかなど，両親の思いを受け入れながら継続して養育を支援することが大切である[17]．

### 2）幼児期

　この時期は，医療的なリハビリテーションとともに集団保育に参加する時期でもある．両親や家族との関係から，一歩拡がった人々とのつながりに発展できる時期でもある．新しい環境に適応していけているか，子どもの能力が十分に発揮できているかどうか注意を払っていかねばならないであろう．両親は運動面や食事や排泄が自立できない，ことばが話せないことなど機能面のことに注意を向けがちであるが，この時期は遊んだり人とかかわる楽しさ

を十分経験して欲しいものである．障害の程度により多少の違いはあるが，意欲や自我，コミュニケーション関係の発達にとって大切な時期であることを両親にも理解してもらうことが大切ある．また，最近ではこの時期に統合保育に参加していく子ども達も多くみられる．どのように集団に参加できているか，コミュニケーションは有効にできているか，周囲の先生や子ども達がどのように接してくれているかなど，子どもへの指導と状況に応じて環境調整を行っていく必要があるだろう．

### 3） 就学前

障害の状態，子どもが生活している地域の条件によっても違いがあるが，どの学校に入学するか，あるいは入学できるか両親は迷い，不安を持つ時期でもある．STは，就学に関する情報提供や子どもにST指導を行う．この時期の子ども達は，それぞれの状態に違いがみられるが，それぞれに心身共に大きく成長する時期でもある．したがって，就学までの目標をもち日々の生活で積み重ねていことの大切さと具体的な方法を示唆できると良いだろう．たとえば，障害の重い子どもでは，学校の給食が食べられるようにすることも目標になろう．また，子どもによっては，文字や数の学習準備をしておくこと，コミュニケーション手段獲得の準備をしておくことなどが必要であろう．また，機能的に可能なら，食事，排泄，更衣や身辺の整理等の日常身辺動作（ADL）を少しでも自立できるようその方法を習得したり自助具等の工夫がなされるとよいだろう

### 4） 学童低学年

学校生活は，子どもや両親にとって乳幼児期とは異なった新しい経験が始まる．学校生活にうまく適応していけているか，またSTの指導が終了し，学校での教育に移行することが多いが，幼児期，就学前の時期に指導した内容が学校生活のなかで生かされているか，経過を追うことが望ましい．子どもによっては，就学前後にことばが出始めることがあるが，筆者の経験では，とくにアテトーゼ型や混合型の子どもにこの時期にことばが増え始めることがよくみられる．ことばの出始めは，何をいっているのかほとんど聞き取れないことが多く，周囲の人々は困惑するが，できる限り受け入れるよう環境調整しながら発語明瞭性を改善することや発声・発語の異常性を抑制するための指導を継続することが必要である．通園，通所施設では就学時に指導を終了することが多いが，脳性麻痺児の発達を考えると何らかの方法で長期間にわたり子どもの発達過程を経過観察しながら必要に応じて援助ができるような配慮がなされることが望ましい．STは，両親とは子どもの将来的な生活の設計について見通しをもちながら，現在の子どもの発達段階で何を準備しておくか話し合っていけるとよいだろう．

### 5） 学童高学年

　発達的に子どものコミュニケーション方法が定着し始めるときである．また身体の機能も変化し，とくにAACなどに使う機器や使用方法も獲得されてくる．しかしながら脳性麻痺児はその運動障害から機器を使いこなすまでに時間がかかることが多く，姿勢や使用部位の決定などに入念な準備が必要である．とくにアテトーゼタイプや重度の運動障害のある子どもは緊張やトータルな異常反射により，随意的にコントロールして使える身体部位が決定できず試行錯誤を重ねることが多い．そのような子どもには継続的にいろいろと方法を試しながら，身体機能面の変化にも視点を持つことが大切であろう．発語の面でも発達する時期であるが，知的発達や運動機能が伸びてくるとともに，心身の活動が活発になり，異常なパターンを使いながら活動することが多くなったり，また身体の成長期でもあることから，異常発達を招きやすい．発声・発語に関しても子どもの意欲を尊重しながら，リラックスして発声・発語ができるよう援助することが必要となる．そして，少しでも異常発達を遅らせることの大切さを子ども自身が意識できるような援助を行っていきたい．

### 6） 中学・高校期

　この時期は学校生活が中心となり，比較的ST指導を行うことは少ないが，重度・重複障害でゆっくりと発達する子ども達は幼児期，学童期に積み重ねてきた指導が芽を出す時期でもある．反応がはっきりしてきたり，シンボルや文字などAACの使用ができるようになったり，ことばにならないが発声や構音の分化がみられたりもする．反面，障害の重い子どもには，股関節の脱臼や脊柱の変形が進み，呼吸，摂食機能に低下をきたすことがある．したがって，指導回数は少なくても必要に応じて経過をみながら援助を継続していくことが望ましい．

### 7） 青年期・成人期

　中学・高校期と同様に身体の変形や異常筋緊張が進み発語困難や呼吸・摂食に機能低下を来たしたために，言語指導や食事指導に訪れることがある．各人の獲得した特有なパターンがあるので年少期のように大きな改善は望めないが，PT，OTと協力しながら，援助できとよいであろう．

## 3.2. 臨床像とコミュニケーション発達援助の実際

　脳性麻痺の子ども達の臨床像は多様である．したがって，1症例ごとに検討しそれを積み重ねることが大切であるが，それはとても時間のかかる作業なので，ここでは筆者の限られた臨床経験をできる範囲で整理しまとめてみた．まず子どもの年齢という軸での視点が必要であることは前項で述べてきたが，それに加え，子どもの障害の内容と程度についての視点が必要である．脳性麻痺児のコミュニケーション発達に大きく影響すると思われる身体機

第3章 コミュニケーションの発達援助　85

表 2　脳性麻痺児のコミュニケーション発達の臨床像と援助

| | 知的障害 軽度 | 知的障害 中度 | 知的障害 重度 |
|---|---|---|---|
| 運動機能障害 軽度 | G<br>・統合保育、統合教育の中で児の能力に応じて援助する<br>・保育者や教育の場の環境調整。保育者や教育者に児の障害の特性を理解してもらう<br>・将来の自立生活へ向けてのADL自立の援助<br>・生活に自信をつける経験を積むよりも、上肢機能により実用性のある場合も<br>多く、上肢機能の方が実用性があり経験積んだ方がよい場合もあり、よく検討 | H<br>・年少期からことばが見られることもあるが言語能力としては発達は遅く、狭い。適宜児の発達を示す児もいる<br>・親が適度な期待をするように助言<br>・教育の場について迷うことが多い、社会的背景、地域性を考慮し、児が生き生きと生活できる場で継続的援助<br>・生活の中で実用的になすためのことばの発達への援助 | I<br>・年少期は不活発か多動傾向があり、母は児の反応が気持ちがつかみきれず育児が負担になりやすい<br>・情緒の不安定、感覚の異常があったりするが、生活のリズムを整えること、食事など生活全般についての助言や母子で楽しく遊ぶ方法などを助言<br>・人や物への関心や興味を引き出し、行動統制の促進の援助<br>・人や物とのかかわりを拡げるためにジェスチャーなど児が理解しやすいコミュニケーション手段を検討 |
| 運動機能障害 中度 | F<br>・年少期からことばが見られることがあるブレスピーチからことばの獲得への援助<br>・初期のことばは聴き取りにくい、児のことばを受容するために聴く努力を<br>・ことばの明瞭性を改善するための援助<br>・サインやシンボルや文字など複数のコミュニケーション手段によってはコミュニケーション機器の助言<br>・上肢機能拡大のための援助<br>・生活に必要なスキルの獲得の援助 | C<br>・年少期から人や物に対して反応があり、表出面ではあるが理解面、発達がゆっくりブレスピーチからことばの獲得の援助<br>・サインやシンボルや文字など複数のコミュニケーション手段を維持<br>・ジェスチャーによってはコミュニケーション機器の助言<br>・上肢機能拡大のための援助<br>・生活に必要なスキルの獲得の援助<br>*年齢の増加とともに機能低下を起こしやすい、手がかかりなど長期にわたって経過を見ていく | D<br>・年少期から活動が少なく受け身になりやすい、母の意識をとめる方を助言<br>・児の関心や興味を引き出し応答関係を促進する援助<br>・児の意欲や意思を引き出す働きかけを助言<br>・上肢機能や口腔機能が比較的良いが、感覚異常が見られる子どもあり<br>・機能の操作や摂食機能など長期の援助 |
| 運動機能障害 重度 | E<br>・乳児期から環境や刺激に過敏で、育児が難しい<br>・年少期から児は伝えたい刺激がたくさんある。が周囲は了解しにくい。母子関係の調整<br>・早い時期からコミュニケーション手段を検討<br>・身体機能の調整<br>場合もあるが、コミュニケーション手段が比較的良い場合もあるので、プレスピーチからスピーチの可能性もみていく<br>・知的面と運動面のギャップをどのように埋めていくかの助言、援助<br>・学習面の保障について助言、援助 | B<br>・年少期には児の反応をとらえにくく見つけにくい<br>・成長とともに障害の重さが顕著になってくる。環境の変化に適応していく力を身につけるように援助<br>・コミュニケーション能力はゆっくりと発達。時間をかけてコミュニケーション手段の検討を<br>・身体機能障害が重度でも口腔機能が比較的良い場合には、プレスピーチからスピーチの可能性を見ながら他の手段の検討とあわせて身に付ける援助 | A<br>・周囲の活動にどんな行動を起こしているか、サインを出しているかを探りながらかかわり方の援助<br>・摂食機能に困難がある場合が多い、また乳児期には特に哺乳困難を母子ともに不安感も強いので、食事指導を中心に母子ともに生活が楽しめるよう援助<br>・同球運動や視線等の小さな変化を母と共有する<br>A'<br>・医療機関との連携が必要。<br>・視覚の反応がはっきりしないことが多い、食事指導の中で味覚、嗅覚、触覚等を母と共有する |

*ABCD群に共通する.

能と知的能力を軸としてその障害程度をそれぞれ大まかに3分割し，それぞれの枠に属する主な子どもの臨床像とコミュニケーション発達援助内容について表2に示した．もちろん脳性麻痺の子ども達はこの枠で分けきれない問題を多く抱えていることを忘れてはならないが，今回ST指導のひとつの目安としてこのような方法を試みた．運動能力は姿勢運動能力で分けたが，姿勢運動機能と発声・発語機能が必ずしも一致するとは限らないのでその点は注意を要する．たとえば，座位がとれない子どもでも話しことばを持っていることもあるし，反面，歩行ができていても発声・発語機能が非常に悪く，話しことばを持たない子どももいる．これらの子ども達には，身体機能だけではなく，口腔器官の機能の状態を観察し，十分に考慮して，それぞれに必要な援助を行わなければならない．

運動面では，日常的に自力座位が困難で臥位で過ごしているレベル，歩行は困難だが自力座位が保てるレベル，立位，歩行が可能なレベルの3段階に分けた．知的側面では，脳性麻痺児の知的レベルを評価することはかなり難しいと感じている．とくにIQ評価は，下位項目にばらつきがあることが多く，またテストの条件などによっては変動しやすく，検査者によっても結果が異なることが多いことを経験している．したがって，大まかに3つの枠に分けてみた．ほぼIQ 35以下で知的に重い障害を有し，学習効率も悪く，表象機能を学習することが困難なグループ，ほぼIQが40～60前後で知的に中程度の障害を有し時間をかけながら学習することで，表象機能を使ってのコミュニケーション発達が期待できるグループ，ほぼIQ 70以上で学習効率もよく状況を整えれば普通学校教育に適応できる軽度障害から正常のグループとした．

脳性麻痺児の障害を考える時には，視覚障害，聴覚障害などの感覚的随伴症状にも十分配慮しなければならない．また，知的発達もあり，話しことばを獲得していながら，コミュニケーションが成り立ちにくい場合もあるので子どもの状態をよく観察しなければならない．またこの表では，一人の子どもが1つの枠のなかに固定されてしまうのではなく，子どもの発達過程のなかで，隣接する他の枠に移動する可能性が十分ありえることと，常に子どもの状態を見直し援助内容を発展させていく必要のあることを強調しておきたい．

A'群はA群のなかでとくに重い障害のある子ども達の群とした．A'群は，超重症児と捉えてよいだろう．覚醒，睡眠のリズムもはっきりせず，また視覚，聴覚などの感覚的な反応や快，不快反応も弱く，常時吸引や酸素補給など医療的ケアが必要である．したがって，医療機関との連携が不可欠であり，またST指導では，体調に充分注意を払わなくてはならない．経管栄養のことが多いが，食事指導のなかで味覚，嗅覚，触覚等感覚的刺激や体性感覚への刺激により快，不快の反応を引き出していく．子どもの表情や身体の小さな変化を母親と共有しながら，子どもの反応を引き出し確認するような養育を中心としたケアの方法や母子関係を拡げ，深められると良いだろう．

A群は重症児である．生涯発達的に大きな変化はみられにくい．また，視覚や聴覚の他覚的検査結果と臨床的反応が異なることがある．たとえば，ABRではほとんど反応がみられないが，生活のなかでは大きな音に驚愕反応を示したり，医療的には視覚には問題ないと評価され

ながら，生活のなかでは本当に見えているかどうか反応がはっきりしないこともある．これらの子ども達でも根気強い働きかけによっては反応に分化がみられてくる．この群の子ども達は身体の障害も重く乳児期から両親は育児に困難を感じ成長に不安を持っていることが多い．しかし，情緒的にまた身体的には周囲の活動に反応を示したりする．それぞれの子どもが状態に応じてどんな反応がみられるか，両親とともに探索していけると良いだろう．また，食事に問題を持つ場合が多いので，必要に応じて生活が楽に気持ちよく送れるように食事指導を中心とした援助が必要であろう．この群の子ども達は，人とのかかわりは積み重ねられるが，物との関係を拡げることがなかなか難しい．AAC機器を利用しておもちゃとのかかわりのきっかけを作りながら，母親と子どもがおもちゃを介して遊べる機会を提供し，子どもが少しでも自発的に活動することを通して両親と子どもの共感関係を拡げるようにする．

　B群は身体機能の障害は重いが乳児期後半から情緒的反応もみられ，成長にともない生活の流れや状況の理解ができ，要求や拒否もはっきりしてくる．しかしながら，成長とともに障害の重さが顕著になってくるので，時期に応じて環境の変化に適応していく力を付けるように援助していきたい．音声言語やAACなどのコミュニケーション機能を獲得するには時間がかかる．子どもの発達に合わせながら時間をかけてコミュニケーション手段を検討していく必要がある．また身体機能の障害がこれらの機能の獲得に影響を及ぼしやすい．中学や高校になってからも成長する子どももいるので，根気よく指導を積み重ねることも必要であろう．あるいは身体機能障害が重度でも口腔器官の機能が比較的良い場合もあるので，プレスピーチからスピーチの可能性をみながらコミュニケーション手段を検討していくのが良いだろう．

　C群は身体的障害と知的障害とも中等度レベルである．年少期から人や物に対して興味を持ち，反応がはっきりしていることが多い．発達はゆっくりではあるが，理解面，表出面とも伸びがみられる．筆者の経験では，口腔器官の機能が良い痙直型では，3～4歳位で，口腔器官の機能に問題がみられるアテトーゼ型や混合型では就学前後に話しことばの獲得がみられる．プレスピーチからスピーチの獲得を目標としながら，実用的なスピーチを獲得するまでに時間がかかることもあるので，サイン，シンボル，文字などの多チャンネルのコミュニケーション手段を考慮するのが良いだろう．とくに文字学習は音を意識するきっかけになるので，発語の明瞭性を改善するのに良い影響を及ぼすであろう．口腔器官の機能が非常に悪くスピーチの可能性のない子どもでもシンボルや文字レベルでのコミュニケーションが可能になることがある．時間をかけて指導すると良いだろう．子どもによっては，コミュニケーション手段を獲得することで逆に知的能力が明確になりF群に移行することもあるので，ゆっくりと子どもの能力を見きわめていかねばならない．また活動性のある子ども達なのでコミュニケーション能力とともに，食事，更衣など日常生活のスキルを獲得していくことも考慮にいれながら母親を援助していくことが望ましい．

　D群に属する子どもは，てんかんを合併していることが多く，年少期から活動性が低く，受け身になりやすい．知的には障害が重いが，運動機能では座位が保てる状態である．かた

ことの話しことばを獲得することはあっても,語彙や表現内容がかなり限られてしまう.またサインなどでコミュニケーションが取れることもあるが,内容的には拡がりにくい.したがって,年少時から母親の意識を高め,子どもへの働きかけ方や反応の受けとめ方について助言し,子どもの関心や興味を引き出しながら応答関係を促進する.口腔器官の機能や上肢機能が良いにもかかわらず感覚の異常性や経験不足により機能が充分発揮されていないこともあるので,発達の異常性と遅れをみきわめながら物の操作や食事機能など,少しでも実用的な機能を獲得するために指導を長期的に実践していくことが必要であろう.

E群は,アテトーゼ型にみられることが多く,身体機能の障害は重いが知的能力は比較的高いタイプである.乳児期には,人や環境に過敏で,日常的な姿勢や抱き方も難しく,人見知りも強く,場面に慣れにくい.摂食機能にも問題があることが多く,A群とは違って知的側面と運動機能的側面のギャップによる育児困難を感じることがある.幼児期には,意志は比較的明確だが,コミュニケーション手段がないために本人の意図が汲めず,家族が困る場合もみられる.したがって,早期から子どもが使えるコミュニケーション手段を探索する必要がある.身体機能の障害も重くても,口腔器官の機能が比較的良いこともあるのでプレスピーチからスピーチの可能性にアプローチすることも忘れてはならない.また痙直型四肢麻痺の子どものなかには比較的早い時期から話しことばを獲得していることもある.話しことばを獲得した子ども達は,身体機能の障害が重く身体を使って遊ぶことが困難なため,会話で遊ぶことがよくみられ,周囲の人々も子どものことばに振り回されやすい.子どもは,身体を使って十分に遊びきれず経験の偏りが生じてしまうこともあるので,子どもの身体的経験には配慮しなければならないであろう.この群の問題は就学時の学校の選択である.時代性や地域性によって異なるが,身体機能の障害が重い子どもを普通校で受け入れることはまだまだ十分とはいえない.養護学校での知的能力に応じた学習指導と連携を取りながら,STが学習の援助をしていくことも課題となろう.

F群は身体障害は中程度であるが知的能力は良い子ども達である.痙直型の子どもでは就学前後にクラッチを使用し歩行できるようになったり,またアテトーゼ型では就学後に屋内で数歩独歩できるようになる場合もある.年少期から不明瞭ながら話しことばを持つ子どもがみられるので,初期の不明瞭なことばを受け入れやすくするように母へ助言する.また年齢とともに表現したい内容が増えてくると構音や発声の問題が顕著になってくるので発語の明瞭度を改善する援助が必要であろう.年少時には,療育施設に通園や入園することが多いが,就学前や就学時に統合教育に参加する機会ができ,幼稚園,保育園等に通園することがある.また,就学時の学校選びもなかなか難しく,普通学級での受け入れもあるので,子どもに合った教育環境を整えることが大切である.とくに受け入れ側の教師の意識や学校内の設備などを確認する必要があるだろう.知的に理解力のある子どもは,受け入れのちょとした対応のまずさで適応が悪くなり,集団になかなかとけ込めず,将来的にも子どもが乗り越えなければならない壁が高くなってしまうこともある.学習能力の高い子どもがいるので,話しことばと文字の両面から言語能力を高めていけると良いだろう.上肢機能が悪く,書字能

力に問題がある場合には，機器の利用を検討することが必要であろう．

　G群に属する子どもは幼児期には不安定ながら独歩が可能になり，そのほとんどが話し始めは健常児より多少の遅れがみられるが，話しことばを獲得できる．アテトーゼ型，失調型では発語の不明瞭性や異常性を持つことが多く，これらの改善のための援助をする．この群に属する子ども達は幼児期から統合保育を受け，普通学級に入学することが多い．入学後は，流涎や脳性麻痺に特徴的な動きなどについて保育者や教育者に理解してもらうための援助も必要である．保育者や教育者の態度が友人とのかかわりにも影響しやすい．また障害が軽度であるため家族の期待も大きく，年少時からリハビリをはじめ何事も頑張ってきている場合が多い．STでは，将来の生活の自立を見通して，自信を持って生活できるよう経験を拡げるための社会的情報の提供，ADLの自立のための助言等，精神面の自立を含め広い視野での援助を行う．アテトーゼ型の子どもで独歩は可能だが上肢および口腔機能の障害が重く，下肢で日常生活動作を行うことがある．そのような子どもは，話しことばの明瞭性も低く，AACの実用化を検討しなければならない．下肢の機能を用いての実用性のあるコミュニケーション手段も探索していく必要がある．

　G'群はとくに早産低体重で出生した痙直型四肢麻痺児や痙直型両麻痺児で，読み書き計算などの学習面に障害を持つ子ども達の群である．C群，F群，G群，H群にまたがることが多い．年少時から話しことばを獲得し，周囲から過大評価をされがちであるが，実際には，応答がかみ合わなかったり，つじつまが合わないことがある．また視覚認知に障害があったり，読み書き計算など学習面に障害があり，普通学級に入学しても学習面で非常に苦労する場合もある．年少時から子どもの障害の特性を両親が理解できるような助言や子どもの特性をふまえた指導を行う．就学前後には，子どもの学習困難の特性を把握しながら学習面の援助と周囲の人々への助言が必要であろう．

　H群は痙直型両麻痺や片麻痺，またアテトーゼ型，失調型等の比較的身体機能が良く，就学前後までに自力で，あるいはクラッチを使い歩行が可能で，知的に中程度の能力を有する子ども達が属する．年少期から話しことばを獲得していることもみられるが，言語能力の発達はゆっくりであり幅も広がりにくい．身体機能も良く話しことばがあると両親はとかく過剰期待しやすいので，子どもの能力を両親に理解してもらうよう助言していかねばならない．健常児からの刺激により発達に良い影響を受けやすい子ども達なので学校の選択，就学後の環境への適応，環境調整に関する援助などを継続的に，子どもや両親および教師に行っていく．とくに環境に適応するために，生活の中で実用的に使いこなせるように言語能力やことばの発達への援助が必要であろう．

　I群は身体機能は比較的良く独歩可能であるが，知的レベルが低かったり行動に偏りがある子ども達が属する．てんかんを合併する痙直型片麻痺や知的障害に脳性麻痺を合併する子どもが特徴的である．この群の子ども達は，年少期は不活発か多動傾向があり母親にとっては扱いにくい子どもで，育児が負担になりやすい．幼児期には情緒が不安定であったり感覚の異常性などもみられ，物をうまく扱えなかったり充分に遊びが楽しめないなど充足感が

得られにくい．また，いくつかのことばを獲得しても機能的に使えないこともある．子どもが楽しめるような遊び方や子どもへのかかわり方などの工夫が必要である．また，生活のリズムがうまくとれなかったり，躾が難しいこともみられる．母親が育児に疲れないよう根気よく養育ができるように配慮することも大切である．就学前後からは，身辺自立を含め子どもの長期的見通しを立てながら，現在どんなかかわり方をしていったらよいか，母親の理解が深まるよう援助していけると良いだろう．

# 4．症　例

表2で示した各群に沿って筆者が経験した主な症例を紹介する．

## 症例1：(女) 5歳3ヵ月（乳児期にはA'群と考えられたが幼児期後半になってA群に移行した）

**診断名**：低酸素性虚血性脳症後遺症脳性麻痺（痙直型四肢麻痺），精神発達遅滞，てんかん．
**現病歴**：妊娠中特に問題なし．在胎40週，鉗子分娩，生下時体重3,094g，生後2日目に授乳後腹臥位でねかせていたら呼吸停止となり，低酸素性虚血性脳症となる．
**家族歴**：父，母，弟，本児の4人家族
**発達歴**：首すわり（−）
**視覚的反応**：不明確
**聴覚的反応**：大きな音に反応する．
**医療・療育歴**：主な疾患による入院と食事指導の経過を図3に示した．

### 臨床像

非対称性頚反射に支配された姿勢をとりやすく，抗重力伸展運動や随意的な自発運動はほとんどみられない．四肢の痙性が強く，また胸郭の動きも弱く呼吸が浅い．反応は感覚・反射的なものがほとんどで，緊張した伸展パターンで不快を示し，穏やかな顔つきで快の状態が把握できる．けいれん発作は1日1回屈曲伸展を繰り返すパターンで30分位続くものと，1日中続く眼球偏位がある．図3で示したようにこれまでに入退院を繰り返し医療的ケアが常に必要であったが最近は体調が少し安定してきており，また音や身体を揺することに反応がみられるようになってきたので来年の4月から通園を希望している．母は乳児期より児を愛情を持って懸命に育児をしてきている．経鼻栄養を主としながら経口でのミルクや離乳食の摂取を根気よく続け，摂食機能低下もあったが，5歳になって味にも反応がみられるようになってきている．5歳時期の食事は胃ろうからソリタ水とクリニミールを注入し，経口から1日1回ペースト食を50〜60g，ジュースを30〜40cc摂取．経口摂取時のむせや嘔吐は減

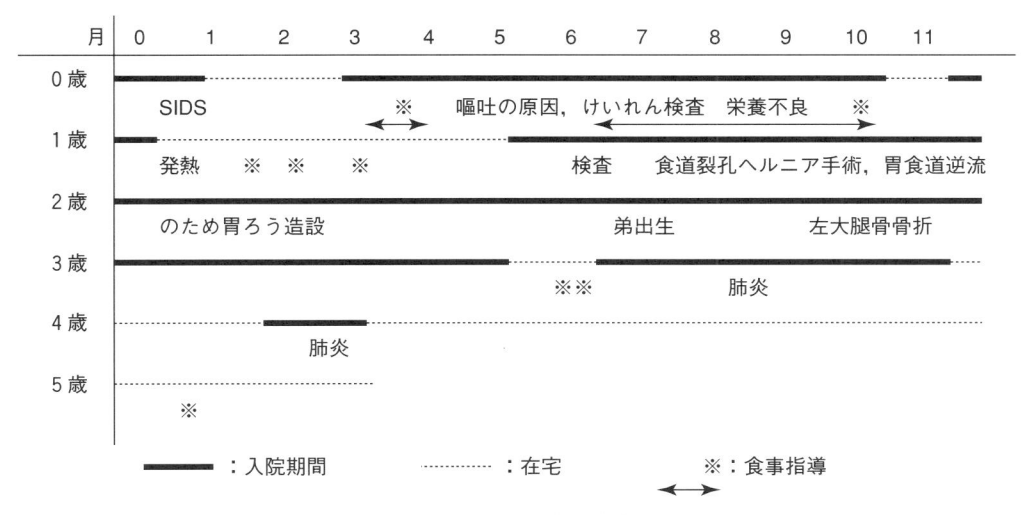

図3 症例1の医療・療育経過

少してきている.

**STの援助**

入院中・外来食事指導を通して①母への精神的援助,②育児困難への助言,③胸郭の可動性を出し呼吸への援助と肩と頸部のリラクセーション,④姿勢のセッティング,⑤口腔への刺激,⑥授乳のやり方の検討や助言,⑦嚥下しやすい食べさせ方を指導,⑧食物内容,形態,量の助言,⑨排痰方法の指導,⑩むせた時の対応の方法,を必要に応じて行った.乳児期から入退院を繰り返す中体調の良い時に指導を継続してきが,今後も就学に向けて体調を整えることや現状の機能を維持していけるように援助を続けていきたいと考えている.

## 症例2（男）15歳3ヵ月（中学3年生）（B群に属する）

**診断名**：脳性麻痺（痙直型四肢麻痺），精神発達遅滞
**現病歴**：妊娠中浮腫あり治療を受ける.在胎42週,生下時体重2,950g,羊水吸引と新生児仮死があった.
**家族歴**：父,母,姉,祖父（父方）,本児の5人家族
**発達歴**：首すわり（−）

　　　　7ヵ月：人見知り
　　　　2歳頃：呼名に口を開けて（ときどき声も出る）反応する.
　　　　2歳頃：家族が理解でき,○○どこにいると聞くと該当する家族の方を見る.
　　　　2歳後半頃：よく知っている場所はわかり,家からよく行く場所の道順を目と発声で教える.

**療育・教育歴**：

7ヵ月：S病院で脳性麻痺と診断を受ける．
9ヵ月：リハビリ希望でKセンター初診　外来PT
11ヵ月：Kセンター通園乳児部入園　PT，ST
2歳10ヵ月：同センター幼児部に移行　PT，OT，ST
3歳11ヵ月：同センター入園部に移行　PT，OT，ST
6歳10ヵ月：同センター退園しE養護学校小学部入学
7歳9ヵ月：同センター外来でST開始
11歳1ヵ月：同センター外来でPT開始
12歳10ヵ月：E養護学校中学部入学
13歳：学校からの勧めでTセンターで摂食指導を受け始める．
知的発達：遠城寺式発達検査　CA5：6　言語　理解DA2：6～2：9

## 臨床像

　側彎が進み，脊柱，胸郭の変形が著しい．頭部の左右への随意的な動きはみられるが，他の随意的な動きは上肢を少し動かす以外みられない．手足は非常に細く，足は膝が90度に屈折し股関節は内転している．胸郭変形のため呼吸も浅く，食事も摂取量が少ない．運動機能障害は重いがコミュニケーション関係は良好で，言語理解力は凸凹はあるものの4～5歳レベルはあり，日常会話では冗談もわかり，ことばにはならないが声や目の動きでYES-NOや要求が表現でき応答性もあり大人達からかわいがられ友達関係もとれる．ADLは全介助であるが排泄は声で予告でき，買い物に行っても自分の欲しい洋服や小物は前述の方法で要求できる．しかし眼前にない物や経験したことについての表現は関連した物を目で指し示し，あとは聞き手の推測で問いながら児がYES-NOで応じる方法を取っている．母は児の気持ちをよく汲み取ってはいるが，パターン化したやりとりになっているところもある．口腔機能では，舌と下顎のパターン化した動きが主ではあるが，普通食を刻みにした物を食べている．食物に対する好みもはっきりしており，摂取量は少ないが食欲はあり水分もコップで少しずつ飲めている．しかし，Tセンターの摂食指導を受けてから学校ではペースト食になっている．テレビが好きで歌番組やクイズ番組を好んで観ている．

## STの援助

　通園乳児部では①むせやすく離乳食の進みが悪かったので，食事時の姿勢，食べさせ方などについての食事指導，②胸郭の動きを援助しながらの呼吸訓練，③遊びの経験を拡げながらやりとり関係を作っていく等を行った．幼児部では，食事指導を中心に経過観察をしてきた．入園では，①継続して食事指導，②応答関係を高めるためYES-NOのサインを定着させる，③言語理解力の発達促進などを行った．外来では，①コミュニケーション手段についての検討を主に行い，本人の希望もあり文字学習をすることにし，②ことばの理解を確認しながら文字学習を進め，③テレビゲームやPワード，トーキングエイドのスキャンを使い

ながらスイッチ操作の方法の検討と練習，④トーキングエイド購入の助言，⑤コミュニケーションをとりやすくするために，VOCAとして使用できるようにトーキングエイドに語登録し応答練習を行ってきた．意欲はあるが運動機能障害が著しく，身体の機能低下もありPTの指導で特殊椅子を作り替えたり姿勢に検討を要している．またスイッチ操作も頭部を使用したり，額を使用したり随意的に動かせる部位を探索しながら進めているが，確実な方法がみつからず試行錯誤を続けている．本人の希望を受けて早い時期から文字の学習を行ったが，文字がなかなか獲得できない経過をみると文字の導入が早急だったのではないか，シンボルの導入を先行させる必要があったと反省している．本児のように重い障害で反応性が良い場合は発達能力の評価が難しい．視覚的認知能力を含め再評価し，AACをどのように使用していくか，また実用化する方法を探っていきたいと思っている．ただ，本人は生活のなかで自発的に機能的にできることがほとんどないなかで，少しでも随意的にスイッチを押すことでゲームやトーキングエイドを操作ができることが楽しく，継続して指導に通ってきている．今後も体力や機能低下は避けられないだろう．機能低下に対応したST指導や指導を終了する時期など課題の多い症例である．

## 症例3（男）24歳（A生活実習所に通所）（成人だがC群に属する）

**診断名**：脳性麻痺（混合型），てんかん，精神発達遅滞，右股関節亜脱臼
**現病歴**：妊娠後期に浮腫があった．在胎42週，早期破水があり帝王切開で出産．生下時体重4,300g．仮死の有無は不明だが，生後3日間クベースに収容され酸素投与を受けていた．
**家族歴**：父，母，兄，姉，弟，本人の6人家族
**発達歴**：首すわり（−）
　　　　　9歳頃：座位
　　　　　10歳頃：四つ這い
　　　　　10歳頃：始語（「はい」は1歳頃にみられた）
**療育・教育歴**：
　　　　　1歳6ヵ月：首すわりなく近医で診てもらい脳性麻痺＋精神発達遅滞と診断される．
　　　　　2歳7ヵ月：Kセンター初診その後フォロー．
　　　　　3歳頃：地域のセンターに通所
　　　　　6歳8ヵ月：J養護学校小学部入学
　　　　　11歳8ヵ月：J養護学校中学部入学
　　　　　13歳7ヵ月：手術のためKセンター入園　PT, OT, ST
　　　　　15歳7ヵ月：Kセンター退園
　　　　　15歳8ヵ月：J養護学校高等部入学

18歳8ヵ月：J養護学校高等部卒業，A生活実習所通所開始
21歳10ヵ月：Kセンター外来ST開始
22歳1ヵ月：同センター外来PT開始
知的発達：コロンビア知的能力検査 CA 14：3　発達年齢段階3歳未満
田中ビネー知能検査（実施可能な項目のみ）CA 14：8　MA 3：0
絵画語い検査 CA 14：8　VA 5：7

## 臨床像

　上体の発達は良く，しっかりとした体格である．興奮したり，怒ったりすると緊張した伸展パターンを示すが平常は足を投げ出した形での自力座位ができ，座位でトーキングエイドの操作が可能．移動は機能的には寝返りが実用化しているが，身体が大きいためスペースを要する．屋外や実習所では車椅子を押してもらっている．電動車椅子使用を練習しているが，判断に困難性があるとのことで使用許可がおりていない．食事はスプーンでこぼしながらも自力で食べられるが，他のADLは介助を要する．コミュニケーションは口腔機能の異常運動パターンにより分離・協調運動が困難で，発語はあるが不明瞭なため実用性に乏しく，トーキングエイドを使用することが多い．トーキングエイドは実用化しており，頻繁に使用するので高校1年生の時に初めて購入したが，消耗してしまい現在は2台目を使っている．構文の誤りが時々みられるが文章での表現もでき，気持ちや要求が伝えられる．実習所や家ではワープロも使用しており，実習所では記録係で毎日の記録を行っている．家では，日記を毎日ワープロで打ち表現力も拡がり，漢字の使用も増えてきている．昨年の暮れに本の読み聞かせを始め，本人も興味を示したので図書館から絵本や童話を借りてきて母が毎晩読み聞かせている．好きな本は繰り返し読んでもらいたがる．現在は，「よだかのほし」，「グリム童話」を好んでいる．実習所での経験も拡がり，絵画クラブやカラオケクラブに参加し楽しんでいる．一方家を出たい，施設に入りたいなど自立志向も芽生えてきている．まだ社会的な現実認識ができず，依存と自立の間を揺れている段階のようである．時々ボランテアの人と一緒に宿泊することを楽しみにしている．

## STの援助

　入園時には文字学習を行った．すでに50音は理解できていたが音節抽出，単語の構成や語の想起が困難だったので，①ことばの理解を促進する，②音節分解，③語の構成，④トーキングエイドの使用練習などを行った．外来では発語の指導を希望してきたので，①姿勢を整える，②前方への重心移動により肩や後頸部の緊張をおとす，③食物を使って舌，口唇，下顎の分離・協調運動を高める，④音読を通して文字を手がかりに構音を確認するなどの指導を行っている．なかなか構音の改善は難しく，今後も音声言語の実用化は困難であろう．しかし，生活実習所の指導員が見学に来てくれたり，指導員からことばがはっきりしてきたと評価を受け，本人の発語意欲も高まっている．家族や指導員など生活の場でかかわる人々が

本人の発語に注目し，評価してくれることは，コミュニケーションの環境調整として望ましいことである．

## 症例4（男）12歳2ヵ月（小学6年）（D群に属する）

**診断名**：髄膜炎後遺症脳性麻痺（痙直型両片麻痺），精神発達遅滞，てんかん

**現病歴**：妊娠中問題なし．在胎40週，生下時体重2,790gと，とくに問題なし．生後8日目に発熱，嘔吐で入院し細菌性髄膜炎と診断され治療を受ける．

**家族歴**：父，母，本児の3人家族

**発達歴**：5ヵ月：首すわり
　　　　　2歳：座位
　　　　　2歳6ヵ月：変形四つ這い

**療育・教育歴**：
　　2ヵ月：KセンターJ分園にて外来フォロー
　　2歳10ヵ月：上記の施設の通院を中断，Y区民センターに通所
　　3歳9ヵ月：KセンターJ分園を再度受診
　　4歳4ヵ月：Kセンター入園PT，OT，ST開始
　　6歳11ヵ月：K養護学校入学
　　12歳11ヵ月：Kセンター退園

**知的発達**：

新版K式発達検査

|  |  | DA | DQ |
|---|---|---|---|
| CA 4：6 | 認知・適応 | 1：8 | 37 |
|  | 言語・社会 | 1：8 | 37 |
| CA 6：6 | 認知・適応 | 2：2 | 33 |
|  | 言語・社会 | 1：9 | 26 |
| CA 12：2 | 認知・適応 | 2：9 | 23 |
|  | 言語・社会 | 1：9 | 16 |

絵画語いテスト
　CA 11：5　語い年齢　3：4
　CA 12：2　語い年齢　4：2

## 臨床像

自力の割座位が可能．移動は変形四つ這い．本児にとって目的がはっきりしていれば移動するが，気分にむらがありスムーズには移動できない．右上肢の麻痺が強く日常生活での両

手指動作が困難だが食事は自立，排泄は昼間は予告ができるが夜間はオムツ使用，気分にむらはあるが施設内での生活には慣れている．しかし行動は職員の声かけが必要．発語はないが，人からの働きかけに声や表情，語数は少ないがサインやジェスチャーで応じることもみられる．ことばの理解面では，物の用途，物の特徴，乗り物，果物，動物などの抽象名詞は理解できているが，色名や数の理解は困難．最近，友達とのかかわりもみられ，他児のまねをしてその子を表すことがみられてきた．施設内の子ども会などは楽しんで参加できる．簡単なゲームの勝ち負けを理解し意欲的に楽しめる．母は神経症があり，父は仕事の関係で家を空けることが多く家庭的に不安定なため8年に及ぶ長期入園をしている．

### STの援助

ST開始時は対人関係も良好で簡単なことばの理解もみられたので音声言語の獲得を目指して，①認知，概念学習，②プレスピーチとして口腔機能の改善のための指導を行った．しかしことばの理解は少しずつ発達したが，色名や形の弁別，数などの概念の発達が進展せず，知的障害と口腔機能の状態から，音声言語の獲得が困難と考えられた．しかし，家庭の事情により長期の施設生活となることから，目標を生活のなかでコミュニケーション活動を高めることに変更し，①コミュニケーション意欲を引き出す，②口腔周辺の清潔を保ち，きれいに食事をする，③サインやジェスチャーの学習を進め，また職員が本児のコミュニケーション方法を理解するよう調整するなどの援助を行った．

## 症例5（女）6歳5ヵ月（この症例は乳児期はB群と考えられたが幼児年長期には反応も明確になりE群に移行した）

**診断名**：脳性麻痺（テンションアテトーゼ型），てんかん
**現病歴**：妊娠中問題なし．在胎39週5日，促進剤使用，吸引分娩，生下時体重2,956g．重度仮死，新生児けいれんあり．
**家族歴**：父，母，弟，本児の4人家族
**発達歴**：5ヵ月：首すわりがやや可能
　　　　　1歳4ヵ月：変形腹這い
　　　　　1歳3ヵ月：始語
　　　　　3歳8ヵ月：2語文
**療育・教育歴**：
　　　　　1ヵ月～2ヵ月：B病院でフォローを受ける．
　　　　　6ヵ月：抱いていると姿勢が頼りないとのことでKセンター初診
　　　　　7ヵ月：Kセンター通園乳児部通園開始　PT，ST
　　　　　2歳3ヵ月：同センター通園幼児部に移行　PT，OT，ST
　　　　　3歳3ヵ月：Kセンター通園を退園し地域通所に通所開始　PT，OT，心理

：Kセンター外来　PT
4歳：Kセンター外来　ST
6歳4ヵ月：K養護学校入学

**知的発達：**

新版K式発達検査

|  |  | DA | DQ |
|---|---|---|---|
| CA2：1 | 姿勢・運動 | 0：3 | 14 |
|  | 認知・適応 | 0：5 | 19 |
|  | 言語・社会 | 1：1 | 50 |
|  | 全体 | 0：6 | 22 |
| CA5：2 | 言語・社会 | 3：6 | 65 |
| CA5：11 | 言語・社会 | 4：2 | 70 |

## 臨床像

　見るからに身体の筋緊張が低いタイプ．首すわりもまだ充分ではなく，非対称性頸反射に影響された動きが主で正中位での運動や両手動作が難しい．体幹の抗重力伸展活動は弱く，胸郭下部にフレヤーがみられ，随意的な深い呼吸は難しい．一回転の努力性の寝返りはできるが実用的移動は困難．特殊椅子に座れば上肢が前方に出てきやすいが両手動作や正中線交差の運動はできない．ADLは全介助だが，排泄はことばで予告できる．日常的には背臥位で一側方を向き片手の指先でキャラクターのついたマグネットやおはじきなど小さい物で遊んでいることが多い．またキャラクター物や筋のある絵本を大人と一緒に見ながら楽しめる．とくに童謡が好きでカセットを聞いて良く覚えている．運動機能障害は重いが，言語理解力は4～5歳台の力がある．発声が弱く，構音も全般に歪みがみられるが，自分から要求や経験したこと，気がついたことなど3～4語文程度で話す．興味，意欲もあり話題は比較的豊富．母は児のゆっくりで不明瞭なことばをよく聞き取り，児の意志を尊重する対応ができている．食事は特殊椅子に座り，前方から介助している．咀嚼やコップでの水分摂取は一応できるが，口唇のすぼめや舌尖の微細な分離運動は十分ではない．

## STの援助

　通園乳児部開始の頃は，抱きづらく，不機嫌な時が多く，環境に慣れずらく，母は児の発達に対する不安と育児疲れから暗い表情をしていた．とくに離乳食の拒否が強く，児が泣くと母も一緒に泣きたい気持ちと訴えていた．そこで，①育児の問題について具体的に助言，②食事指導はほとんど毎回STが介助し，少しでも食べられることを母に確認してもらうことから始め，児へのアプローチと姿勢や食べさせ方，食品の選択，調理の方法等食事全般について母へ助言し，また，③児の身体的，情緒的反応の受け止め方についての助言，④姿勢のコントロールと遊び方の援助，などを行った．通園幼児部では食事指導を継続し，経過観察

を行った．

外来では，不明瞭ながら発語がみられるようになったので，発声発語へのアプローチと発語の発達を促進するために，①抗重力姿勢で体幹のトーンを高めながら，正中位で異常緊張を抑制し楽に発声する，②姿勢を整えながら，食物を使って口腔器官の分離・協調運動を促通する，③文字学習準備と音節意識を高めるために，カルタとり，語頭音の抽出，ことば探し等を行い，就学後は文字による単語の構成に進めている．

## 症例6（男）6歳8ヵ月（小学1年生）（C群からF群に移行しつつある）

**診断名**：脳性麻痺（アテトーゼ型），てんかんの疑い
**現病歴**：妊娠中問題なし．在胎39週6日，吸引分娩，生下時体重3,224g．重症仮死．
**家族歴**：父，母，弟，本児の4人家族
**発達歴**：3ヵ月：首すわり
　　　　　1歳6ヵ月：始語
　　　　　1歳8ヵ月：座位
　　　　　2歳6ヵ月：腹這い
　　　　　4歳：四つ這い

**療育・教育歴**：
　　　　　7ヵ月：保健所の紹介でお座りができないためH病院でPTを開始する．
　　　　　1歳6ヵ月：Sセンターで脳性麻痺と診断される．
　　　　　3歳：地域通所に通園開始
　　　　　3歳6ヵ月：Kセンターにリハビリ希望で初診を受ける．　　外来PT
　　　　　3歳7ヵ月：同センターで外来食事指導開始
　　　　　3歳10ヵ月：同センター外来で言語検査
　　　　　4歳：同センター外来で言語指導開始
　　　　　5歳5ヵ月：同センター入園
　　　　　6歳5ヵ月：K養護学校小学部入学

**知的発達**：
　　　　　新版K式発達検査
　　　　　CA5：5　DA　言語・社会　3：5　DQ　62

## 臨床像

身体全体に筋緊張の動揺が起こるタイプ．それによって生じる体幹の不安定さを止めるために常に腰背部の緊張を高めている．頚部も同じように少し顎を引き後頚部の緊張を高めて

安定を保っている．その状態で座位保持や四つ這い移動ができる．しかし下肢より上肢の不随意運動が強いためADLは全介助．興味や意欲があって自分でやろうとするが成功することが少なく，達成感や成功感を経験しにくい．また，周囲から乱暴と誤解されることがある．対人関係は良好で自分から大人にも子どもにもかかわっていく．父が電車の運転手をしていることもあり，電車や車が大好きで将来は電車の運転手になりたいと思っている男の子らしい子．身体を使った遊びも大好きだが，手の動揺の抑制を介助して操作を助けてあげると，キティちゃんのおうちごっこなどストーリー性のある遊びや買い物ごっこなども楽しめる．絵本などは〜マンの本を好みストーリーを楽しむよりは〜マンの絵や写真をみて楽しむことが多い．発語意欲がありよく話すが，発声が途切れやすく，下顎の不安定さと舌と下顎の分離運動困難により発語は不明瞭で聞き取りにくい．それでも，表情や手差しでYES-NOを伝えようとする．コミュニケーションノートを使ってみたこともあるが，話したい気持ちが優先してきたので中断した．食事は全介助だが，介助のしかたで頭部を後傾し，流し込むような食べ方になることもある．咀嚼はできるが下顎の偏位をともなう過剰な動きと舌の不安定な動きのためむせてしまうこともある．またコップでの水分摂取時にはこぼしが多い．

### STの援助

外来食事指導では，①食事時の姿勢についての助言，②咀嚼を促進する食べさせ方，オーラルコントロールの方法，コップでの飲ませ方などの援助を行った．母の介助も上手になり咀嚼もできるようになったので食事指導は終了とし，言語指導に移行した．外来言語指導では発声発語の促進を目標とし，①靴を履き床面に足底をつけ体重を負荷することで姿勢を安定させることを試みたり，また前腕を机につき少し前傾し体重を負荷することで体幹の動揺と過緊張を抑制する姿勢を作る，②オーラルコントロールで下顎の過剰な動きと偏位を抑制しながら食べ物を使って口腔器官の分離・協調運動を促通し，③肩を緊張させないで発声する経験を重ねるなどの援助を行った．また，児のような場合はPT，OT，STの一貫したアプローチがとくに必要であるが，自宅が遠方なため外来では困難なので入園療育を進めた．入園後は，①B病院のPTから助言を受け，左右の臀部に体重をかけ，腰背部の緊張を抑制する姿勢に変えた，②外来時と同様に発声および口腔器官へのアプローチ，③発語と併用してコミュニケーション手段としてのシンボル学習，④就学前からは文字の学習の準備と就学後は文字学習に進めていった，⑤上肢を介助しながらミニチュアを使ってストーリー性のある遊びを行い発語発達を促進する，⑥病棟への食事の介助方法の助言，などを援助した．発声発語の改善に時間がかかると予測し，シンボルの導入を試みたが，本人が積極的に音声言語を使用したので，シンボルは実用化する前に中断した．本症例のように，発語の獲得に時間はかかるが，コミュニケーション意欲があり知的発達が期待できる場合には，コミュニケーション手段の選択にも本人の希望を取り入れていくことが大切である．

## 症例7（男）8歳3ヵ月（小学3年生）（G'群に属する）

**診断名**：脳性麻痺（痙直型四肢麻痺），精神発達遅滞
**現病歴**：妊娠中出血を繰り返していた．在胎30週，早期破水で出産．生下時体重1,418g．仮死（−），新生児黄疸が強く光線療法を受ける．
**家族歴**：父，母，祖母（母方），本児の4人家族
**発達歴**：

    8ヵ月：首すわり
    2歳5ヵ月：肘這い
    2歳6ヵ月：始語
    3歳：2語文

**療育・教育歴**：

    11ヵ月：寝返りができないとのことでKセンター初診
    1歳1ヵ月：Kセンター通園乳児部通園開始　　PT，ST
    2歳5ヵ月：地域通所を併用する．
    3歳1ヵ月：Kセンター通園幼児部に移行　　PT, OT, ST
    4歳2ヵ月：同センター入園部に移行　　PT, OT, ST
    6歳1ヵ月：同センターを退園しK養護学校小学部入学
    6歳5ヵ月：同センター外来にてPT, ST継続

**知的発達**：

| | | | |
|---|---|---|---|
| 田口ビネー | CA 5：6 | MA 4：5 | IQ 80 |
| WIPPSI | CA 6：0 | VIQ 94 | PIQ − |
| K–ABC | CA 6：0 | 継次処理尺度 102 | 同時処理尺度 63 |

### 臨床像

　母が仕事をしているため乳児期の通園から祖母がほとんど育児を行ってきているので，母より祖母の方が日常の子どもの様子がよくわかっていることが多い．姿勢運動面では下肢や肩の痙性が強いが腹部や体幹の筋緊張が低い．股関節の屈曲拘縮があり，右股関節亜脱臼のため手術を受けている．自力座位が短時間可能ではあるが，日常的には特製の椅子に座ったり，抱っこされていたり，背臥位のことが多い．移動は努力性の寝返りと肘這いが可能だが実用的ではない．学校や屋外では，車椅子を押してもらっている．更衣，排泄は全介助，食事はスプーンで練習中，かなりの努力を要する．発声や構音に多少の問題はあるが明瞭性は比較的良く，文章での会話ができる．祖母に育てられている影響もあり大人顔負けのことを言うこともある．運動機能に比べ言語性が優位なのでことばのやりとりで遊んでしまうことが

多い．子ども同士でのかかわりもよくみられるが，上肢機能の障害があり，おもちゃを使っての遊びは少ない．家では，パソコンのマウスが使えるようになり，簡単なゲームをしている．絵本の読み聞かせが楽しめ，歌を覚えることは得意である．反面，描画やパズルは不得意．上肢運動機能の障害が顕著ではあるがテスト結果や臨床像から視覚認知に問題のある学習障害が考えられた．最近は，文字の学習が進み簡単な文章は逐語読みができるようになったが，ときどき行や文字をとばすこともある．また体幹・頸部の不安定さへの代償的な肩と後頸部の過度な緊張により開口状態でいることが多く，幼児期よりは減少はしてきてはいるが，流涎がある．また大きな音やちょっとした重心の移動に過敏で，身体の緊張が高まり姿勢が崩れることもよくみられる．

### 1） STの援助

通園乳児部では，①祖母が付き添って通園してきていたので，必要に応じて祖母へ育児の助言，②食べることに時間がかかり，口腔内の過敏性，および嚥下困難により嘔吐しやすい，咀嚼ができない，嗜好の偏りがあるなど食事面の問題がみられたので，食事時の姿勢や介助の位置，方法などを含めた食事指導，③腹部の筋緊張を高めながら頸部，肩の緊張をゆるめ，上肢を使った遊びをしながら発声発語の促進，などの援助を行った．通園幼児部に移行してからは，食事指導と言語発達の経過観察を行った．入園時には，①肩と頸部を緊張し発声するために生じる努力性発声の改善と，口腔周辺の筋緊張による上唇の下制の弱さ，奥舌の過敏性と過緊張による異常構音の改善，②視覚認知と上肢機能の発達を考慮した遊び，③就学前には文字学習の準備として簡単な単語レベルで語頭音の抽出，等を行った．外来では①文字学習を目的にカルタ，文字カード，トーキングエイドを使用した．類似した文字（「あ」と「お」，「さ」と「ち」等）の見分けが難しかったが，トーキングエイドで文字の配列，位置を手がかりに清音，濁音を学習し，文字で単語の構成ができるようになった．②学校では文字に関する指導がなされず，月1回のST指導では学習に時間がかかりすぎるので，2年生の3学期よりSTが助言を行いながら家庭教師の指導を週1回受けるようになり，文字学習が進展している．③文字学習の進歩に合わせて簡単な詩の音読を行っているが文字をとばしたり，行を混乱してしまうことが多い．

## 症例8（男）14歳7ヵ月（中学3年生）（G群に属する）

**診　断**：脳性麻痺（アテトーゼ型），難聴
**現病歴**：妊娠中特に問題なし，在胎35週6日，生下時体重2,550g，生後1日目に黄疸強く肝炎となり4ヵ月間入院する
**家族歴**：父，母，弟2名，本児の5人家族
**発達歴**：
　　　　　1歳：首すわり

1歳6ヵ月：座位
3歳：独歩
喃語はよくみられた．
10ヵ月：始語
2歳10ヵ月：二語文
幼時期によく聞き返しがあった．

療育・教育歴：
8ヵ月：保健所の紹介によりS療護園受診，脳性麻痺と診断される．
10ヵ月：ABRを受けるが反応なし（S療護園）
2歳：PT訓練開始．現在も経過をみてもらっている．STは指導を就学前まで受けていた．
4歳：保育園入園
6歳：小学校入学（普通学級）
小学3年：ことばがはっきりしない，なかなか話し出せないとのことで，ことばの教室に通級開始する．そこで難聴が疑われ，S療護園で検査し補聴器を装用し始める．平均聴力レベル：右耳　66dB　左耳　68dB
小学6年（11歳9ヵ月）：ことばの教室よりK療育医療センターSTに依頼があり，ことばの教室にて初回評価，指導を行う．
小学6年（11歳11ヵ月）：K療育センター外来にてST指導を開始

知的発達：
6歳時　IQ 110（就学時検査にて）使用検査は不明

## 臨床像

　小柄ではあるが健康で，比較的活発な中学生．歩行時に多少の不随意運動があり，上肢での細かい運動に時間がかかるなど運動面のハンデはあるが，仲良しの友人もおり学校生活は他児と同じように送っている．しかし，遠足などの行事参加では，事前に当日と同じ行程を歩き，どの程度皆についていけるか予測を立てるなど努力している．先生や友人とのコミュニケーションは，本児のことばが多少聞き取りにくくても実用化しているが，本人は緊張すると話しにくいと気にするときもある．緊張によって話しやすいか話しにくいかの自覚はある．補聴器管理も自分で行っている．またST指導の場面で，聞き返しがあったり，うまく伝えようと緊張を高めながらことばを繰り返したりすることもあるので，日常的なコミュニケーションでは本児なりに努力していると思われる．学校での成績は，学年で上位に位置し，来年の高校受験を目指して家庭教師に指導を受けながら勉強している．学科では，体育，図工，音楽，国語が苦手だが，数学，理科が得意である．クラブ活動はパソコン部で将来はパソコン関係の仕事に就きたいと希望している．中学1年と2年と塾に通っていたが自分のペースに合わないので，自分で勉強するといって塾をやめたりする主体的な行動もみられる．

学校の先生も比較的本児を理解してくれており，クラブのこと進学のことなど適切なアドバイスをしてくれている様子である．母は少々過干渉の傾向はあるが，両親の熱心さによって児の力が伸ばされてきたと思われる．

### STの援助

発語明瞭性に問題がみられた児で，ことばの教室の先生より，発声や構音の指導をしても改善せず，かえって緊張が高まり悪くなってきている．どのように指導したら良いかと相談を受けた．初回はSTがことばの教室に出向き指導した．身体的には体幹の筋緊張が低く不安定さがあり，末梢の運動，たとえば話したり手を使おうとすると非対称性に肩や頸部の緊張を高め異常なパターンがみられた．発語の不明瞭さの問題は，その身体の状態により起声困難や努力性発声を呈し，また口腔内の協調運動を阻害し構音の異常性が生じているためと考えられた．そこで，①体幹の同時収縮を高める，②頭部の正中位を意識しながら対称的な姿勢をとり，上肢の運動や粗大運動をする，③②でできた体幹の状態を維持しながら口腔器官の分離・協調運動を促通する，④音の聴覚的弁別力をつける（聞き取りにくい音「き」と「ち」などが使い分けられない），⑤学校生活や学習，また進学等について本児や母の相談に応じる．指導経過では，発声発語は異常性は残るものの実用化してきたが，目一杯，普通校で学習や運動をすると身体の緊張が高まり話しづらくなるようだった．また，学習面や進学のことも本児や母親にとって不安な様子であった．このような訴えを受けて，STはいつまでどの程度の援助をするべきか悩む症例である．

## 症例9（男）11歳3ヵ月（小学6年）（H群に属する）

**診断名**：脳性麻痺（痙直型右片麻痺），てんかん，精神発達遅延
**現病歴**：妊娠中流産傾向あり8〜10ヵ月まで安静にしていた，在胎39週5日，生下時体重2,607g．

**家族歴**：父，母，長兄，次兄，本児の5人家族
**発達歴**：

  2〜3ヵ月：首すわり

  10ヵ月：座位

  1歳6ヵ月：独歩

  1歳：始語

  2歳6ヵ月：2語文

  療育・教育歴：

  1歳1ヵ月：K病院で脳性麻痺と疑われる．

  Kセンター外来にて脳性麻痺右片麻痺と診断されOT開始

3歳3ヵ月：幼稚園入園
Kセンター外来ST経過観察開始
4歳3ヵ月：地域のことばの指導室に通い始める．
6歳3ヵ月：地域の普通学級に入学
6歳6ヵ月：地域のことばの治療教室に通級し始める．
12歳3ヵ月：Kセンター外来ST経過観察終了

**知的発達**：
田中ビネー　CA 5：9　MA 3：6　IQ 60
　　　　　　CA 8：8　MA 4：7　IQ 57
ITPA　CA 12：3
ことばの理解　PLA 6：2　絵の理解　PLA 6：3　形の記憶　PLA 4：2
ことばの類推　PLA 4：5　絵の類推　PLA 4：4　数の記憶　PLA 3：0
ことば表現　　PLA 5：7　動作の表現　PLA 5：2　絵さがし　PLA 6：1
文の構成　　　PLA 3：10

## 臨床像

　身体は小柄で，右足を少し引きずるようにしているが，走ることもできる．身辺は自立している．普通学級に通学しており，教室では一応着席していられるようにはなったが学習はついていけないので担任は本児に合わせた課題を出してくれている．体育や音楽，図工，その他行事は他児と一緒に楽しめている．また，同級生や先生は本児の様子を理解してくれており，休み時間には友人と一緒に遊んだりできている．簡単な漢字，平仮名は書けるが文を綴ることは困難．一桁の加算，減算はできるがお金の計算もまだ不安定．ことばでコミュニケーションは十分とれるが，自分が興味のあることを一方的に話したり，よく理解できないことをはぐらかしたりすることがある．発語は，前舌摩擦音や奥舌破裂音にいくつかの構音障害があり発語明瞭性が多少低い．ことばの教室には週3回通っており本児は通級を楽しんでいる様子．

## STの援助

　片言しか言えない，ことばがはっきりしないという主訴でSTを希望してきた．数個の単語とその他はほとんどジャーゴン様発語であった．ST指導が必要であったが家が遠方であること，母が自営業の仕事を手伝っていること，2人の兄がいることなどにより通院が困難なため，経過観察とし，①ことばの発達に必要な本児の能力について説明し，家庭でやれる口腔機能や指先の機能を発達させる働きかけ，絵本の読み聞かせなど具体的なかかわり方の助言をした，②地域でST指導を受けられる所を紹介，③小学校入学に際して学校選びについて助言，学習面では遅れるが他児との交流は豊かになるだろうということで普通級に入学する，④入学後はことばの教室への通級を勧めことばの指導を継続するようにした，⑤子ど

ものことばの発達と構音の変化をチェックしながら母親の心配ごとにできるだけ具体的な助言をするよう努めた．⑥中学入学時に学校の選択について助言，本児の将来の生活に必要なきめ細かい教育を受ける必要性があることから特殊学級を選ぶ．STの経過観察はこの時点で終了したが，他の診療で来院したときには近況を聞くようにしている．

## 症例10（女）7歳3ヵ月（小学2年）（I群に属する）

**診断名**：精神発達遅滞，脳性麻痺（痙直型右片麻痺），てんかん，視覚障害
**現病歴**：妊娠中流産傾向あり，在胎22週2日，生下時体重416g，切迫早産，新生児黄疸強く交換輸血2回施行
**家族歴**：父，母，本児，祖母の4人家族
**発達歴**：
  9ヵ月：首すわり
  1歳4ヵ月：座位
  2歳5ヵ月：独歩
**医療・療育歴**：
  生後すぐにSセンターNICUに転送され，人工呼吸，交換輸血を受ける．7ヵ月：Sセンターにて脳性麻痺，てんかん，未熟児網膜症と診断される．10ヵ月：SセンターにてPT開始
  2歳9ヵ月：SセンターにてOT開始
  2歳4ヵ月：T病院にて軽度難聴と診断される．
  4歳1ヵ月：保育園2歳時クラス入園
  4歳8ヵ月：KセンターST開始
  6歳1ヵ月：K養護学校に入学
**知的発達**：
  遠城寺式乳幼児分析的発達検査
  CA 4：7　移動運動　DA 1：6　手の運動　DA 0：11
　　　　　基本的習慣　DA 0：11　対人関係　DA 1：0
　　　　　発語　　　　DA 0：5　 言語理解　DA 0：10

## 臨床像

大変小柄である．乳児期からけいれんを繰り返し薬でコントロールをしていたが，6歳7ヵ月にけいれん重積を起こした．歩行は不安定，転倒しやすくヘルメットが必要．上肢は左利き．食事は量は少ないが3回食をとっている．4歳まで哺乳ビンを併用していた．平常開口状態で，口腔機能が未熟で流涎があり，食事内容は粒入ペーストで全介助．排泄はオムツ使用，シャツは頭を抜いてあげると自分で脱ぐ．最近靴も脱ぐことができるようになった．一

日の生活の流れは大体理解しており学校に行くことを喜ぶ．日常使い慣れている道具は目的に適応して使える．紅茶を入れる手順などもわかる．視覚障害のために音楽など聴覚からの刺激を好み，音楽に合わせてリズムをとる．ことばはなく声出しも少ないが，要求ははっきりしており，外出したい時は母の鞄を持ってきたり，喉が乾くと冷蔵庫の前に行くなどの表現や，「こんにちは」，「おやすみなさい」，「いただきます」などの挨拶ことばに左手を上げて表現することがみられる．道順をよく覚えていて，いつもの順路でないと怒るといったこだわりもみられる．両親への愛着は強く，対人関係は育っており，就学後には友達にも手をだすようになった．絵本やテレビは顔を近づけてみる．なぐり書きを好んでする．

### ST の援助

両親はことばが出ないことを心配してST室を訪れたが，①ことばの発達についての道筋を説明し，②子どもの状態を見直す機会をSTと共有することから指導を導入し，加えて以下のことを具体的に援助した．③口腔器官の機能を含め食事に関しての改善，④手遊び，絵本，おもちゃで遊びを積み重ねる，⑤両親へはサインやジェスチャーを使いながらことばかけをすることを助言．体調を崩したり，けいれんの後に機能低下を起こすなど今後も大きな発達的変化は望めないが，生活の流れが理解でき，行動に少し予測が立つようになってきている．また興味の幅が拡がったり，簡単な手遊びや棒さしなどの課題的な遊びができるような変化がみられた．サインやジェスチャーの理解はまだ難しいが両親には使用を勧めている．熱心な両親で子どもの発達がだんだんと理解できてきている．健康の維持を基盤として，子どもの発達的変化を両親と共有しながら，日常的に使用できる具体的なコミュニケーション方法を助言しながら，折々の発達上の問題を解決する方法を両親とともに考えていこうと思っている．

## 5. おわりに ── 子どもの伴走者でいること ──

STと子どもとの出会いはそれぞれの職場によって異なるであろう．通園施設であれば乳幼児期の間であり，養護学校であれば学校生活のなかで，成人の通所や入所施設であれば障害が固定化されたり，あるいは機能低下がみられる時期に出会うこともある．またリハビリテーションを中心とした病院や医療センターでは，乳児期から成人期にわたって脳性麻痺の子ども達や成人と出会うことになろう．STはその時々の出会いのなかで子ども達や養育者に必要なコミュニケーション援助を行うが，子ども達とその家族には出生からの成長の過程にそれぞれの歴史があることに思いを及ぼす力量を持ちたいものである．それは，乳幼児期の出会いであれば，現在やれること，あるいはやっておかなければならないことを優先させるが，その時には，子どもがどのような発達過程をたどっていくか，また教育の場や生活の場がどのように広がっていくかを，養育者とともに考えていく必要がある．学童期に出会っ

たら，どんな乳幼児期を過ごしてきたか，また青年，成人期にはどのように社会参加をしていくかといったところまで思いを及ぼしたい．とくに学童期以降での出会いであれば，その子どもの出生時や乳幼児期を養育者達はどのような思いで育児をしてきたか，またどんな期待をいだきながら家族で療育に励んできたかなどに思いを馳せられるSTでありたい．また，兄弟姉妹のいる家庭では，対象の子どもとともに兄弟姉妹の心身の発達が保障されているかどうかにも心を配っていきたいものである．高松[18]は著書に『STとしては「言葉」の面で専門的に追究することは当然ですが，たとえ言葉の面で障害の改善がはかばかしくなくっても，あなたがたは療育人として障害児を幸せにすることができるのではないか．（中略）各論的に治療をしながら全体的に発達を育てるという姿勢を強調したい．』とSTへのメッセージを書き記している．われわれSTの援助が，いつもどのように子どもと家族のQOLにつながるのかを考えていきたいものである．

　また，脳性麻痺児の臨床には，その障害を理解するとともに，ST指導の内容を高めるために，子どもの運動発達と身体機能，口腔器官の運動と摂食機能の関連性について，神経発達学的知識と実技（ハンドリング）を学ばねばならないであろう．理論的知識に基づいた食事指導，プレスピーチ，発声発語へのアプローチ，AAC指導と実技面の習得が必要である[19]．幅広い人間観を基盤にしながら，セラピストとして実技の向上に努めたい．それには，STの勉強会に参加するだけではなく，PT，OT等，療育にかかわる仲間達から大いに知識や実技を学ぶことを勧める．また一緒に勉強会が持てるとお互いの療育の視点を共有できるであろう．STとしては不得手ではあるが子どもに触れることに臆病になってはいけないと思う．子どもから学ばせてもらうという姿勢と「子どもの問題に対し自分自身で仮説を立てる，それに基づいて指導やハンドリングをする，そして結果を検証する」といった一連の施行を積み重ねることがSTの臨床的成長につながると確信している．もう1つ付け加えると，一人の子どもとできるだけ長くつき合うことを提案したい．子どもの発達過程を学ばせてもらうと同時に，家族の成長に触れることができるからである．折々に聞かれる家族，とりわけ母親のことばに耳を傾けることにより臨床家としての大きな財産を得ることができるであろう．障害のある子どもがどのように豊かに生活を送るか，それが療育にかかわる者のテーマと思える．私たちは子どもや家族の持つ問題を夢のようにすべて解決する力は持ち合わせていない．しかし，その時々に少しでも豊かに暮らせるようにほんの少しのお手伝いはできるかもしれない．子ども達や家族が私たちSTの力を必要とする時に思い出してもらえるような存在でいたいものである．

　脳性麻痺児のコミュニケーション発達援助はやっかいで難しく，また指導が長期間に及ぶことが多いのでとかく敬遠されがちである．またSTの苦手な身体機能のことも学ばねばならないなど多くの知識と実技を必要とし，指導のマニュアル化がされにくい．それでも子ども達や家族の成長の道程を共に過ごす充実感と喜びは，臨床でしか得ることができないであろう．STとして柔軟に，そして，したたかに粘り強く臨床に挑んでいきたいと考えている．

## 引用文献

[1] 高松鶴吉：療育とはなにか．ぶどう社，1990．
[2] Mueller HA: Facilitation feeding and Prespeech. Pearson PH (ed), *Physical Therapy Serices in the Developmental Disability* pp.283–305, 1972.
[3] 高橋　純：脳性麻痺の療育と現状．小児看護 2（9）：879–903, 1979.
[4] 小林　登：母子相互作用．新・育児学読本　からだの科学 増刊 3, 32–35, 1985.
[5] 村井潤一・小山　正：障害児発達の基礎．倍風館，1995．
[6] 田口恒夫：言語障害治療学．医学書院，1966．
[7] 武藤安子編：発達臨床．建帛社，pp.19–46, 1995．
[8] Campbell SK: Thrapy Programs for Children That Last a Lifetime. *Physical & Occupational Therapy in Pediatrics* Vol.17（1）：1–15, 1997.
[9] 鯨岡　峻：原初的コミュニケーションの諸相．ミネルヴァ書房，1997．
[10] Bates E et al: The Acquisition of Performatives Prior to Speech. *Merill–Palmer Quartely* 21（3）：205–226, 1975.
[11] 角山富雄：脳性麻痺の言語病理と治療．聴能言語学研究 5（1）：1988．
[12] 高見葉津: 脳性まひ・重症心身障害．西村辨作編：ことばの障害入門，大修館書店，2001．
[13] D・スターン（岡村佳子訳）：母子関係の出発．サイエン社，1979．
[14] 三宅和夫：こころの発達 0～3 歳．発達理解と発達援助，別冊「発達」，22：2–12, 1997．
[15] 北原　佶：発達障害家族の障害受容．総合リハビリテーション 28（8）：657–663, 1995．
[16] Morris SE, Klein MD：Pre-Feeding Skills. Therapy Skill Builders, Arizona, 1987.
[17] 佐藤真子編：乳幼児期の人間関係．倍風館，1996．
[18] 高松鶴吉：自立へ向かう療育．ぶどう社，1994．
[19] 山川眞千子: 脳性まひ児へのコミュニケーション支援, 大石敬子編: ことばの障害の評価と指導．大修館書店，2001．

# 第4章

# ボバース概念治療（神経発達学的アプローチ）

●山川眞千子

## 1. 言語治療におけるボバース概念

　ボバース概念治療は Neuro-Developmental Therapy（略して NDT）と表現される運動療法であり，その言葉が表しているように神経学と発達学により理論づけられている．

　脳性麻痺は中枢神経系の損傷により異常な姿勢筋緊張が生じ，その結果として異常な姿勢運動パターンが出現する．神経学的な意味において，中枢神経系の興奮と抑制の協調がうまく取れないために，異常な姿勢緊張すなわち痙性，弛緩，動揺が生じることから運動の協調性の障害と捉える．発達学的視点では，発達は正常な感覚と筋緊張をベースにした感覚運動経験の積み重ねであるとし，ある機能的段階から次の機能的段階への質的な変化を重視する．脳性麻痺児は生下時より感覚と姿勢筋緊張の異常を有するためにいびつな感覚運動経験を学習し，発達の過程でそれが積み重ねられていく．神経学・発達学の両面から評価を行い，治療においては神経学的異常性へ対処しながら，より正常な感覚運動を学習する機会を与える．

　全人的アプローチであるという表現によっても解説される．これは人間が有するさまざまな機能は単一的，個別的に働くものではなく，相関しながら同時に働くものであることを重視して治療を展開することを意味している．たとえば，話すという機能的活動を開始し継続するためには，その間の姿勢保持のためのバランス機能，呼吸・発声機能，発語機能など多くの機能が同時に働かなければならない．これは，全身の運動機能と発話に必要な巧緻機能が，妨げ合わず，協調しながら働くことで可能になるのである．

　以上の観点から治療ではチームアプローチの必要性が強調されるが，長年の治療実績からその有効性も認められている（図1）．各専門職がそれぞれの領域のなかでの治療に専念するだけではなく，領域間での関連性を互いに理解し合い個々のアプローチをオーバーラップさせながら，治療を展開するべきである．

　全人的アプローチであるという表現は，もう一方で，発達の途上にある子どもへの治療であることから，粗大運動発達や，個々の機能の発達へのアプローチだけでなく，さまざまな

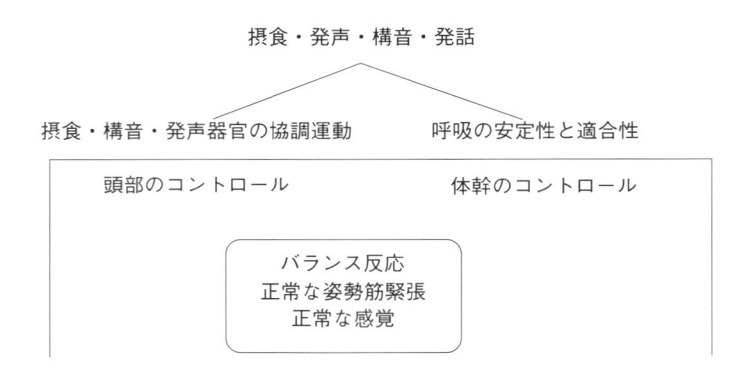

Ⅰ. 粗大運動機能と摂食・発声・発話機能の発達における関連性

```
                    摂食・発声・構音・発話
                   ╱                    ╲
   摂食・構音・発声器官の協調運動      呼吸の安定性と適合性

   ┌─────────────────────────────────────────┐
   │  頭部のコントロール    体幹のコントロール  │
   │                                          │
   │         ┌──────────────┐                 │
   │         │  バランス反応  │                 │
   │         │ 正常な姿勢筋緊張│                 │
   │         │  正常な感覚    │                 │
   │         └──────────────┘                 │
   └─────────────────────────────────────────┘
```

Ⅱ. 粗大運動機能と、知覚、認知から概念形成への発達の関連性

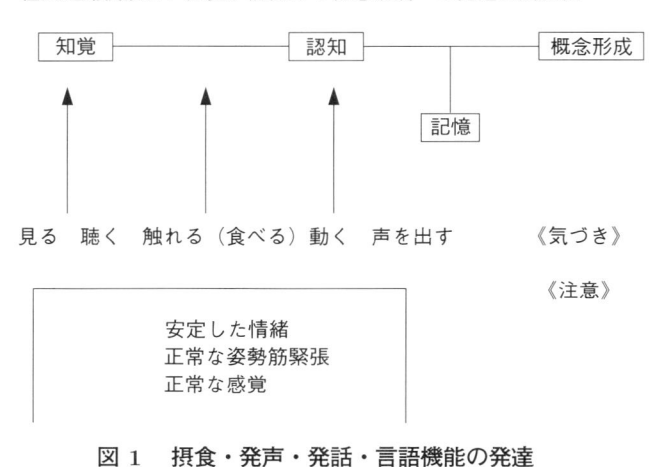

```
   知覚 ─────── 認知 ─────── 概念形成
    ▲     ▲     ▲           │
                            記憶

   見る 聴く 触れる(食べる) 動く 声を出す   《気づき》
                                          《注意》
   ┌──────────────────────────┐
   │      安定した情緒         │
   │    正常な姿勢筋緊張       │
   │      正常な感覚           │
   └──────────────────────────┘
```

**図1　摂食・発声・発話・言語機能の発達**
—— 正常発達の治療への応用のために ——

発達の側面を評価し，考慮しながら行う治療であることも意味している．したがって，発達年齢（生活年齢，精神年齢）や，育児環境，教育環境などを十分に把握し，その時期の子どもと家族の生活やニーズに即した治療を展開するものである．

## 2. 姿勢と口腔機能

　摂食・発声・発語機能の運動障害は局所的に評価したり治療するのでなく，全身の姿勢運動障害として捉えるべきであるということがNDTの基本的考え方である．頸部と頭部には摂食や発声・発語運動の基礎となる器官が集中して存在しており，この2つの部位の安定性を認識しておくことは言語聴覚士（ST）にとってきわめて重要である．とくに頭部には，聴覚系，視覚系，味覚系，嗅覚系の受容器が存在し，それらの受容器から入力された情報が摂

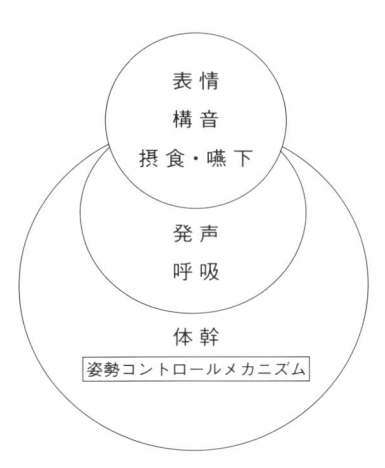

図2 呼吸・摂食・発話と姿勢コントロールメカニズムとの関係

食や発声・発語運動のコントロールに大切な役割を担う．刺激や情報が適切に入力されるために頭部の安定は重要であるが，それを行っているのは頭部を支える部位である頚部の筋活動である．頚部の筋活動は，①頭部を垂直位に保持するための機能，②運動開始を効率よく行わせるための根源として，視覚系や聴覚系の受容器を最良の情況に置いて刺激の受容を最善にすべく，頭部の位置を保つ機能，③表現活動にかかわる動作を構成する運動に参画する機能をもたらす．脳損傷によって頚部の筋活動が適切に活動しなければ頭部は不安定になり，摂食・発声・発語器官へのさまざまな感覚入力は正常に行われなくなる．歪んだ感覚入力は，歪んだ運動を出力させることになる．姿勢制御系の乱れにより摂食・発声・発語という運動が異常になることは容易に考えられる．このことは認知・思考などの言語機能にも同様に重大な障害をもたらすことになる（図1，2）．

写真1の子どもは，手に持っている食べ物を上手に口へ運び食べているように見える．頭部も安定し，手も使用している．しかし，この子どもがよだれが多く，摂食に時間がかかる，発声は非常に短く，ア以外の音の産出はない，という臨床像を有している場合，前述のよう

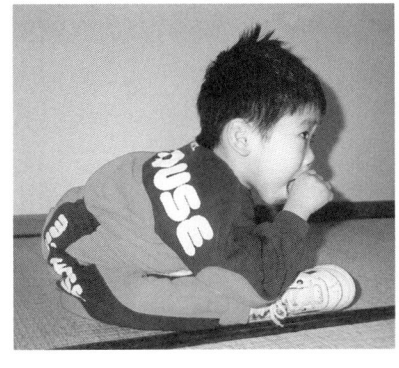

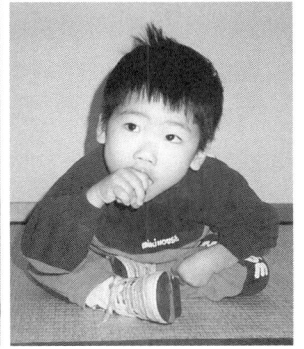

写真1

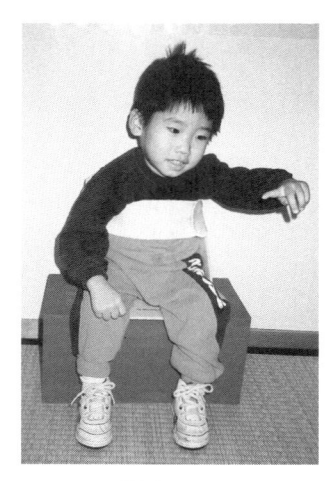

写真 2

に"上手に"，あるいは"安定している"と評価するのは間違いである．写真からもわかるように体幹は強く前屈しており，一見，安定しているように見える頭部は，明らかに過伸展位である．これほど体幹が前屈していれば，後方や側方に頭部を向けることはできない．また，この頭部の位置では閉口位を保持することや，嚥下することはとても困難である．これは体幹が不安定で前方へ崩れているために，代償的に頭部をこのような過伸展の位置に維持しているのであり，この姿勢が持続されればされるほど肩甲帯周辺や肩関節，頚部には痙性が増強していくことが容易に推測される．後頚部が過伸展位をとればとるほど頚部前面は強く伸張される．その状態では喉頭，舌骨の可動性が妨げられるとともに，閉口位をとることも困難になる．そのためによだれが生じ，舌・口唇・下顎を協調させて行う構音の発達も障害されることとなる．発声の基礎である呼吸機能も，体幹の強い前屈状態によって妨げられている．胸郭は運動性が著しく制限され，横隔膜の固定性や運動性も障害される．また，手の操作も，体幹と頭部が現在の状態から大きく崩れない狭い範囲内でのみ，かろうじて行うことができるが，頭部が過伸展位であるために目と手を協応させながら操作することは困難となる．このことは子どもの遊びの世界や外界を探索する範囲を狭めるとともに，時間的にも空間的にも連続性のある遊びを行うことを困難にさせ，認知の発達を阻害する危険性がある．

しかし，写真2のような状態が日常的に多ければ，上記のような異常発達はかなり軽減されることとなる．体幹の安定性が得られることによって，体幹と頭部のアラインメントが改善される．前頚部が伸張されなくなることで閉口位の保持も容易になり，嚥下や摂食機能の発達も生じやすくなる．引き上げられていた胸郭は重力によって下制され，横隔膜の運動性も改善する．肩甲帯から肩関節周辺の代償的な痙性の高まりも生じにくくなり，目と手の協応動作も広い範囲で過剰な努力をしないで行えるようになる．

写真 3　　　　　　　　　　　　　　　写真 4

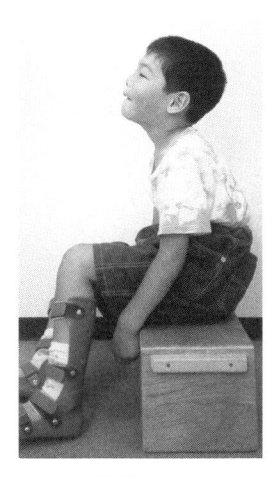

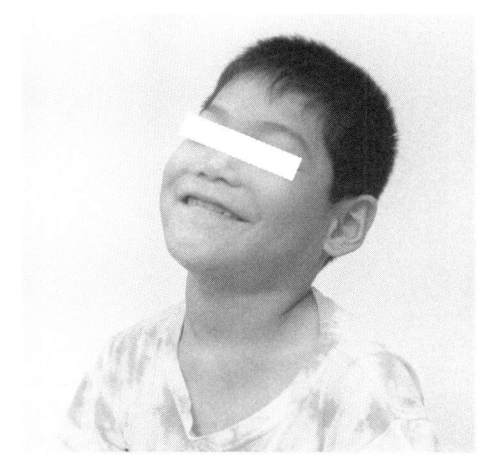

　写真3の子どもは痙直型両麻痺児である．おしゃべりも活発で，普通幼稚園に2年間通園した後，現在は普通小学校の普通学級へ通学している．立位・歩行バランスは十分ではないが，片道20分の通学もランドセルを背負って歩いて行っている．本児に限らず両麻痺児は腹部前面の筋が働きにくく，バランスをとる際には頚部を過伸展位にした姿勢，運動パターンをとることが多い．写真3の座位においても筋を働かせてバランスをとっているというより，体幹と頭部の重みによってバランスをとっているといえる．正常児が同様な姿勢をとっていても，すぐに次の機能的な活動に合わせた姿勢へと変換することができるが，脳性麻痺児の痙性筋ではそのように即座に対応することができない．発達の過程で異常な筋活動によるこのような異常な姿勢，運動パターンの経験が積み重なることは，表情や発声，構音機能の発達に異常性を生じてしまうことになる．後頚部が過伸展位を取るために両唇は両側方向へ引かれる（写真4）．両唇を閉鎖するための上唇下降の運動は行いにくくなる．また下顎が前突した位置にあることが多くなると下顎前突になり，顎の咬合や構音にも異常が生じてしまいやすい．この姿勢では両唇音の産出時に両唇を前方へ突き出す動きができにくいために，上前歯と下唇で [m]，[b]，[p] などの音を産出する傾向がある．また下顎の閉鎖も不充分になるので，舌が前方に位置しやすくなる．これにより，[t] 音の産出時に舌が過剰に前突したり，[s]，[ʃ] 音が歪みやすくなる．腹部が働きにくく頚部が過伸展位となる姿勢，運動パターンでは，発話時の呼気量が乏しくなるとともに，軟口蓋の挙上の動きも適切に生じにくい．したがってとくに意識して話さない限り，発話のボリュームも低下しやすくなる．

　写真5のように母親に抱かれている子どもをよく見かける．基本的に全身の姿勢筋緊張が低く，抗重力伸展活動が乏しく，支えるとどっぷりと全体重を乗せてくる．床上に座位にしたとき，頭部を挙上してくることが難しい（写真6）．いずれの姿勢においても体幹は肋骨下縁部で屈曲しており，胸郭の運動性は制限される．したがって，浅い呼吸しかできない状態である．写真6のように介助されても頭部を挙上できないのは，抗重力筋が働きにくく，脊柱が伸展しにくいことに加えて，頚部の筋も抗重力方向へ働きにくいためである．このよう

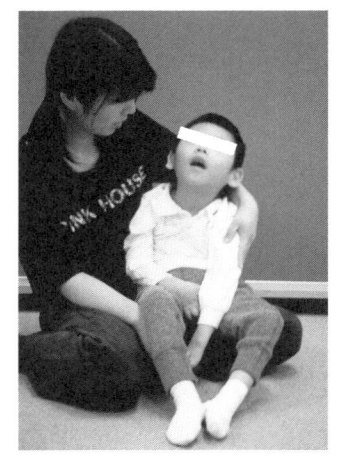

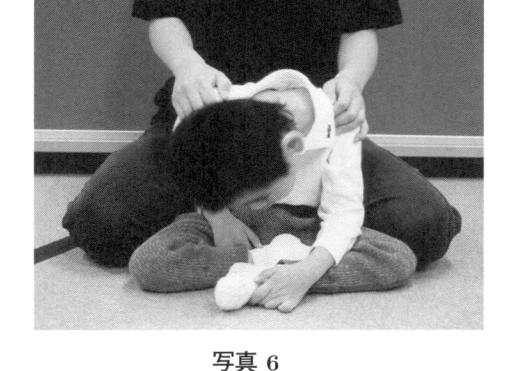

写真 5

写真 6

なケースでは頚部の前面の筋が低緊張で,十分な咳嗽反射が出現しにくかったり,舌の筋緊張も低く口腔内に取り込まれた食物の処理に時間がかかって,適切な嚥下運動も生じにくいことが多い.

3ケースを通じて解説したように全身の姿勢,とくに体幹と頭部のアラインメントを改善することを治療のベースとして,摂食・呼吸・発声・発話・表情の機能へのアプローチは展開されなければならない.

## 3. 粗大運動発達と口腔機能の発達の関連性

　神経発達学的治療においては発達を段階づけて評価するのではなく,治療の展開に応用するための知識として正常発達を重要視し,発達における質的変化を熟知していることが大切であることは治療概念の節で述べた.脳性麻痺児・者への言語治療が全身の姿勢筋緊張と感覚へのアプローチをベースにして行われる以上,口腔機能発達を粗大運動発達と関連づけた分析を行い,治療の展開で役立てなければならない.発達の分析は治療によって子どもが次の機能的段階へと発達するためにはどのような要素が抑制され,促通されなければならないか,さらにそのためにはどのような感覚運動経験が必要であるかという仮説を立てるうえで必要である.ここではSTが治療に先立つ仮説を立てる際に有効な発達の分析を粗大運動発達と関連づけて解説する.

　生後1年間における発達の経緯は,大きく四段階に分けられる(表1).第一段階(0〜2ヵ月)では粗大運動面でも,口腔機能面でも予測できる定型的な反射を基礎として多様な運動パターンをとる.発声は意志や感情によってコントロールされたものではなく,生理的な状況によって生じる.第二段階(3〜5ヵ月)では,原始反射活動の減少とともに抗重力活動が徐々に増してくる.粗大運動では対称性が増し,手の機能が発達し,握ったものを口に入れ

第4章 ボバース概念治療（神経発達学的アプローチ）

表1 粗大運動発達と口腔機能の発達

| 月齢 | 粗大運動発達 | | 口腔機能 | 摂食パターン | | 発声・発語機能 | |
|---|---|---|---|---|---|---|---|
| 0 | 生理的屈曲、非対称性姿勢<br>非対称性緊張性頸反射様肢位<br>モロー反射、ギャラント反射 | 反射<br>咬<br>探捕<br>索捉<br>嚥<br>吸<br>下<br>嚥<br>下<br>反<br>射<br>は<br>生<br>涯<br>続<br>く | ・舌、顎、口唇は一体となって動く<br>・口腔周辺への触刺激に過敏に反応する | 1 | ・反射的取り込み、乳児性嚥下<br>・スプーンでちょえると押し出されることが多いが嚥下時、口唇、顎は閉鎖する | 単調な泣き方<br>開鼻声（十）<br>母音（アー、ウー） | 叫声期 |
| 1 | 伸展活動が出現する | | | 2 | | 声を出して笑う<br>甘えの声、訴えの声 | |
| 2 | 定頸、対称性姿勢<br>迷路性立ち直り反応<br>正中位指向<br>両手動作が始まる | | ・口腔周辺への触刺激に対する過敏な反応が徐々に軽減する<br>・口での探索活動が始まる<br>・吸啜・嚥下が分離する | 3 | ・離乳食を開始する<br>・始めはスプーンから取り込んだ食物が口唇から押し出されることが多いが次第に軽減する | 発声持続↗<br>m、b、p | 喃語期 |
| 3 | | | | 4 | | | |
| 4 | 上肢支持の腹臥位で遊ぶ | | | 5 | | | |
| 5 | 上肢で最大リーチする（腹臥位）<br>平衡反応、多様な運動が出現<br>体に働く力の立ち直り反応<br>座位を保持する | 嚥<br>下<br>反<br>射<br>は<br>生<br>涯<br>続<br>く | ・舌と下顎の上下運動<br>・口唇は舌、顎の運動から分離し、閉じられている | 6 | ・離乳食初期から中期の食物摂取<br>・口唇にリーチの動きが出現する<br>・スプーン上の食物を口唇でうまく取り込む。Munchingが出現する<br>・取り込んだ物が押し出されない | 喃語がさかんになる<br>開鼻音（－）<br>音の模倣期 | 模倣期 |
| 6 | | | | 7 | | | |
| 7 | | | | 8 | | | |
| 8 | 腹臥位から座る | | | 9 | | | |
| 9 | 座位から腹臥位に移る<br>つかまって立ち上がる | | ・舌と下顎は分離して動く<br>・下顎の回旋運動<br>・舌の側方運動 | | ・食べ物の特性、大きさ等によって口の開け方が違う<br>・咀嚼できる<br>・ストロー、コップ、麺類などの摂取が上手になる | t、d、n、tʃ、s<br>ʃ、dz | 言語理解期 |
| 10 | 四つ這い移動<br>手指の巧緻動作 | | | 10 | | 名前に手をあげる<br>電話のベルを指さす | |
| 11 | 立体で遊ぶ、伝い歩き<br>床から立ち上がる | | | 11 | | | |
| 12 | 一人で数歩歩ける | | | 12 | | 始語 | |

ることや口での探索行動がみられる．これは口腔周辺の感覚を正常化し，離乳食の摂取へ向かう準備となる．定頸や対称的な姿勢が取りやすくなるにつれて，眼球運動も安定性と運動性が高まる．この時期の注視や追視の能力の発達は，以後の認知機能の発達にとって重要である．声を出して笑うこともこの時期から始まるが，注視や凝視の能力はそのための基礎としても必要な能力である．第三段階（6〜9ヵ月）では，粗大運動でも口腔器官でも運動が活発化し，選択的，協調的運動の基礎が獲得される．摂食機能では，それまでの取り込んで飲み込むパターンから，舌と硬口蓋で食物を押しつぶしながら送り込む動き（munching）が出現する．この発達過程では，腹臥位姿勢が大切な役割を担っている．抗重力姿勢の腹臥位では，頸部と肩甲帯周囲の筋の安定性と運動性が高まり，下顎の安定性が促進される．下顎の安定性は舌の抗重力活動と口唇の巧緻運動を促す．腹臥位でみられる上肢の最大のリーチと同様，スプーンが近づくと口唇にもリーチの動きが出現しスプーン上の食物をきれいに取り込むようになる．呼吸・発声機能の発達においても腹臥位は重要な役割を担っている．腹部が固定されることで胸郭の上方（抗重力伸展方向）への運動が促進され，胸式呼吸の発達の促進へとつながっていく．腹臥位姿勢の経験と座位バランスの獲得の過程で，発声時に必要な内・外肋間筋の収縮，弛緩の働きや横隔膜の収縮はいっそう発達し，発声持続も徐々に長くなっていく．同時に軟口蓋の抗重力活動が高まり，呼気は鼻腔より口腔へ通るようになるので発声のボリュームが大きくなる．この段階の後半になると，摂食機能が向上するにつれて，口唇，舌，下顎が選択的で協調した運動を行うようになり両唇音や舌音が産出されるようになる．第四段階（10〜12ヵ月）では，粗大運動で高いレベルのバランス能力が獲得され，口腔機能面では，より巧緻性と協調性が必要な運動が促進される．舌の側方への動きと下顎の臼磨運動で咀嚼運動が可能になる．

　以上のように，正常児の発達は原始反射の抑制とともに抗重力活動を獲得しながら進む．また運動パターンは，全体的な運動から選択的で協調的な運動へと発達する．これは粗大運動面でも口腔・発声機能面でも共通である．さらに口腔・発声・発話機能の発達は粗大運動発達をベースとして相関して生じること，摂食機能は嚥下機能の発達から始まり巧緻運動である咀嚼機能へと発達していくこと，呼吸・発声機能では腹臥位や座位でのバランスの向上が基礎作りに重要なこと，これらの視点を治療に応用しながら展開することが重要である．

## 4．評価のポイント

　神経発達学的治療概念に基づく評価では，全身の異常な筋緊張の分布状態やその強さ，感覚の異常性，姿勢・運動パターン評価など粗大運動の発達評価を進めながら，摂食・呼吸・発声・発話機能の評価を行う．

## 4.1. 全体的な印象をつかむ

　社会性や母子関係を含めて，子どもを全体的に観察する．全身の動きや口の動き，発声・発話の特徴をつかむ．頭や体幹のコントロール，座位・立位姿勢，歩容，バランスをとる際の手の使い方，手の機能的操作に使われる際の口腔器官の運動への影響の及ぼし方などを観察する．影響があればその関連性を評価し，把握する．たとえばよだれがよく出ている，過剰な開口や舌突出がある，咬反射が亢進しているなどのケースでは，どの場面で，どのような活動でそれらが出現し，どの場面で増強，軽減するのかを観察する．そして，それら異常性の要因を推測し，さらに詳細な評価を進める．

## 4.2. コミュニケーションレベル

　周囲への興味，関心，注目度はどうか．コミュニケーションの意欲はどのくらいあるか．

## 4.3. 表情・注視等

　年齢相応の豊かな表情がみられるか，過緊張や低緊張，スパズムなど異常筋緊張の分布状態，また随意運動や刺激でどのように変化するか，注視や追視の能力はどうか，を評価する．

## 4.4. 呼吸

　静止時および運動時の呼吸パターンを規則性や深さ，速さなどの面から評価する．胸郭の形状に異常はないか，痰が貯留してはいないか，喘鳴(ぜいめい)はないかを把握する．

## 4.5. 発声・発話の特徴

　声質・音量・持続性を評価する．また姿勢との関連性や発声・発話時の全身的な症状や連合反応についても記載する．必要なら構音の評価も行う．

## 4.6. 食事動作

　食事姿勢や食事内容，食事に要する時間，介助量を把握する．食事動作のなかで困っていることは何か，食物の取り込みから嚥下に至る一連の動作のどの過程に問題があるか，また舌・顎・口唇・頬などの口腔器官の協調性や異常運動パターンを評価する．呼吸機能との協調性の評価では，むせの有無や程度を把握する．

## 4.7. 口腔器官

　反射活動として探索・吸啜・咬反射などの原始反射が生活年齢相応に存在もしくは消失しているか，嚥下・嘔吐・咳嗽反射など生涯にわたって存在する反射活動の有無とその程度，口腔周辺に触覚の過敏性や鈍麻など異常性は認められるかなどを評価する．口唇・頬の筋緊張や形態は触診での評価が望ましい．また静止時と運動時の変化や，軟口蓋の筋緊張や形態，下顎の形態的異常，顎の咬合も確認する．

# 5. 治療の実際

## 5.1. 治療プログラムの立案

　評価によって，摂食・呼吸・発声・発話・表情の機能の異常性と，粗大運動での異常性との相互の関連性を明確化し，発達上の問題点を整理する．対処しなければならない神経学的異常性はなにか，発達上の未熟さや歪みに対してどのような感覚運動経験が必要なのか，を明らかにしながら治療プログラムを立案する．

## 5.2. 症例1：痙直型四肢麻痺，3歳

　36週，1,784gで出生した未熟児で，MRIの所見では脳室周囲に低吸収域が著明．
　生後11ヵ月から地域の療育センターに通い，保育，PT，ST，OTを受けていた．評価後のまとめは表2のとおりである．
　STが問題としたことは口腔器官とくに舌の緊張が高く，ハイ，イヤ以外の音が産出されないこと，よだれが多いこと，呼気が短く持続した発声が困難であることの3点であった．これらの異常性は，①股関節周辺から両下肢にわたり痙性が存在していることと体幹下部が低緊張であるために，安定した姿勢の保持が困難である，②上胸部や肩甲帯周辺，頸部（とくに舌と喉頭周辺）の筋緊張が亢進している，③バランスを取る際の過剰な努力により①，②の異常性がさらに増強される（連合反応），④口腔周辺の感覚閾値が高く過敏であること，によって生じていた．しかしこれらの要因のうち①，②，③はSTのみならず，PT，OTにおいても共通していた．PTにおいては①，②，③の要因のために粗大運動コントロールが異常パターンを呈し，座位および立位のバランスの獲得を困難にしていることが問題であり，同様にOTにおいては，①，②，③が要因となって上肢の運動における異常パターンが出現し，上肢の巧緻動作の発達が妨げられていた．3つの専門職における目的は異なっていても，異常発達の要因を共通に認識することでそれぞれの治療の有効性が増す．本症例もSTの治療

表 2　症例 1 のまとめ

| | 理学療法 | 作業療法 | 言語療法 |
|---|---|---|---|
| 全体的印象 | ・四肢に痙性が分布している<br>・非対称な姿勢，運動パターン<br>・抗重力伸展活動が不充分<br>・座位バランスが欠如している<br>・左手を優位に使用し，強い連合反応が右手に出現する<br>・流涎が多い<br>・目と手の協応動作が不十分 | | |
| 主要問題点 | ①体幹下部の低筋緊張<br>②頸部・肩甲帯周辺・肩・上肢・四肢に痙性<br>③連合反応の出現により筋緊張がさらに亢進し，非対称性姿勢，運動パターンが強まる<br><br>↓<br><br>・運動性を伴なう体幹の同時活動が不充分<br>　→座位の保持が困難<br>　→目と手の協応動作が困難<br><br>・下肢の交互性の動きの欠如 | ・肩甲帯と肩，上肢の選択的な運動が困難<br><br>・両手操作が困難<br><br>・目と手の協応動作が不十分 | ・舌，口唇，顎，頬の協調運動が困難<br>　→構音機能，摂食機能の発達が阻害される<br><br>・口腔周辺の感覚異常<br><br>・目と手の協応動作が不充分<br>　→認知の発達の困難 |
| 治療目標 | ・自立座位保持<br><br>・移動手段を獲得する準備 | ・上肢の連合反応の抑制と，両手操作の促通<br><br>・目と手の協調的な活動の促通 | ・安定した姿勢を確立する<br>　→目と手の協調的な活動の促通<br><br>・上部体幹周辺の連合反応を抑制し，協調的な口腔器官の運動を促通する<br>　→摂食機能の発達と流涎の軽減<br><br>・口腔周辺の感覚の正常化 |

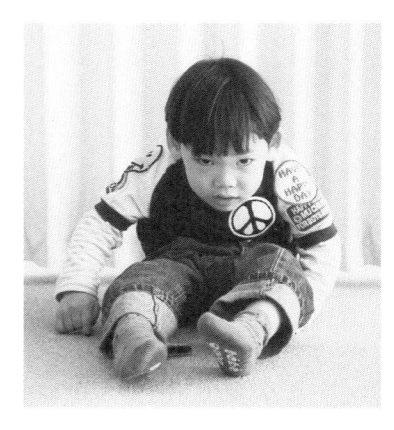

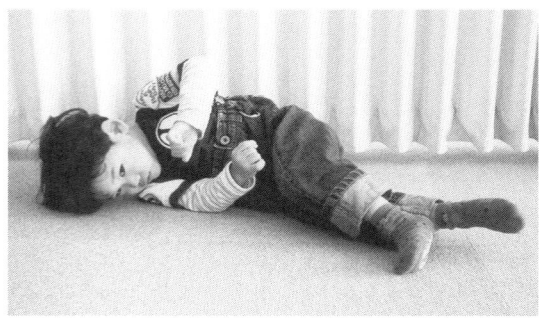

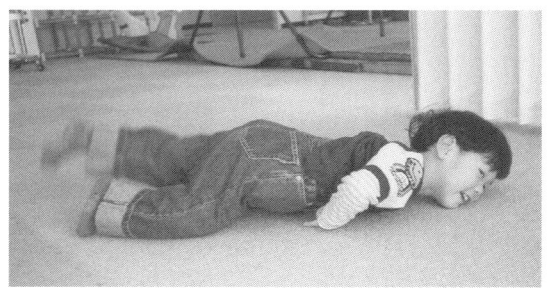

写真 7

　場面においてどのように姿勢保持を実現したらよいか，またどのようにハンドリングをしたらよいか，等を容易に相談することができた．有効な手がかりや実際的な方法について，互いに情報を交換することができた．

　写真 7 からわかるように本児は痙直型四肢麻痺で，全身的に痙性が分布していたが，体幹下部は低緊張であった．短時間であれば一人で座ることができたが（写真 7 左），痙性を利用してバランスをとっていた．寝返りのパターンにおいても痙性が著明であり，運動になめらかさはみられない（写真 7 右上，右下）．ST 開始時から口腔周辺の過敏性を軽減するための口腔周辺への直接的な触刺激を与えることと，協調運動である嚥下運動を促通するために，日常生活のいろいろな場面でオーラルコントロールを行っていた（写真 8）．しかし短期目標に設定していたよだれの軽減はなかなか生じなかった．そこで PT に上胸部から頚部にかけての痙性のコントロールの方法を相談し，PT 場面を通じて実際のハンドリングを指導してもらった（写真 9）．写真 9 左で PT は胸郭が上方へ引きあがるパターンをコントロールするために，肋骨下縁部に手を置いてハンドリングしている．体幹下部の同時活動を促通する目的で立位を取らせているが，子ども自身による全身の姿勢コントロールが上手になるにつれ，ハンドリングを行う部位はより遠位部に移され介助量も減らしていった（写真 9 中央，右）．上肢による自発運動を積極的に行わせて上半身の運動性を高めることは，嚥下や舌運動に関与する頚部の前面の筋緊張の正常化につながっていた．

　ST の治療場面においても，立位をとりながら上半身の運動性を高めるプログラムを展開した（写真 10）．さらに ST 独自の主要問題である④の口腔周辺の感覚の正常化に対するアプローチとして，口腔周辺への直接刺激を行った（写真 11）．歯磨きは適切に行えば感覚の正

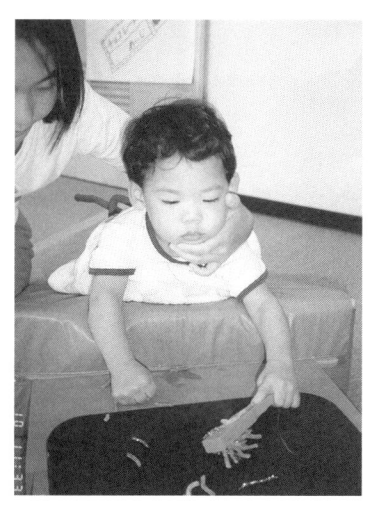

第 4 章　ボバース概念治療（神経発達学的アプローチ）　　121

写真 8

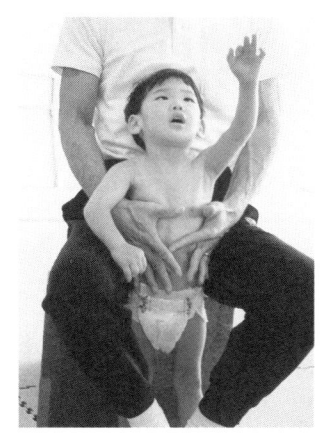

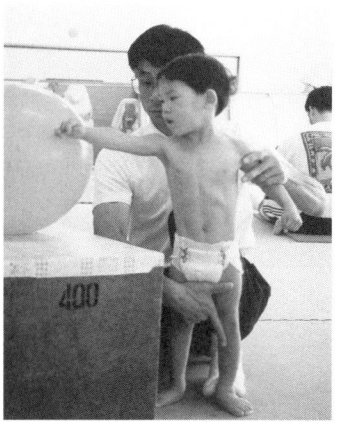

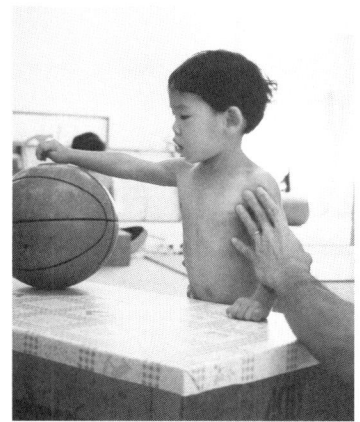

写真 9

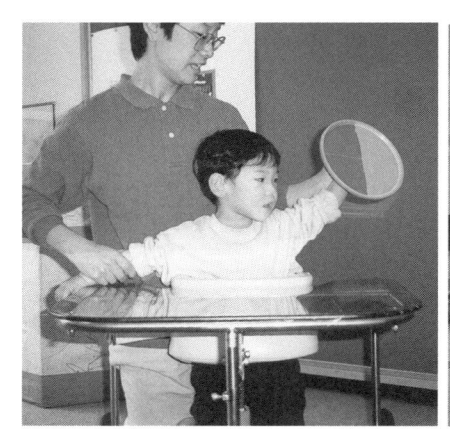

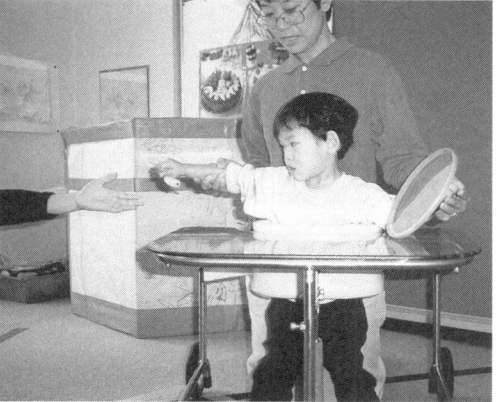

写真 10

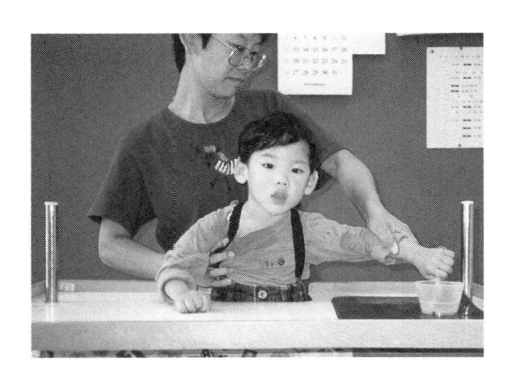

写真 11

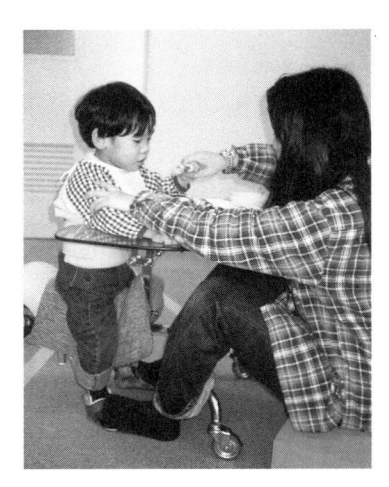

写真 12

常化のための有効な直接刺激になるとともに，治療の応用として日常生活で行えることなので母親や療育スタッフに指導しておくとよい．写真 12 は食事場面であるが，立位をとり上肢の機能的な活動を促通することで，全身の筋緊張の亢進を軽減させることができた．また左上肢を使用することで生じる右上肢の連合反応に対して，母親が前方から右肩を軽く下制するハンドリングを行うよう指導した．食物を取り込んだあとの処理段階では，介助者が指で歯茎を刺激して咀嚼運動を活発に生じさせることも有効な方法であった．コップからの取り込みなど巧緻的な口腔運動では，オーラルコントロールを用いた（写真 13）．

　PT に相談し，ハンドリングに関する助言を得たことが ST の治療プログラムを発展させるきっかけになり，本児のよだれは著しく改善した．舌や下顎の運動性も高まり，発語が増えるとともに明瞭度も改善した．

　目と手の協応活動を促し遊びの世界を豊かにすることは，認知機能の発達を通してことば

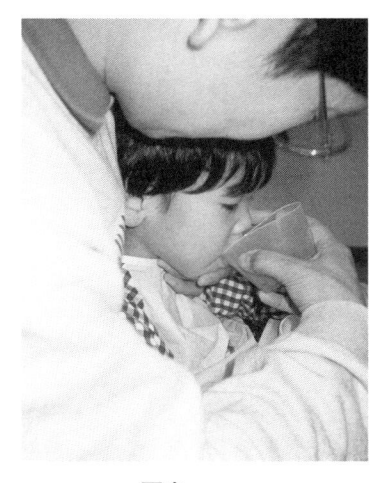

写真 13

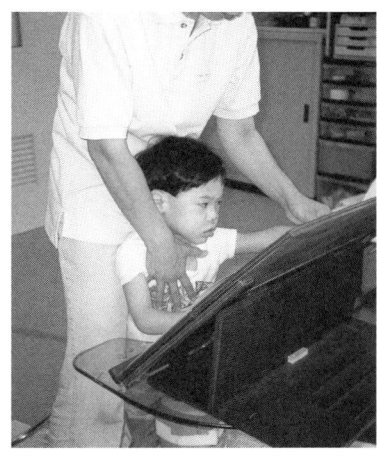

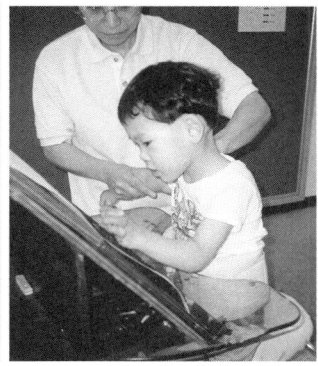

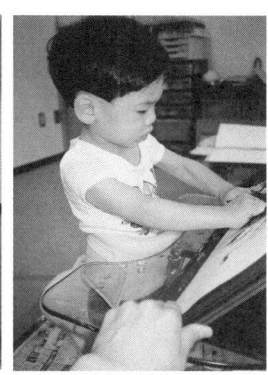

写真 14

の概念を形成するために重要である．それゆえに遊びを深め，十分に楽しめるよう援助するハンドリングが大切である．意欲や活動性が高まると痙性が亢進し，かえってその活動を行うことが困難になってしまうことも多い．そのために遊びへの集中力が持続せず，遊びが深まりにくくなってしまう．写真 14 はハンドペインティングを行っている場面である．上胸部が痙性によって引きあがらないようハンドリングを行った（写真 14 左）．右上肢に生じる連合反応へも操作を行い（写真 14 中央），徐々に両手動作へと導く（写真 14 右）．このようにハンドリングや工夫された器具を使用することによって過剰な努力をせずに，楽に，楽しく遊びつづけられることが，目と手の協応活動を高め，遊びの中で視角と聴覚の統合を促す．そうして外界を適切に認知する経験を積み重ねることでことばの概念化が発達していく．

　以上のような治療場面での経験が日常生活で生かされなければ異常発達を防ぐことは難しい．写真 15 は，保育に ST が参加し指導している場面である．保育者から受け取ったボールを，つかむとすぐに放り投げては次のボールを要求していた．投げたボールを最後まで追視することもなく，単なる感覚遊びに陥っていた．ボールを放す瞬間には全身の筋緊張が亢

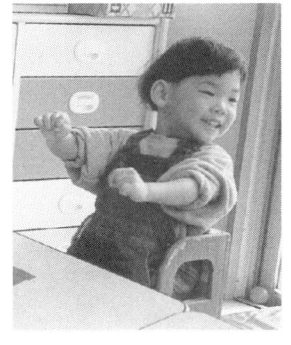

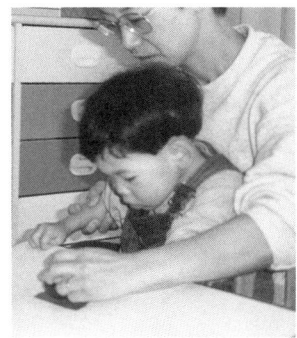

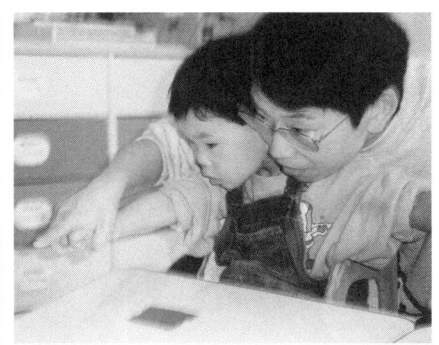

写真 15

進して伸展パターンをとっていた（写真15左）．まず，ボールを転がす目標設定を明確にするために前方に黒いフェンスを立て，その前に赤い箱を置いた．黒色のバックに赤色というように，コントラストをはっきりすることで目的物に対する子どもの注目を促すことができた．次に，つかんだボールが手元を離れて転がっていく様子を最後まで見届けることを促すために，ボールを転がすスタート地点を設定した．これにも視覚認知が促されるように青色のテープを使用した．ボールを握った本児の手を，STがいっしょに握り，スタート地点へと誘導した．この時，この上肢の活動によって全身の痙性が亢進しないように，ハンドリングはゆっくり行う．右上肢に生じる連合反応にも注意を払い，ハンドリングによってコントロールした（写真15中央）．ボールが手元を離れた後もボールへの注目が持続するように，上肢や体をボールが転がる方向へ誘導した（写真15右）．このように介助することはボールを握り続けているという触覚や，注視，追視機能にかかわる視覚，介助者や周囲にいる大人や子どもが発する言語表現を入力するための聴覚，さらには運動の方向感覚など，多くの感覚を統合させる援助である．

　このようにして遊びが深まることは遊びにおける時間的，空間的な連続性が高まることであり，子どもの認知機能の発達や概念形成を援助することに発展していくものである．症例6の項ではこの点について，より詳細な解説と治療の紹介をしているので参考にして頂きたい．

　給食場面も大切な生活場面である．PTやOTとともに姿勢や道具などの環境整備を行いながら，取り込みや口腔内での食べ物の処理に関する援助方法を保育士や母親に指導した（写真16）．

　このように子どもにかかわる多職種のスタッフが生活場面を共有し，子どもの運動機能面だけでなく，情緒的問題などにも共通の理解をしながら，一緒に子どもへの援助を行うことが重要であり，セラピストは専用の訓練室内での治療に満足してはならない．生活のあらゆる場面で子どもが異常性を軽減して，より正常な運動感覚を経験できるように，子どもにか

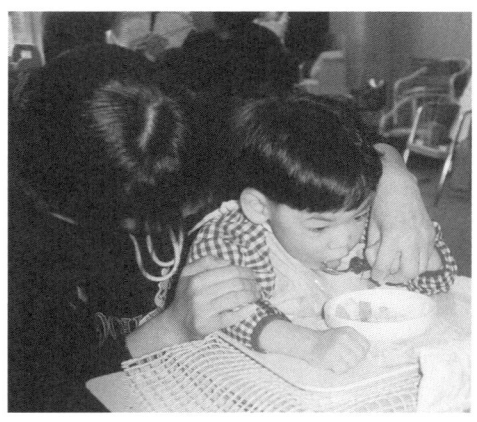

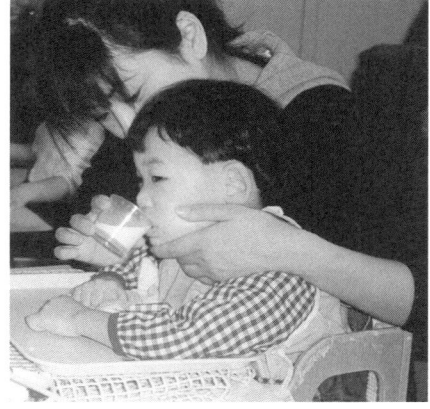

写真16

かわるさまざまな職種がコミュニケーションを図り，チームワークをとりながらアプローチしていくべきである．

## 5.3. 症例2. アテトーゼ型四肢麻痺，2歳

満期産2,954gで出生したが，遷延分娩で羊水を吸引していた．定頚が遅いので保健所の発達外来や市民病院の小児科で指導を受けていた．1歳8ヵ月から地域の療育センターに措置入園となった．生後1年の時に脳波とMRIの検査を受けたが著変なしであった．評価後のまとめは，表3の通りである．姿勢筋緊張が低いアテトーゼ型の脳性麻痺児である．

STが問題としたことは，体幹と頭部が不安定なために発声機能と口腔器官の巧緻運動の発達が阻害されていることであった．体幹と頭部が不安定である原因が，姿勢筋緊張が低くゆっくりとした動揺があることと，抗重力伸展活動の不十分さであり，この2点に対して的確なアプローチを行わなければSTの治療目標は達成されない．

治療を開始した1歳8ヵ月ごろの状態は，写真17のように体幹は前方へ崩れ，頭部は過伸展位で常に開口してよだれが多かった．うなずく，頭を左右に振る，という動作で，はい，いいえ，いや，の意思表示を行い，自発的な発声はほとんどなかった．摂食動作では舌の突出が顕著で，食べ物が押し出されることが多かった．咀嚼運動も出現していなかったので，母親は本児が摂取する食物の形態に過敏で不安感を持っていた．自分から積極的に手を使おうとはしなかったが，使わせると反対側の上肢の連合反応が著明であった（写真18）．まず母親にオーラルコントロールを食事場面をはじめ一緒にテレビを見たり，絵本を読む，手を使って遊ぶときなど，日常のいろいろな場面で行うように指導した（写真19）．的確なオーラルコ

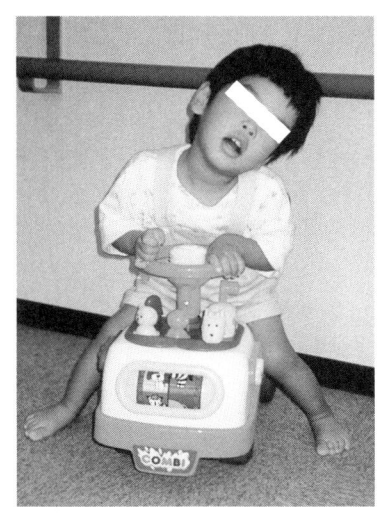

写真 17

表3 症例2のまとめ

| | 理 学 療 法 | 作 業 療 法 | 言 語 療 法 |
|---|---|---|---|
| 全体的印象 | ・活発な男の子である<br>・知的な発達は正常域にある<br>・基本的な姿勢筋緊張は異常に低い<br>・常に筋緊張の動揺が見られる<br>・頭部のコントロールが乏しく，ATNRはまだ残存する<br>・抗重力伸展活動が不充分である<br>・ほとんどいつも開口位で流涎が多い | | |
| 主要問題点 | ①姿勢筋緊張は低く，動揺している<br>②抗重力伸展活動が不充分である<br>③頭部と体幹のコントロールが不充分<br>④正中位指向性の発達が弱い<br><br>⇩<br><br>・座位保持が困難 | ・上肢の選択的運動が困難<br><br>・両側上肢の協調的な運動の発達が阻害される | ・発声が困難<br><br>・摂食機能や構音機能の発達が阻害される |
| 治療目標 | ・抗重力伸展活動と体幹の同時収縮性を促通する<br><br>・安定した座位の獲得<br><br>・移動手段の獲得 | ・体幹から分離した上肢の選択的運動を促通する<br><br>・持続的な手指の把握能力の向上<br><br>・両手動作の促通 | ・協調的な口腔運動を促通：摂食パターンの発達と流涎の軽減<br><br>・発声・発語によるコミュニケーション意欲の向上 |

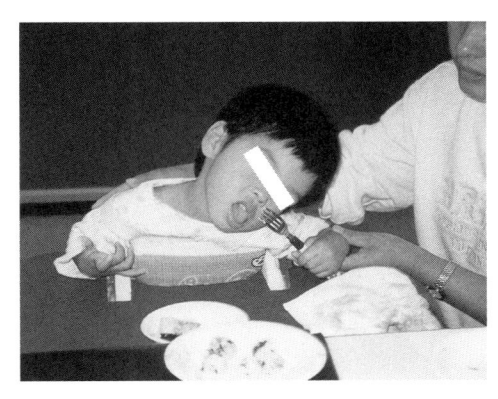

写真 18

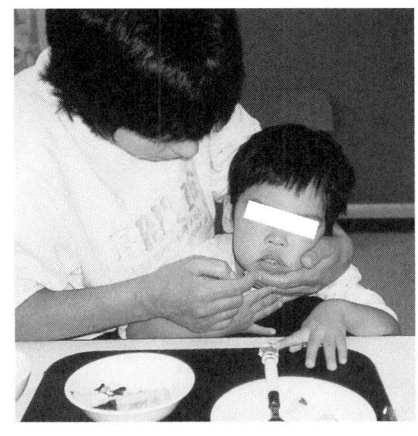

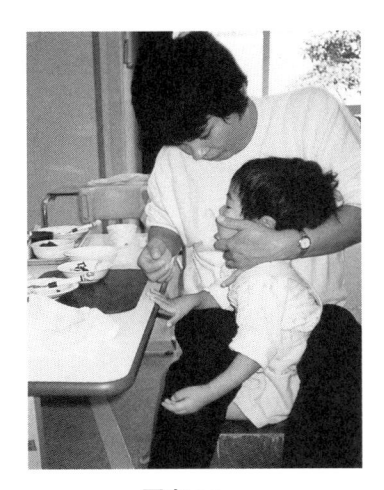

写真 19

写真 20

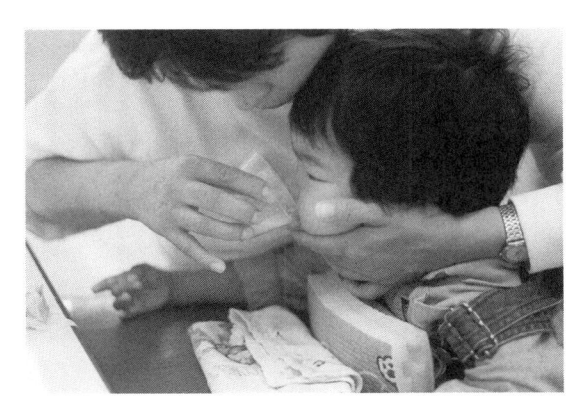

写真 21

ントロールができるためには，体幹が十分に伸展して安定していなければならない．本児の場合には体幹を母親の両脚ではさむようにして，それが実現しやすい方法を指導した（写真20）．治療を開始して5ヵ月後には両肩や両手から操作して，姿勢の安定を促すこともできるようになった．体幹が安定すると頸部の伸展位保持がしやすくなり，そのことが下顎の安定につながるので閉口位がとりやすくなり，さらにはよだれが軽減することにつながる．しかし，この時期にはまだ舌突出が認められ，食事動作では肩からの操作だけでは不十分であった．姿勢と頭部の安定が維持された上で，構音機能の発達へつながる口腔器官の巧緻運動の促通をより積極的に行うためには，摂食機能へのアプローチが同時に必要である．本児の場合も当初から食事場面で，咀嚼を促すこととコップから飲み物を取り込むことを中心に，協調した口腔器官の感覚経験の積み重ねを積極的に行った（写真21）．

治療を開始して6ヵ月からは，体幹と頭部の抗重力伸展活動が促通される機会を増やすことと，母親依存の生活パターンから脱することを目的として，園内を移動する際には特殊歩

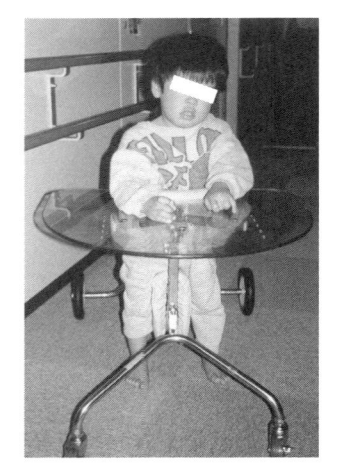

写真 22

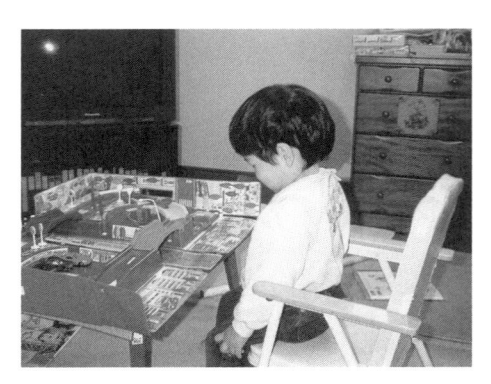

写真 23

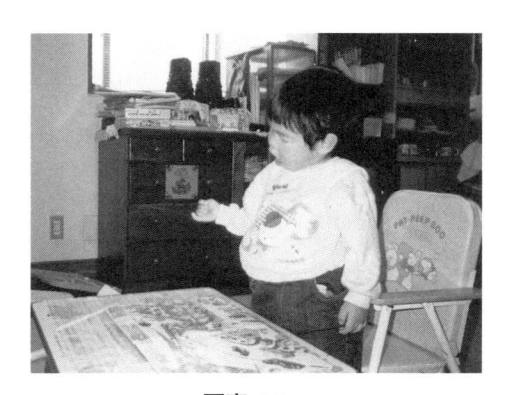

写真 24

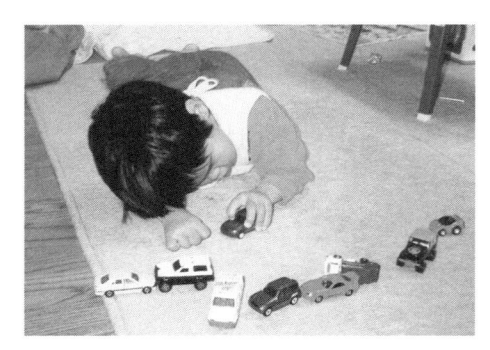

写真 25

　行器（ポニーウォーカー）を使用させるようにした．知的発達面の遅れがほとんどない本児は，1週間後には園庭や園の周囲を保育士と散歩できるほどになった．当初は右上肢が後方へ引けやすかったが，それも約1週間で目立たなくなり，ウォーカーの机上に固定されていた握りバーは遊ぶ際に邪魔になるので取り外した（写真22）．このポニーウォーカーを使用して移動したり遊ぶ機会が増えるにつれ，よだれの減少と発声頻度の高まりが顕著になった．発声の頻度が多くなり声量が大きくなったのは，体幹下部の筋の同時収縮が向上し，横隔膜や腹部の筋が発声時に機能的に活動しやすくなったからである．よだれが減少したことも体幹と頚部の筋の抗重力伸展活動が促され，下顎や舌骨，喉頭の固定性と運動性が発達したことによる．園の長い休みの期間には自宅でもポニーウォーカーを使用させた．このころ家庭内では写真23のように，普通の幼児用の椅子に一人で座っておもちゃを見たり，一人で前方に手をついて立ちあがったりすることができるようになった（写真24）．また腹臥位でも手を使って遊べるようになった（写真25）．

　摂食機能においても改善が顕著となった．舌突出は消失し，咀嚼が可能になった（写真26）．両唇の間から落ちそうになった食べ物も両唇の細かい動きで取り込めるようになった（写真

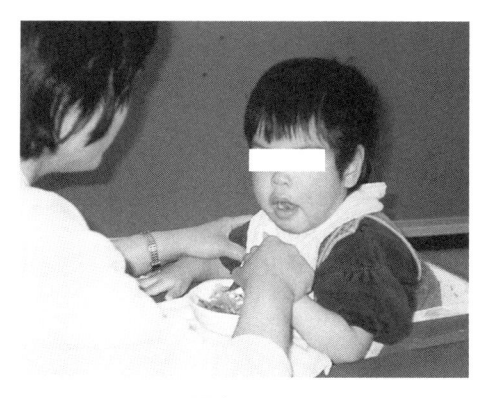

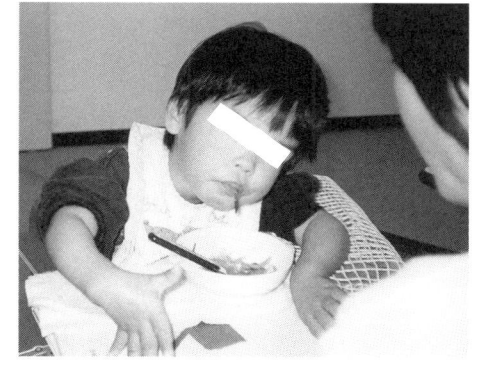

写真 26　　　　　　　　　　　写真 27

27)．母親は前方から右肩を軽く押し下げるようにハンドリングしながら，もう一方の手で本児のスプーンやフォークの操作の介助を行うようになった．オーラルコントロールは水分摂取時と，細かい手指の操作が必要な遊びの時にはまだ必要であった．食事動作における口腔器官の運動の発達は，構音運動の発達に先立って生じる．本児も摂食動作の改善にともなって周囲の人が理解できる発語が増えてきた．2歳9ヵ月ごろには，はい，いや，を明瞭に発語し，意思を伝えられるようになってきた．その後も構音および発話機能は発達し，日常では3音節，4音節の単語を明瞭に構音できる機会が増えた（りんご，おにぎりなど）．3歳9ヵ月頃には，不明瞭さもあり，発話スピードもゆっくりではあるが，2語文，3語文での会話が可能になってきた．日常生活場面でのよだれも激減し，しりとりを楽しんだり，冗談を言うなど会話によるコミュニケーション関係が築かれてきた．

　本児のように摂食，発声，発話機能の発達が粗大運動発達と密接に関連しあっているケースでは，STにおいてもその関連性を十分に認識して治療を展開しなければならない．PT・OT・保育士などとの連携はもちろんだが，治療の日常への応用のために母親や家族への指導も重要である．

## 5.4. 症例3．痙直型両麻痺，6歳

　姿勢と口腔機能の節（110ページ）で紹介したケース（写真3）である．
　39週，1,750gで出生した未熟児である．1歳6ヵ月ごろ四肢の筋硬直を指摘されたが，医療機関には受診しなかった．1歳8ヵ月ごろには数歩独歩ができるようになった．2歳4ヵ月時に初めて療育センターを訪れ，2歳6ヵ月で措置入園となった．4歳からは校区の公立幼稚園に通いながら週1回のPT，月1回のSTを受けた．普通小学校入学後はPTが週1回継続されている．
　体幹下部の低緊張のために体幹と頭部のアラインメントが崩れ，表情の異常や，構音の歪みが生じていることを第2節で解説した．ここでは治療の一部を紹介する．

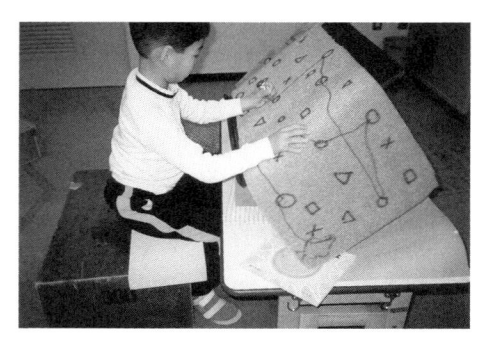

写真 28

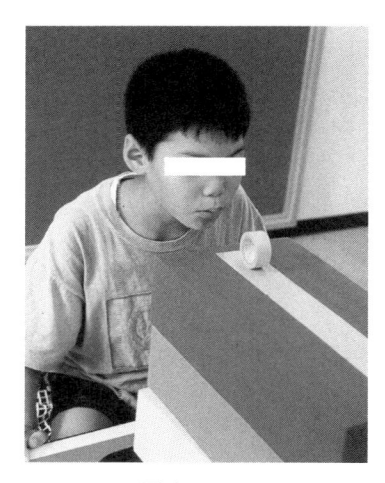

写真 29

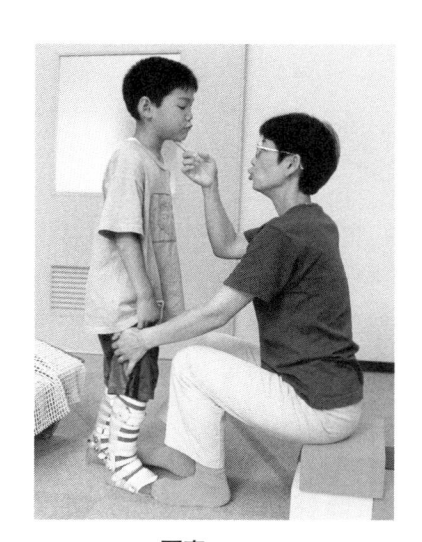

写真 30

　本児の体幹下部の姿勢コントロールの不十分さには，股関節および下肢の痙性も影響を与えていた．両下肢が痙性のために内転位をとりやすく，体幹下部の筋がより働きにくくなっていた．そこで両下肢の痙性の影響を軽減するよう，少し高めの座位姿勢を取らせ，両下肢に体重がかかるようにした．さらに体幹の伸展と腹部の同時活動が持続されやすくするために斜面台を使用した（写真28）．行う課題も持続した筋収縮が促されるよう，動作がゆっくりと継続して行われる課題を設定した．写真28では形の同じものを線で結ぶ課題を行っているが，図形はカーペットに描かれておりマジックを使用して図形と図形を結びながら線を描くと，紙のようになめらかではなく抵抗感があるので，体幹の同時活動をより高めることができた．抵抗があるので上肢の活動はゆっくりと持続して行われ，体幹の前面の筋や頚部の前面の筋群の持続的な同時活動が促された．写真29では同じ姿勢をとりながら口唇の前方への動きを促している．写真4と比較すると表情や両唇の動きに明らかな違いが認められる．自由におしゃべりをしていても体幹が不安定にならないようにするには，写真28，29のような，体幹下部の筋の働きが促される座位姿勢を取りながら会話をする経験の積み重ねが必要である．よりダイナミックな方法で行っているのが写真30である．本児は立位も不安定で常にふ

らふらと動いてしまうが、両下肢をわずかに屈曲させて体重を支持させると、体幹下部の筋の同時活動が高まり安定した立位保持が容易になった。その姿勢を維持させながら——セラピストは介助量を減らし、できるだけ本児自身に姿勢コントロールをさせる——構音練習や自由な会話を促した．

　構音の改善のアプローチにおいても、その歪みの原因に全身の姿勢コントロールの影響があることも脳性麻痺児の治療では忘れてはならない．また症例1、2と同様に治療場面で構音の改善が得られても、日常のおしゃべりにおいて改善が現れなければならない．そのためにも日常的な姿勢管理、たとえば学校の椅子や机、家でテレビを見たり衣服を着脱する際の座位姿勢など、他職種のスタッフとの協力のもとで積極的に工夫をしていくことが必要である．

## 5.5. 症例4：痙直型四肢麻痺，7歳

　小学校2年生，7歳の時に病院で初めてST治療を開始したケースである．就学前に地域の療育センターに通っていたが、摂食に関する治療は受けていなかった．床の上で一人で寝転がっているときも、抱かれているときも常に右上方へ捻れながら反り返っていた（写真31）．椅子に座ることはまったくできず、移動のためのバギーの中でも強い反り返りパターンを呈していた．食事は母親の判断で離乳食中期の形態の食べ物を摂取していた．母親が膝の上で抱いて食べさせていたが、強い反り返りと格闘する状態で、母親は抱いて食事をさせることの大変さを一番に挙げて訴えた．

　全身の姿勢筋緊張は静止時には低緊張で口腔器官もまた同様であった．しかし頻繁に生じる全身性の伸展パターンをともなう食事動作では、下顎が過開口し舌による食物の押し出しが顕著であった．治療開始1ヵ月前に行われたビデオ透視嚥下検査（VF/Videofluorography）では、誤嚥は認められなかった．他動的なハンドリングによって反り返らずに起きた姿勢をとることや、その姿勢を維持することには強い抵抗を示した．

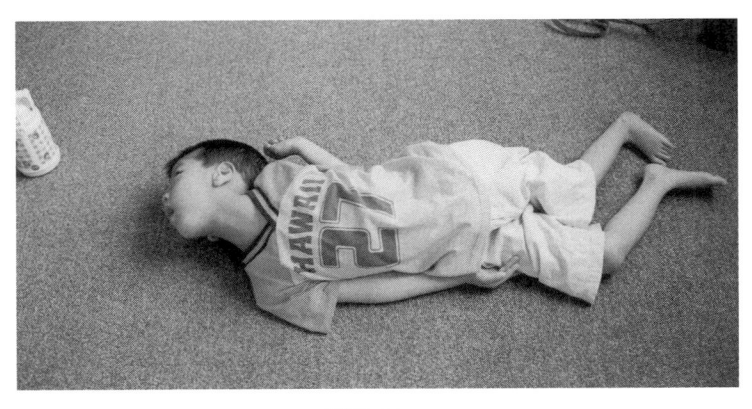

写真31

摂食機能への治療を開始するにあたり，行った評価のなかで最も注目したことは視覚認知機能の発達に関してであった．本児は常に反り返った状態で周囲からのさまざまな感覚刺激を受容する経験を積み重ねてきており，視覚的な刺激よりも聴覚的な刺激により優位に反応する傾向が顕著であった．身体の真正面でかかわる人や対象物と向き合うことや，視野内で物を操作することは全く経験していなかった．そのため見て楽しむことより，人からの声かけや音楽などを聞いて楽しむことへの志向性が極端に強かった．正常発達では身体と対象物が向き合う位置であることと，頸部が安定することで頭部が安定し眼球運動が発達する．そのことが視覚情報の的確な入力を導き，対象物を認知する機能を発達させるとともに視覚と聴覚の統合機能の発達を導くのである．

　本児の治療ではまず本児が日常とっている床上での捻れた姿勢を徐々に修正し，対称的な姿勢へと導くことから開始した．本児の好む音楽などの聴覚刺激を利用し，肩関節や体幹前面にセラピストとの接触面を作りながら対称的な側臥位へと誘導した．側臥位で聴覚刺激を受容しながらその音源を手指で触らせ視覚認知を促した．触覚からの感覚入力も積極的に行った．本児が手掌で感じやすく気づきやすい触刺激を探り出し，触っている手元への注目を促した．手掌からの触覚刺激が入力されにくいケースでは，冷水，温水，粘性のある素材，粉状の物，表面がなめらかなあるいは粗雑な布，ブラシなどによる感覚刺激が反応を引き出す一般的治療法として知られている．バイブレーターを使用した遊びも有効な場合がある．バイブレーターの振動はON-OFFの連続した刺激であり，手掌の感覚閾値が高いケースには有効である．

　視野内で自分の操作によって生じる変化に気づき興味が持てるようになると，視覚的に注意が持続するようになり，姿勢を安定させるためのハンドリングも受け入れられるようになった．母親と一緒に（写真32），あるいはポニーウォーカーに乗って（写真33）積極的に視野内での探索活動を始めた．このように情報収集のために視覚が機能することによって，姿勢

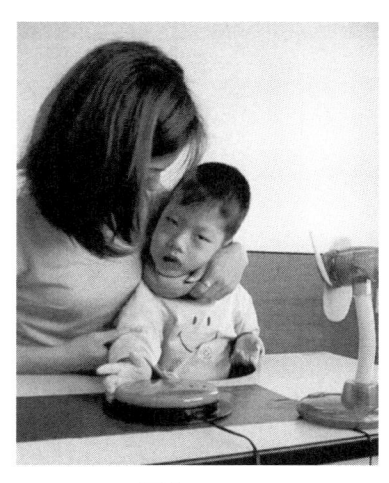

写真 32 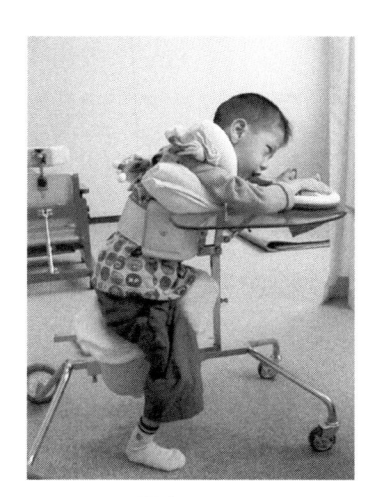　　　　　　　　　　　写真 33

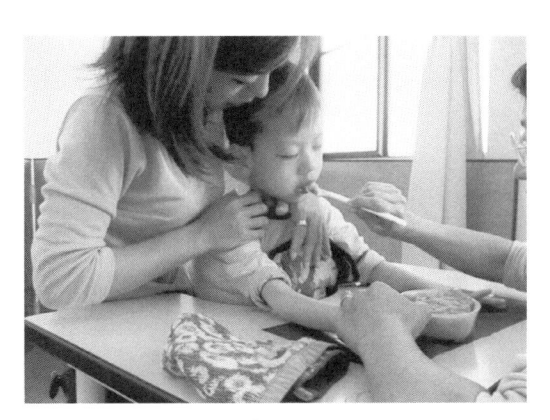

写真 34

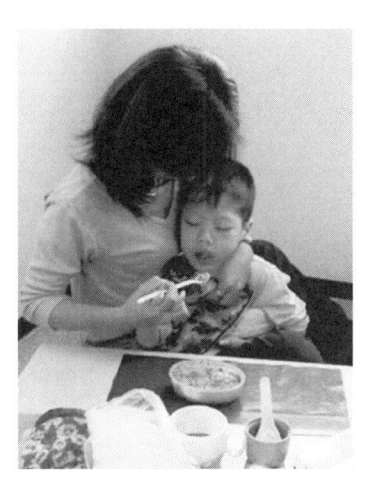

写真 35

　運動パターンは後方へ反り返る状態から，人や対象物に向き合う前方志向へと改善した．遊びの場面で積極的に手を使っての外界探索活動を促すことは，触覚，視覚，聴覚，体性感覚などの感覚の統合機能を発達させ，認知や言語の概念化の発達につながるものである．食事の場面でもこのことを重視し，食物を前に置き，食物が近づいてくるのをしっかりと認知させながら与えた（写真34，35）．

　視覚機能が向上したことで頭部の安定性も発達し，摂食機能へのアプローチも積極的に行えるようになった．オーラルコントロールで下顎と舌を安定させ，舌でしっかりと食べ物を押しつぶすことや咀嚼を促す食材と与え方で，口腔器官の協調運動を促した（写真36）．頭部と体幹の位置関係がまっすぐに保たれたことで呼吸や摂食，嚥下運動に関与する口腔器官が適切に働きやすい状態になった．さらに椅子座位での食事摂取も開始した（写真37，38）．

　治療6ヵ月後に母親から座位保持椅子で昼食を全量摂取できたと報告があった．その後も家庭と学校の両場面で積極的に座位でのさまざまな活動経験を促した．学童児は学校で過ご

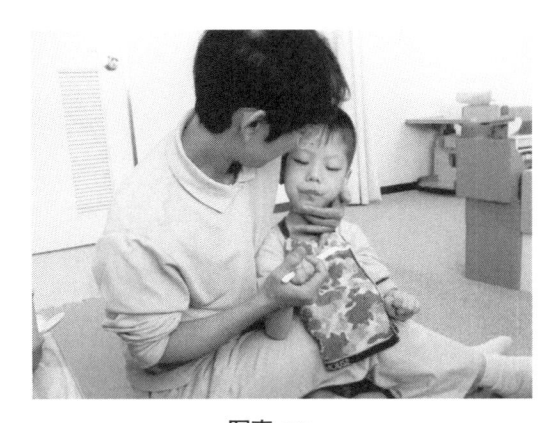

写真 36

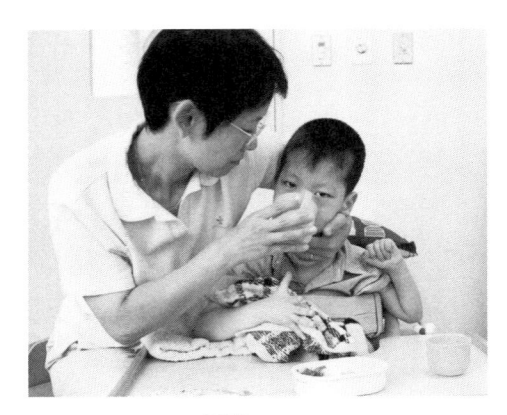

写真 37

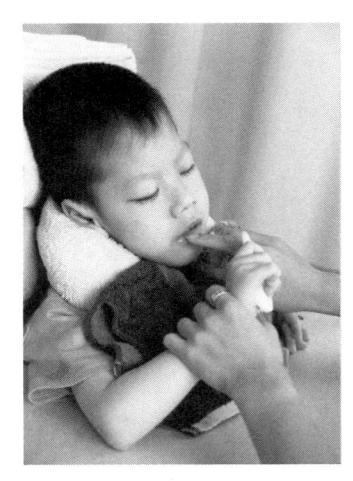

写真 38

す時間が長いので，担当教師との協力は子どもたちの発達を援助するうえで重要なことである．本児の学校の先生方も何回も治療見学に来られ，摂食だけでなくさまざまな場面での本児への援助の方法を伝えることができた．学校給食の内容もレベルアップし，家ではステーキ肉を好むほどになった．舌の側方への動きが出現し始め，コップからの水分摂取ができるようになるなど摂食機能も向上した．

　姿勢運動パターンの改善は知的発達や情緒の発達も促し，母親への依存心が高まり，抱っこや遊びの要求を音声で表現するなど，コミュニケーション行動も発達した．安定した座位が取れるようになったことで，対面でのコミュニケーションも取りやすくなった（写真 39）．今後は家族以外の人たちとの対人関係を深めながら，コミュニケーション手段の発達を促す治療へと課題を変えて言語治療の継続が必要と考える．

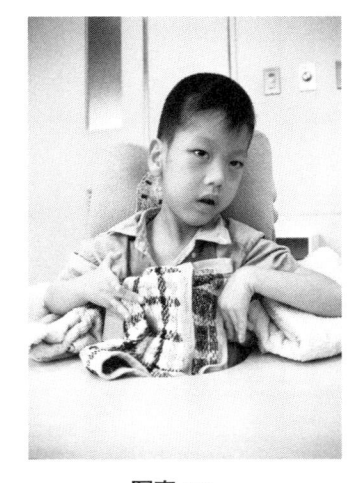

写真 39

## 5.6. 重症心身障害児へのアプローチ

　重症心身障害児（以下重障児と略す）は児童福祉法第43条で「重度の精神薄弱および重度の肢体不自由が重複している児童」と定義され，発生原因は低酸素症または仮死が最も多く，ついで不明の出生前原因，髄膜炎・脳炎，低出生体重児，てんかんなど多岐にわたっている．その臨床的特徴としてあげられる摂食障害と呼吸障害の程度は重障児にとって生命予後を決定する大きな因子である．

　重障児は呼吸，摂食，排泄，体温調節，睡眠，覚醒のリズムなどの生命維持機能において数多くの重複障害や二次的合併症を有することが多い．てんかんや痙攣発作に加え，視・聴覚機能の障害や拘縮，脱臼といった構築的変形も多い．誤嚥や痰の喀出がうまくいかないためにしばしば呼吸器感染症を併発し入退院を繰り返したり，胃食道逆流現象によって消化管の機能障害から栄養障害を併発し，全身的な機能低下を招いてしまうこともある（図3）．ここでは症例を通じて主に呼吸障害と摂食・嚥下障害について解説と治療の実際を紹介する．

　呼吸障害の原因として，①上気道の通過障害（閉塞性呼吸障害），②拘束性呼吸障害，③ガス交換障害，④呼吸中枢の障害などが考えられる．①ではアデノイドが大きい，あるいは舌根が沈下しているために生じることが多く，エアウェイの確保がその対応策として行われる．喉頭軟化症では気管切開が必要となる．②では胸郭の変形や呼吸筋群の活動制限によって生じるので運動療法による肺機能の向上と維持が必要である．③は誤嚥や感染による反復性肺炎，慢性気管支炎，無気肺などによって生じるので，抗生物質の投与が必要である．④に対する有効な対応策は現在のところはない．

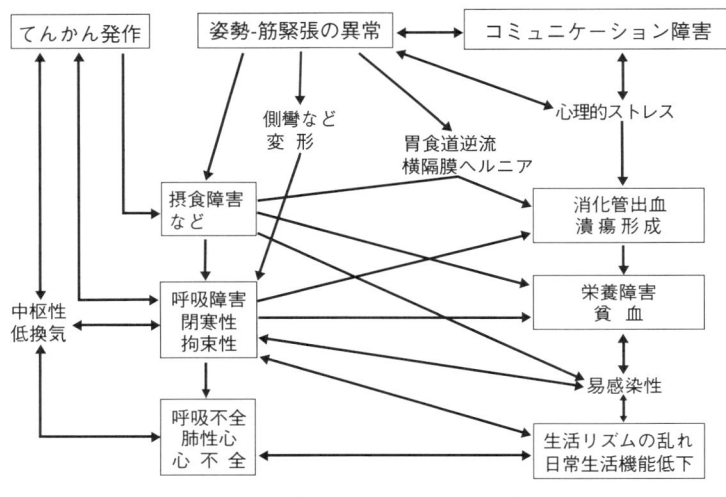

**図3　重障児の問題の相互関係**

摂食・嚥下障害は重障児のほとんどが有する障害である．食べ物を咀嚼することや押しつぶして処理することが難しい，取り込まれた食べ物がなかなか送り込めない，食事中にむせる，食事を開始すると緊張が強まる，食後に痰やぜい鳴が多くなる，食事に長時間を要する，体重の減少や突然の熱発などの症状は多くの重障児にみられる．表4はこれらの要因と考えられることを表している．摂食の治療において目標とすることは，①より安全に，より効率よく摂取し，豊かな食事経験ができること，②口腔機能の発達を促すこと，であるが，重障児ではまず安全な摂取が優先される．表5の内容を確認した上にさらに慎重な治療，援助が必要である．ビデオ透視嚥下検査（VF/Videofluorography）によって摂食から嚥下までのどの段階でどのような困難さを有しているのかを分析することと，誤嚥の評価を行うことが必須である．食物の取り込みから嚥下に至る過程が安全でなめらかに行われるために頚部の安定を基盤とした口腔周辺の安定性が得られる姿勢を実現し，その上で摂食運動がなめらかに生じるために必要な刺激を与える．刺激とは使用する道具，食物の素材や味，形態，匂い，温度，そしてその与え方であり，それらが栄養摂取と口腔機能の維持・発達のために適切でなければならない．一方で食事は毎日行われる活動であること，認知・情緒・社会性やコミュニケーションの発達にとって重要な生活場面であることを忘れてはならない．子どもの生活年齢や，発達年齢，生活環境，介護者のニーズなども把握し，ライフステージに沿った治療の組み立てが必要である．

表4　重障児の問題 —— 摂食障害の要因

- 認知障害：食べ物であることがわからない
- 意識障害：意欲低下
- 嚥下障害
    ① 嚥下中枢（延髄）の障害（球麻痺）
    ② 嚥下に関係する神経・筋肉の協調性の障害（仮性球麻痺）
    ③ 口腔・顔面の過敏性や緊張亢進
- 食欲低下
- その他
    胃・食道逆流症 ⇒ 逆流性食道炎 ⇒ コーヒー様嘔吐・気道過敏性・分泌物の増加 ⇒ 緊張亢進 ⇒ 嚥下障害

表5　安全な経口摂取を行うために

- 生理的機能の安定
    呼吸・摂食・排泄・睡眠 —— 覚醒・体温調節
- 覚醒
- 嚥下反射の存在
- 防御的反射（とくに咳嗽反射）の存在
- 安全が確保できる姿勢が一定時間とれること

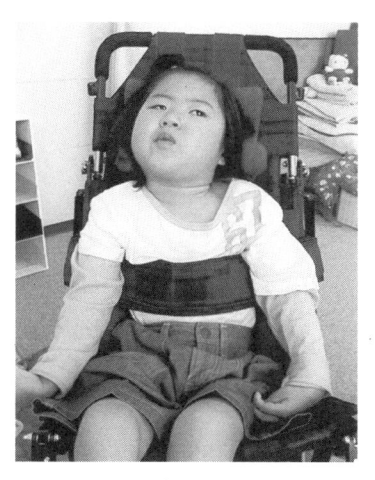

第4章　ボバース概念治療（神経発達学的アプローチ）　137

写真40

　写真40のA児は脳炎後遺症による痙直型四肢麻痺児である．全身的に活動性は乏しく，体幹上部が高緊張な状態であった．肩甲帯周辺筋群の過緊張のために肩甲帯の挙上と肩関節の前方突出が顕著で，後頚部が短縮し，下顎も後退しているため，頚部全体が短縮したいわゆるno-neckの状態になっていた．体幹上部と頚部にこのような状態が生じていると，舌骨の運動性は妨げられ，喉頭機能不全となりやすい．さらに口腔器官の筋緊張が低い子どもでは舌根沈下，咽頭部や上気道の狭窄が生じ，その結果閉塞性呼吸障害を起こすことになる．

　図4は気道・食道上部の断面図であるが，乳，幼児は成人と比べ喉頭の位置が高く喉頭蓋と喉頭入口の距離が短い．no-neckの状態では喉頭の位置が一層高くなるとともに後頚部の短縮が加わることで咽頭部も狭まれる．このことは上気道閉塞や誤嚥の危険性を高めることになる．正常発達では口腔容積の増大，咽頭部の増大，舌骨と喉頭の下降などの解剖学的変化と中枢神経系の発達により，頚椎・下顎・舌骨・喉頭というフレームの動的固定能力と運

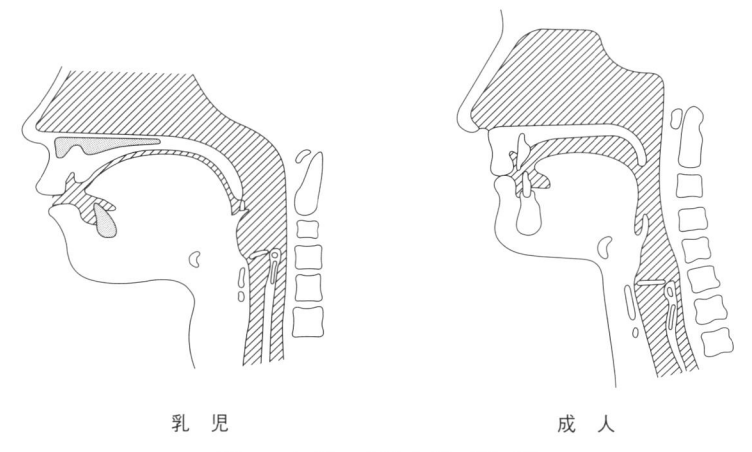

乳児　　　　　　　　　　　　成人
図4　気道，食道上部の断面図

写真 41

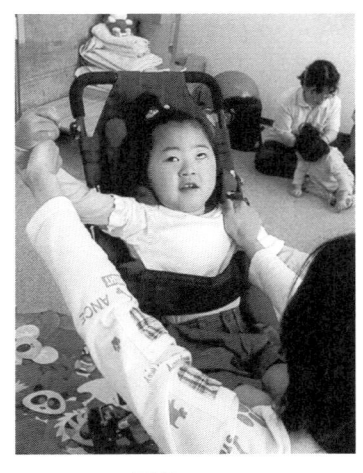

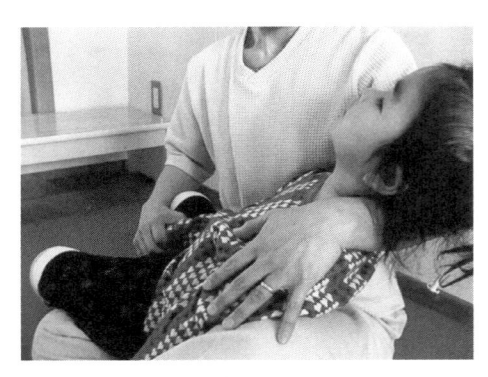

写真 42

動性の基礎が形成される．重障児の治療においてもこのことを重視し，口腔と気道，食道上部に十分なスペースを確保することを忘れてはならない．

　肩関節を下制しながら肩や体幹上部の可動性を高める操作をすることは治療時にはもちろんだが，日常生活のいろいろな場面でこまめに動かす指導をすることも大切である（写真41）．

　摂食時に口腔の動きが乏しく，取り込んだ食べ物を押しつぶしたり咽頭へ送り込む運動が困難であると，食べ物が口腔内に長く滞留してしまう．また何回も嚥下運動を行わないと飲み込めない，むせが頻繁に生じる，嚥下反射の遅延があり誤嚥の危険性がある，などの場合には写真42のように体幹を後傾位にして摂食させる（図5参照）．この時肩に置いたセラピストの手で，頚部が十分に伸ばされるよう下制する．また後頚部が短縮しないよう注意する．

　積極的な口全体の運動を促す場合には味がしっかりついた固形物をガーゼに包んで咀嚼を促しながら与える．水気の多いものは避け，しっかりと下顎や舌が上下する動きを促すよう

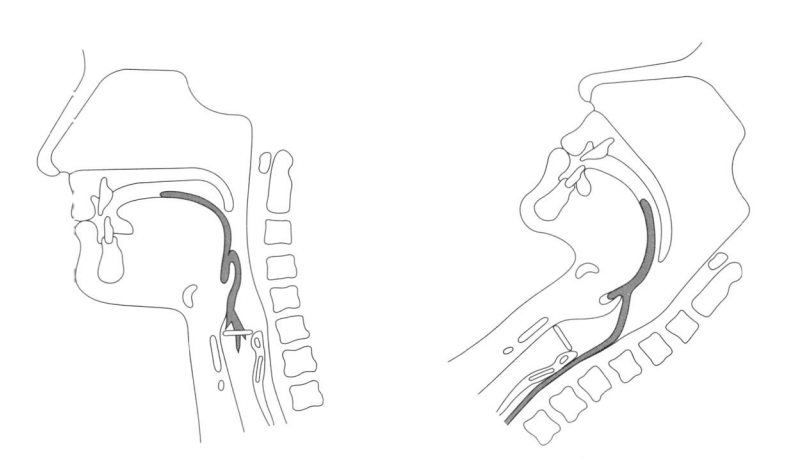

図5　誤嚥しやすい直立位（左）と誤嚥しにくい後傾位（右）

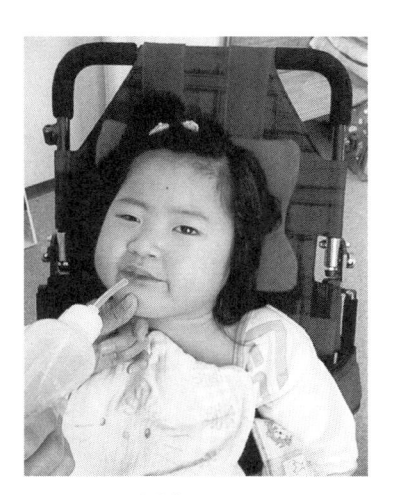

第4章 ボバース概念治療（神経発達学的アプローチ）　139

写真 43

に行う．

　重障児では水分摂取が困難なことも多い．A児にはチューブを取り付けたボトルからの水分摂取を指導した（写43）．この方法では介助者がボトルを軽く押して嚥下が生じるのを確認してから次を押すようにする．一度に多量の水分が押し出されないよう慎重に操作することが必要である．その間，下顎が閉じられているように援助する．水分でむせやすい，誤嚥することがある場合には，粘性をつけ，姿勢も配慮して行う（図5参照）．この方法はコップからの摂取と違い，下顎を閉じたまま続けて嚥下することを容易にする．外出時や暑い季節に水分摂取する時に便利な方法である．

　B児は小学1年の痙直型四肢麻痺児である．乳児期から四肢や体幹上部の筋緊張が亢進しており，自発運動が乏しかった．ぜい鳴も強く，自力での痰の喀出はまれにしかできなかった．胸腰椎は後彎し胸郭と肩関節は強い緊張のために上方へ引き上げられて固定され，胸郭の前方突出が顕著であった（写44）．外肋間筋や大胸筋などの吸気筋群が常時過緊張な状態で，横隔膜は高位化されその運動性も失われていた．肋骨の下制運動が制限されるため呼気筋群の活動性も妨げられていた．その結果非常に浅い呼吸パターンであった．舌や喉頭周囲の筋群も過緊張で運動性が損なわれていた．食べ物を取り込んだ後の押しつぶしから送り込

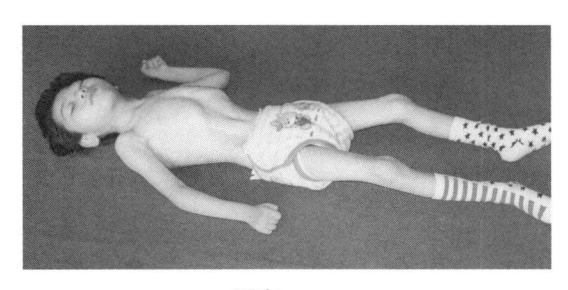

写真 44

み，嚥下までの一連の運動には時間を要していた上にむせも生じていた．外界からのさまざまな感覚刺激に対する反応も乏しかったが，その原因のひとつとして呼気と吸気の運動が著しく制限されていたために低換気状態となっていることが考えられた．低換気状態では覚醒が低下し外界からの刺激が受容されにくくなるからである．

　治療の基本方針は，大胸筋，腹筋群，腸腰筋などの過緊張を軽減する，胸腰椎の前彎を含めた抗重力伸展活動を促しながら吸気運動を向上させることによって拘束化し挙上した肋骨の下制運動を促し，換気量を増大させることであった．実際場面では大きなバルーンの上に仰向けに寝かせた状態でボールの弾みや左右前後への動きを利用して体幹の過緊張を軽減させた（写真45）．胸郭と肩関節を下方へ下げるハンドリングを行った．

　全身を多様に動かしながら筋緊張を正常化していくことは自発運動が少ない重障児には大切なことである．また日常生活においても全身を多様に動かし同一姿勢を長くとらないよう心がけてかかわることが骨や関節の変形，拘縮を防ぐことにつながる．胸郭の運動性を高め

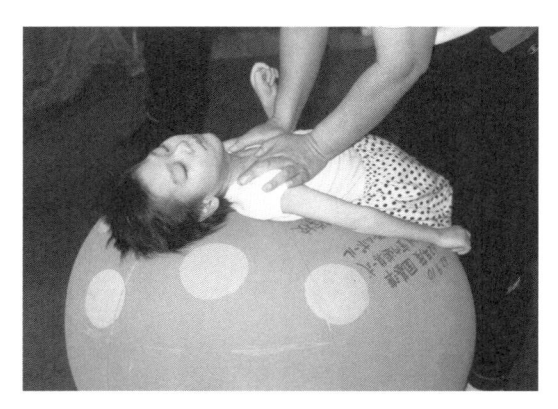

写真 45

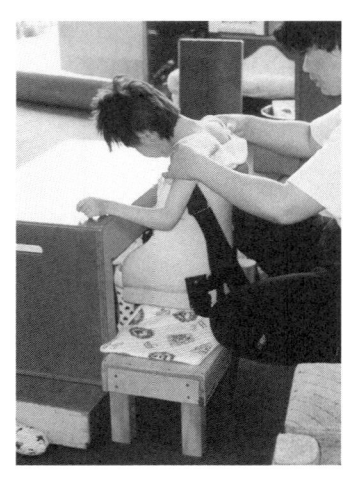

写真 46

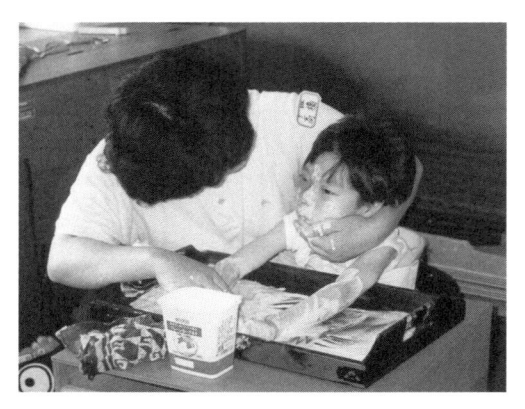

写真 47

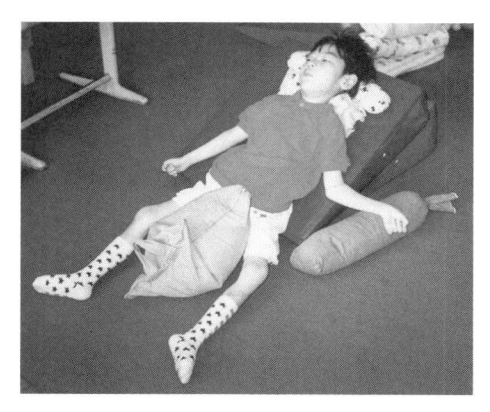

第4章 ボバース概念治療（神経発達学的アプローチ） 141

写真48

排痰を容易にするなど呼吸機能の向上や摂食機能の維持と向上にもつながる．生理的機能の改善によって覚醒状態が維持されやすくなり，周囲からの刺激を受容しやすくして自発運動が促される．B児は全身をよく動かしてからバケットシートを使用して座位姿勢にした（写真46）．体幹の伸展が維持されるとともに，抗重力姿勢をとることで肋骨が下制された状態での呼吸運動が経験できるようになった．写真47ではセラピストがB児の側方に座りオーラルコントロールを行いながら感触遊びを行っている．体幹の過緊張が軽減し，安定した抗重力姿勢でより良い呼吸運動を促していることに加え，プレーンヨーグルトの冷たくぬるぬるした感覚刺激がB児の覚醒の維持に効果を発揮した．セラピストの声かけをしっかりと受け止めてコミュニケーション関係が築かれやすい状況になった．

　重障児は日常生活で床上に仰向けになっていることが多いが，上半身を少し高くした仰向けの姿勢を取ると，重力の影響が軽減され，呼吸や嚥下運動をより良い状態で行うことができる（写真48）．

　C児は全身の筋緊張が著しく低い重障児であった．初めて出会った中学2年の時には胸郭は扁平して下部肋骨のフレアー化も顕著であった（写真49）．肺の広範囲でぜい鳴音が確認され呼吸は非常に浅く不規則であった．ひどくやせており水分摂取も十分ではなかった（写真50）．肋間筋や腹筋の低緊張のために胸郭全体が扁平になりやすいことに加え，抗重力姿勢をとる経験が乏しかったことがその状態を増強させてきたと考えられた．脊柱と肋骨の動的固定性がまったく発達しておらず，横隔膜が常時水平位で運動が制限されていたことが胸腹式呼吸運動を低下させていた．

　時折弱い咳によって痰を喀出しようとしていたが，自力ではできなかった．そこで側臥位をとらせ（写真51），肋骨下縁に置いたセラピストの手で呼気時の胸郭の動きを誘導した．しばらくすると貯留していた痰が上方へ移動し咳が出現し始めたので咳の排出にあわせて肋骨下部に置いた手で軽く圧を加えた．ハンドリングによって呼気の排出が援助され咳とともに口腔内に喀出された痰はプラスチック製のスプーンで口腔の外へかき出した（写真52）．側臥位では上がってきた痰が重力によって口腔内の下になっている側に寄るので，痰によって

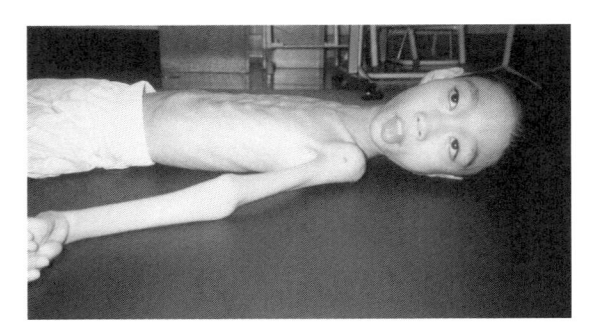

写真 49

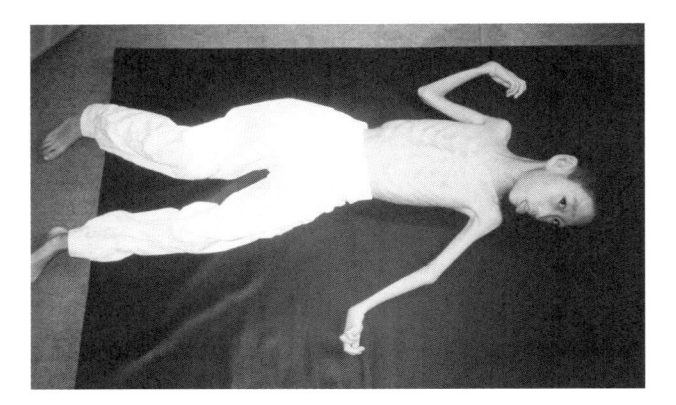

写真 50

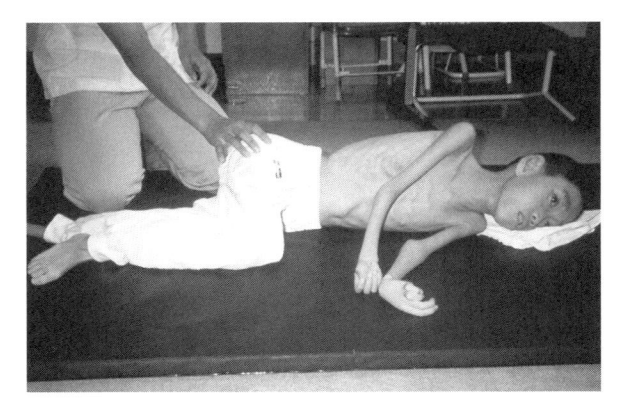

写真 51

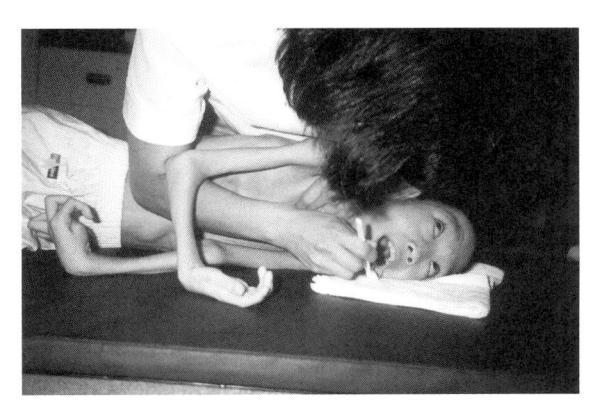

第 4 章　ボバース概念治療（神経発達学的アプローチ）　143

**写真 52**

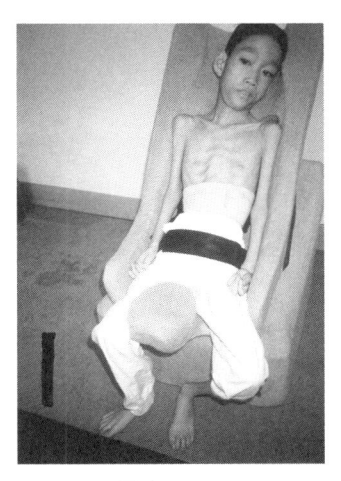

**写真 53**

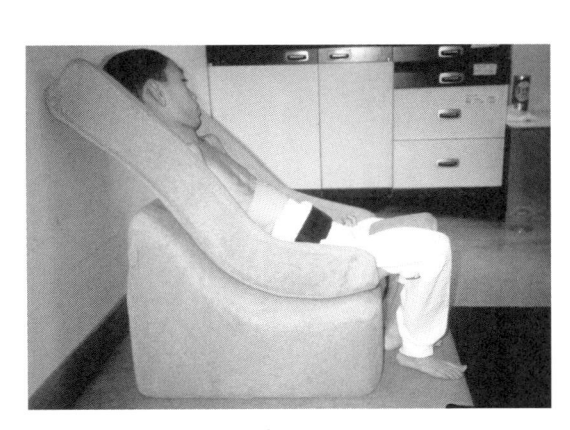

**写真 54**

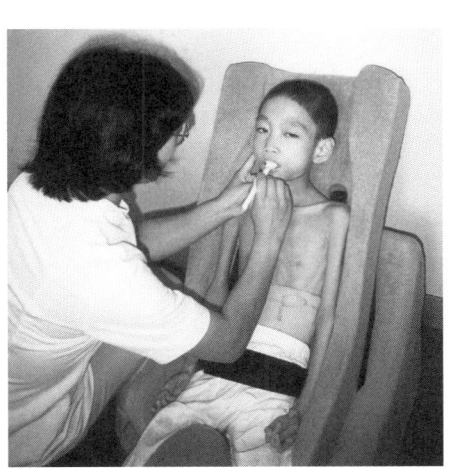

**写真 55**

気道がふさがれることが防止できる．

　胸郭の扁平化を増強させず，横隔膜の高位化を促すために座位姿勢では肋骨下縁から腹部にかけて伸縮性のベルトを装着した．日常生活で抗重力姿勢をとるために写真53のような座位を勧めた．摂食に関しては，周辺にVFによる嚥下検査を行っている医療機関がなかったので嚥下機能の精査はできなかったが，医師と相談の上栄養摂取は主として経管によって行うこととした．経口摂取は口腔器官の感覚と運動の維持，口腔内の良好な衛生状態の維持を目的とし，慎重に続けた．粘性をつけた流動形態の食べ物を後傾した座位で摂取した（写真54，55）．誤嚥の危険性が推測されたので乳製品の摂取は避けた．

## 5.7. 認知と言語の概念化へのアプローチ

　多弁で，日常では話し言葉によってコミュニケーションを行っているが，認知，概念形成に大きなつまずきを持ち，学習の困難さを有する脳性麻痺児が近年増えてきている．ここではそのような脳性麻痺児の問題を解説し，治療の実際を紹介する．

　未熟児新生児の救命率が高まり，未熟児特有の脳障害による痙直型の脳性麻痺児が激増し，そのような子どもたちには脳室周囲白質軟化（Periventriventricular leukomalacia：PVL）という病理学的な異常が共通して認められている．さらに脳の病理学的な異常は運動障害だけでなく，連合線維の髄鞘化遅延のための発達遅延，視覚，体性感覚，聴覚系知覚過程や，両側身体統合，認知，記憶，行為などの障害の要因にもなっていることが解明されてきた（図6，7）．WPPSI検査やWISC-R III検査では，言語性IQ＞動作性IQの傾向が見られる．多弁であるのに大小や長短の比較や積み木などの構成が困難で，就学後は文字学習，数概念，数操作の学習，図形構成の学習などが困難になることが多い．

　またこのような脳の病理学的な異常とともに，未熟児の神経回路が未成熟なものであることによって感覚の自己組織化の発達が障害される．つまり環境から能動的，選択的に感覚を取り入れることが困難であり，常に異常な感覚入力による感覚経験が積み重ねられることになる．このことは感覚，知覚，記憶，運動などの回路が環境へ適応するのに不適切な回路の

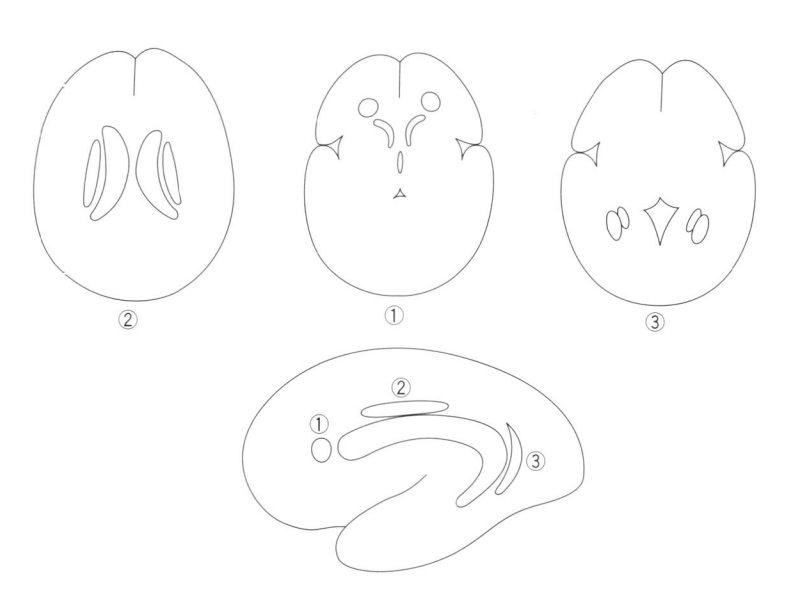

**図6　未熟児脳性麻痺に好発する脳室周囲白質軟化の部位**[2]
前角前方（①），側脳室体部周囲（②），後角周囲（③）が多い．体部周囲は皮質脊髄路の走行，後角周囲は視放線の走行や第1次皮質視覚野から視覚連合野への線維走行に一致する．

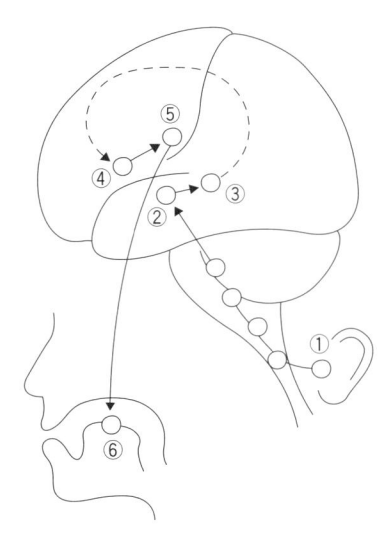

**図7 音の感知からことばの表出まで[2]**
音は内耳（①）から脳幹諸核（蝸牛神経核，上オリーブ核，下丘）内側膝状体を通り，第1次聴覚野（Heschel 横回）（②）に至り感知され，Wernicke 領域（③）に至りことばとして認知される．その内容は上位機能との関連により理解され，連合され，Broca 中枢（④）でことばとして作られ，運動皮質野（⑤）で口腔諸器官の運動発現（⑥）に連動する．

ままま強化されていくことであり，これが未熟児の痙直型脳性麻痺児特有の異常発達である．

正常児では入力されたさなざまな感覚のなかから能動的に選択された感覚が知覚され，さらに知覚された感覚間で連合される．知覚する過程で重要なことは気づきから始まる注意（attention）の機構である．注意には志向性，配分，持続，連続という特性があるが，これらがうまく機能することによって注意の集中も生じる．しかし未熟児の脳性麻痺児においては神経回路が未成熟であることから，入力された感覚の選択が困難であり，気づきや注意の機構の働きも不十分になってしまう．遊んでいても周囲で起こる事象に感覚的に次々と反応してしまい，自分で行っている遊びに集中できないといったことがよくみられる．

姿勢コントロールの障害も注意の機構の働きに大きく影響する．正常発達では生後6ヵ月を過ぎる頃になると座位が安定し，頭部，体幹の正中軸が確立する．これによって対象物に対し姿勢を自由に変えながら手（足）の届く範囲で探索行動をする．安定度が増すにつれ，外界探索行動は持続的かつ連続的に可能となる．身体の正中線上の中心視野で両手で対象を操作しながら，対象のさまざまな属性を知覚し，周辺視野では両手のさまざまな方向への定位と，手による対象の移動などによる自己と対象の空間での位置や動きを知覚する．視覚―運動系による視空間知覚と，触覚―運動系による触空間知覚は時間，空間的に同時に知覚される．このような経験の積み重ねにより，視覚系，体性感覚系，運動系などのつながりが強化，統合される[1]．これらの経験中に入力された言語（音声）刺激は，聴覚を通じて音声記号とし

て知覚され，他の感覚系と統合されて脳内にイメージとして記憶される．同様の経験を積み重ねることで言語の概念化が生じていく．

　痙直型脳性麻痺児では知覚過程の障害とともに姿勢コントロールの障害のために，気づきや注意が生じても対象に向けて頭部や体幹を持続して安定させていることができない．このような姿勢の崩れは視覚的探求に必要な，組織だった眼球運動を妨げてしまう．そのため対象物の細部や他人のしていることの細部に注目して観察するための視知覚の発達が妨げられ，模倣することが困難になる．

　目の前にある物の数を数える時に，実際の数に関係なく数唱し続けることの一因には，視覚と聴覚を統合する困難さがあると考えられる．数を数えている自分の声が聴覚的な刺激となって入力されると，元来不十分な視知覚の機能はより働きにくくなり，聴知覚が優先して働いて実際の物の数とは関係ない単なる数唱になる．注意の志向性，配分，持続，連続性の不十分さによって知覚間の統合の困難さが生じていると考えられる．

　バランス能力の不充分さや，痙性などによって動くことに不安を感じると，無意識の内に自分が行う動作の範囲を制限してしまう傾向もある．両手で対象物を操作する際にも身体の中心部で行い，遊びの空間的および運動的広がりは限定される．そして，遊びにおける原因と結果の探索過程において，バランス活動が不充分なために目と手（視覚と運動）の持続的で協応した活動が困難になってしまう．視野の中から対象物が消えてしまう（たとえば，操作していた玩具が机の上から床に落ちてしまう）と，それまでの遊びはその時点で終わってしまい，遊びながら描いていたイメージも消えてしまうのである．バランス活動が十分に行える正常児では，落ちた場所を確認しようと立ち上がって机の反対側を見ようとしたり，あるいは机の下を覗きこんで探そうとし，見つけられるとそれを取るための運動を起こすことができ，取った後には机から落ちるまでに描いていたイメージをふたたび描きながら遊びを続けることができる．バランス活動が不充分な脳性麻痺児ではそのような空間的な広がりも，イメージを持続する時間的な広がりも経験できない遊びになってしまうのである．また，玩具が落ちてしまったという問題に対しみずから解決して遊びを発展させていく経験が少ないことは，新しいことへチャレンジする意欲を低下させ，苦手意識を強く持つことになる．このことは将来の教科学習にもさまざまな問題を生じさせてしまう．

　身体図式は空間のなかで自分の体を基本にして対象物との関係を認知して行くことで形成される．抗重力の姿勢をとりながら左右へ体重をかける経験をすることなどが基礎になり，正中線指向や正中線を交叉する運動，両側を統合する運動が発達する．これらの運動は将来の，絵を書くことや字を書くことの基礎になるものである．形の弁別や模写が困難なことも，自分の体を中心としての前後，上下，左右などの空間における方向性を知覚することが難しいために生じる．身体イメージが不充分で対象物に対して身体の各部分を協調して動かす経験が乏しいと，形を比較する際に必要な線の方向性の違いや，角の認知が困難になる．また身体図式の不明瞭さは視知覚の問題と重なり合って，延滞模倣の発達（過去に経験した視覚的イメージを現在の動作で再現すること）を妨げ，感覚－運動遊びから象徴的遊びへの移行

を困難にさせる．象徴的遊びの段階では象徴的機能のひとつである言語の発達を通して，イメージしたことを動作で表現するがイメージ化が十分にできないと，言語でも動作でも表現することが難しくなる．その結果，急に話題を変えたり，一方的な会話になってしまう．

写真56の子どもは，32週，1,504gで出生した痙直型四肢麻痺児である．体幹の抗重力伸展活動がきわめて乏しく，両下肢の筋緊張も亢進している．両手で支えて何とか一人で座っていられるが，この姿勢からは動くことはできない．姿勢の不安定さのために代償的に頭部が過伸展位をとることも多い．このような姿勢が構音に影響を与え，歪みの程度もその時々で変動するが，おしゃべりは活発である．5歳であるが，横線や縦線の模倣，形の弁別，構成的な課題は困難で，数の概念も形成されていなかった．数唱は得意で3桁の数まで唱えることはできたが，目の前にある物の数を答えることはできなかった．視覚認知の障害，視覚と聴覚の統合の障害が顕著であった．

写真57は本児が腹臥位で移動している様子だが，顔が体重をかけた側と反対方向に向いている．この状態では本児にとっての正中線は常に動いており，眼球や上肢の運動が正中線を

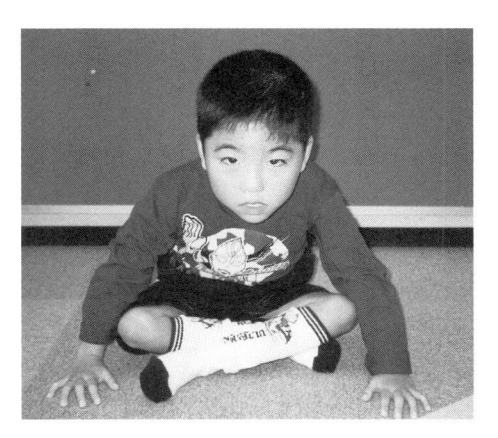

写真56

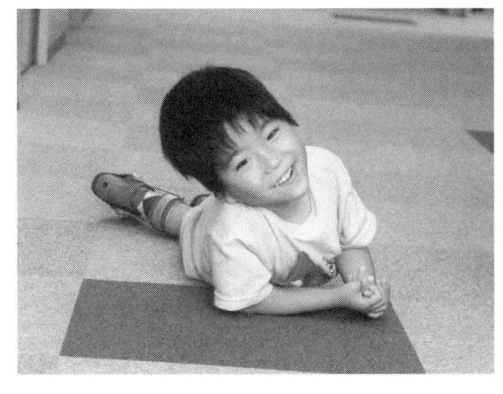

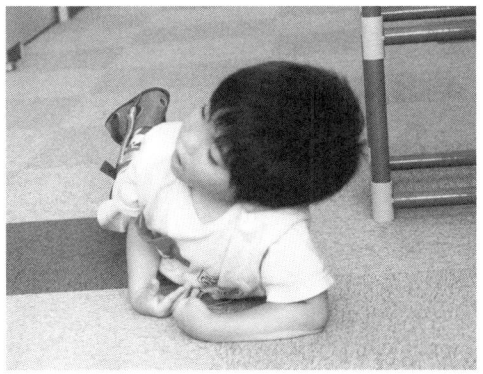

写真57

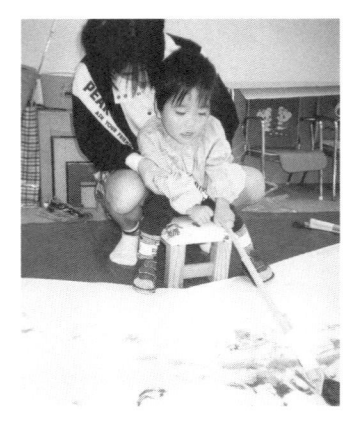

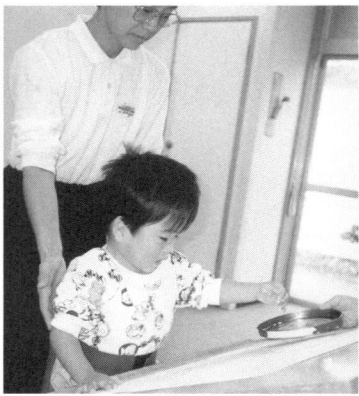

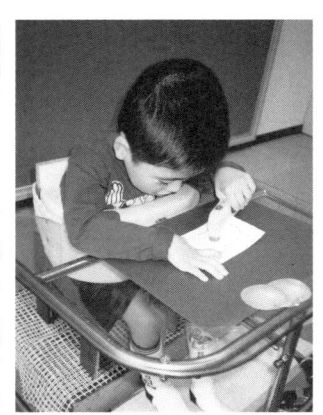

写真 58

交叉して行われることはない．しかし写真 58 のように姿勢コントロールの能力が高められるような工夫やハンドリングが行われると，空間における自分の身体図式の認知が促通され，両側の活動や，眼球や上肢の正中線を交差する運動を経験することができる．

　写真 59 から 65 まではグループでの治療場面である．3 人の痙直型両麻痺児と保育士，ST の 5 人で行った．魚釣りをテーマに 4 回のシリーズで行ったプログラムである．1 回目は魚釣りの楽しさを感じることと，魚釣りのイメージが定着するようになることが目標であった．2 回目は魚を泳がすための池を描き，空間的な広がりを実感させた．3 回目は厚紙を切り抜いて作った魚の型紙を使って魚や，いか，たこ，海草などのカードを作製した．4 回目は子どもからの提案で，釣った魚を料理して食べるというプログラムを行った．魚を釣り上げるという同じ目的の動作であっても，写真 59〜62 からわかるように，子どもたちは狙ったカードに合わせて体を動かしたり姿勢を変えていた．写真 63〜65 は料理場面であるが，どの場面においても視覚と運動の協応した活動が展開されている．バランスが不十分な場合には，保育

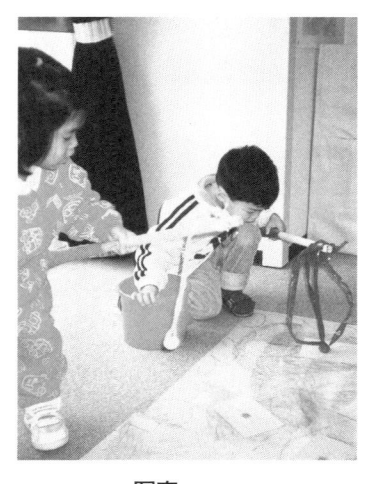

写真 59　　　　　　　　　　　　写真 60

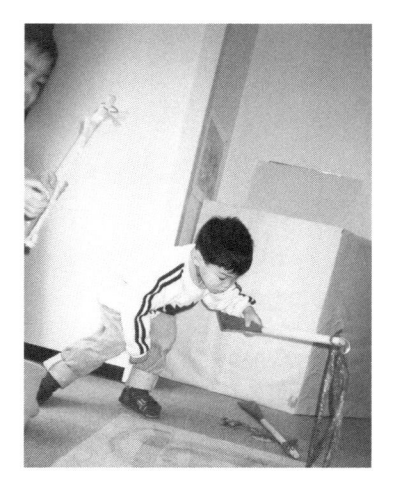

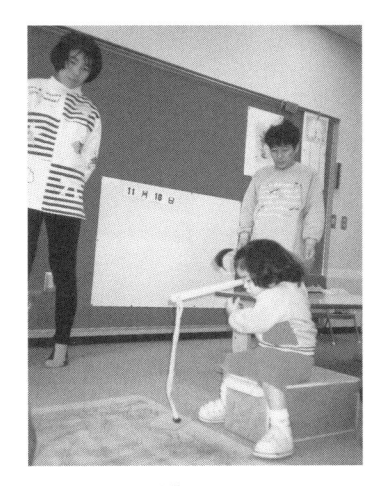

第 4 章　ボバース概念治療（神経発達学的アプローチ）　　149

写真 61

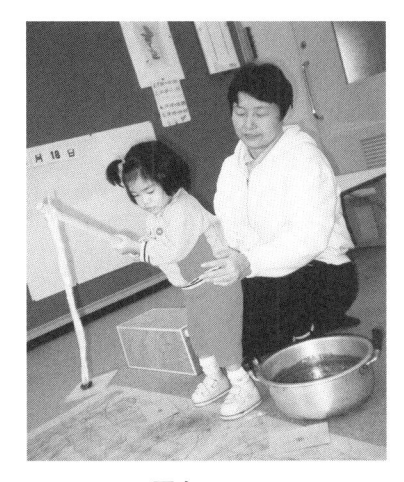

写真 62

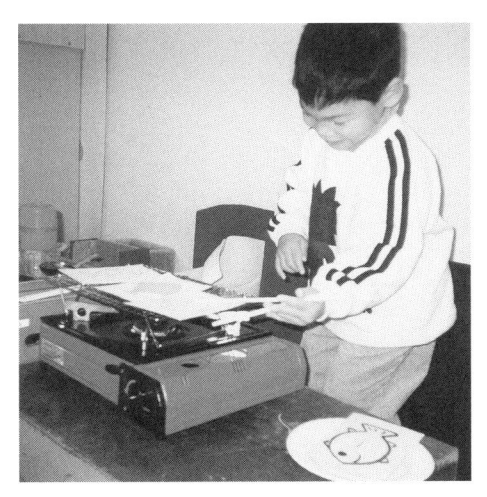

写真 63

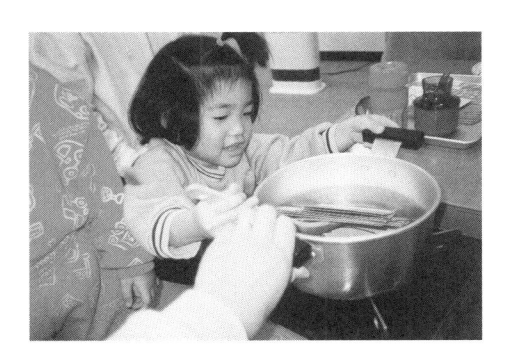

写真 64

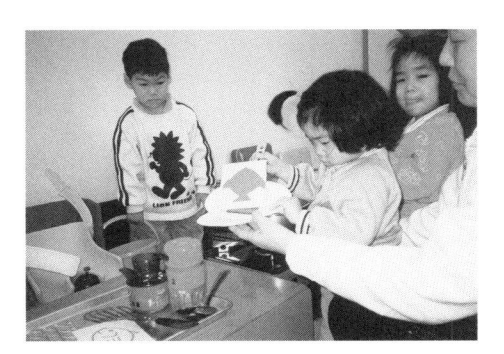

写真 65

士やSTが子どもが過剰な努力をせずに，円滑に持続して活動を楽しむことができるように介助した（写真62, 65）．このような子どものモチベーションが高まる活動の中でSTや保育士はその時子どもが行っている行為を適切な表現で与える．子どもに入力されるさまざまな感覚の統合を援助しながら，ことばのイメージを定着させ，活動のイメージを深めるかかわりをする．同じテーマを繰り返し，少しずつその展開を深めていくようにする．象徴機能の発達を促し，コミュニケーション能力の拡大を目指す治療として，このようなグループ形式の治療も有効である．

　脳性麻痺児における認知や概念形成，学習の障害は，脳の病理学的な異常が基礎的な要因となって生じるが，異常な姿勢筋緊張と感覚によって生じる異常な感覚運動経験の積み重ねがそれを増強させると考えられる．それゆえできるだけ早期から，予想される異常発達に対してアプローチしていくことが大切である．そのためにはSTであっても，子どもの異常な運動パターンを改善するためのハンドリングの技術の習得が必要である．またPTやOTをはじめ，家族，医師，看護婦，保育士，教師等とコミュニケーションを深めながら，生活環境を整えること，生活を援助することを念頭においた治療を展開することが，子どもの生活を豊かにし，発達を促すために重要である．

## 引用文献

[1] 森田早紀子: 脳性麻痺児の知覚世界の理解のために. ボバースジャーナル 19: 65–71, 1996.
[2] 小枝達也, 他: 脳性麻痺にみる神経心理機能. 総合リハ 21: 881–884, 1993.

第 5 章

# 脳性麻痺における拡大・代替コミュニケーション

●髙橋ヒロ子

# 1. はじめに

　重度脳性麻痺児の成長過程を考えてみよう．乳児期では感覚の過敏性，身体の強い筋緊張，睡眠障害などのためにいつもぐずって，あやすことさえ大変な場合が多い．さらに重度の摂食・嚥下障害や痙攣，虚弱などの健康上の問題が合併する時には，母親は介護だけで精一杯であろう．幼児期には上記の問題がいくぶん落ち着いて，母親は子どもと遊ぶ余裕ができるかもしれない．しかし，子どもは寝たきりで，手もうまく使えないので，2, 3ヵ月の赤ちゃんのような遊びしかできないだろう．知的に比較的高いと思われる子どもでも2, 3ヵ月の赤ちゃんのように泣いて発信するだけにとどまりがちである．学童期には泣かないで，発声や身体の反りで不快を訴えたり，質問されたことに表情や発声，動作などで Yes/No と表現できるかもしれないが，発話や動作での表現は運動障害のためにかなり制限されている．しかも，不随意的に出現する異常な筋緊張や異常な運動パターンのために，「やりたい」と答えたつもりでも顔面が苦しそうに歪み，身体が反り返るので「嫌がっている」と誤って解釈されることもあるだろう．このような成長過程のために脳性麻痺児は自己表現することを学習しないままに発達してしまうか，意欲はあっても自己主張することをあきらめてしまいがちである．

　乳児期に出現する不機嫌さ（時には幼児期に及ぶ）に対しては不機嫌さの原因に応じた取り扱いの指導が必要となるが，幼児期以降におけるコミュニケーション障害については従来の言語指導に加えて，拡大・代替コミュニケーション（Augmentative and Alternative Communication, AAC）の取り組みが重要となる．

## 1.1. 拡大・代替コミュニケーションの定義

　拡大・代替コミュニケーション（Augmentative and Alternative Communication, AAC）とは，発話によるコミュニケーションが困難なものに対して，表情，視線，残存する発話，

ジェスチャー／サイン[*1]，コミュニケーションボードやコミュニケーション機器などのエイドなど何らかの手段を適応させ，その障害を補償する臨床的な取り組みである[3]．脳性麻痺では運動障害に加えて精神遅滞や感覚障害などを合併することが多いので，「乳幼児から大人までを対象にそれぞれの認知・言語発達や感覚・運動機能に応じて，コミュニケーション機能を拡大し」，さらに「コミュニケーション・ニードを高めるために生活経験を拡大しコミュニケーション活動を拡大する」という視点が重要であると筆者は考える．たとえば，コミュニケーション機器をある脳性麻痺児に与えるとしよう．適切な機器を選択し，その使い方を練習させて，コミュニケーション機能を拡大するのはもちろんのこと，これを使ってスーパーで買い物をしたり，学級で発表させて，生活経験を拡大しコミュニケーション活動を拡大することが必要となる．脳性麻痺児（者）では生活経験が乏しく，さまざまなコミュニケーション活動を経験できていないのである．AAC（Augmentative and Alternative Communication）は「補助・代替コミュニケーション」と訳されている場合もあるが，上述の観点から筆者は拡大・代替コミュニケーションという訳語を採用した．本節ではとくに「コミュニケーション機能とコミュニケーション活動の拡大化」という考え方に基づいて，アプローチ法を提示した[4,5]．

## 1.2. 拡大・代替コミュニケーションにおけるチームアプローチ

　拡大・代替コミュニケーションは学際的なアプローチであり，さまざまな専門職種とチームを組むことで指導内容をより充実できる．とくに脳性麻痺では身体の運動機能を考えて，コミュニケーションボードやパソコン画面のディスプレイを調整し，キーボードやスイッチの種類を選択し，その入力方法を検討する過程が不可欠である．これらの検討にはリハビリテーション医や整形外科医，理学療法士，作業療法士，リハビリテーション・エンジニア等とチームを組んだほうがより早く，より効果的な決定ができる．ボードやモニターの画面を見ながら入力するには適切な姿勢保持椅子が，スイッチやコミュニケーション機器を車椅子に装着するには固定用のアームが必要になる．こんな時にも各専門職と情報を交換しあえば，さまざまに良いアイディアが得られる．さらにポテンシャルな知的能力を確認したり，学習のレベルやコミュニケーションの状況を知るためには臨床心理士，保母，指導員，看護婦（士），教師等と情報交換すれば，よりきめ細かい指導ができる．

　拡大・代替コミュニケーションでは言語聴覚士がキーパーソンになってチームを構成し，実践にあたる場合が多い．チームをよりよく運営し，目標を効果的に達成できるように，言語聴覚士は専門領域だけでなく，スイッチやコミュニケーション機器の情報，コンピュータの操作，福祉サービスの受け方，身体の運動障害に関する基本的知識，ポジショニングやハ

---

[*1] サインとはあらかじめ取り決められたジェスチャーという意味で使用した．手話ほど高度な文法は持たないが共通語になりうるものであり，マカトン・サインなどがあげられる[1,2]．

ンドリングの技術など，幅広い知識や技術を学ぶ必要がある．

## 2. 拡大・代替コミュニケーションにおける評価

　拡大・代替コミュニケーションでは特殊なシンボルやコミュニケーション機器などを適用することが多いので，評価が対象児（者）の認知・言語能力や感覚・運動能力など技術的な内容だけになりがちになる．拡大・代替コミュニケーションは，コミュニケーション活動へのアプローチであり，発信と受信という交信関係の成立がどういう原因で妨げられているかということを広く評価しなければならない[6]．たとえば，対象児（者）のコミュニケーション・ニードやエイドに対する嗜好も評価項目として大切であるし，また，家族や教師，看護婦（士），保育士など周囲の人々のサポートも重要な評価項目となる[6,7]．

### 2.1. コミュニケーション・ニードの調査

　今，どうしたいのかを対象児・者や家族に確認することがまず，大切である．コミュニケーション・ニードが明確であればあるほど指導も具体化しやすくなる．大部分の脳性麻痺児（者）とその家族は拡大・代替コミュニケーションに関する情報を十分に知らない現状にあるので，評価および指導を通じて情報を提供する必要もある．

### 2.2. コミュニケーション機能の評価

　コミュニケーション機能の評価は現在，どのような手段（表情，視線，動作，発声・発話，書字など）で，どのようにコミュニケーションを行っているかを具体的に細かく評価し，これらの機能が今後，どのように発達／改善していくかを検討する．とくに発声発語や書字に関する運動機能や認知言語能力，感覚・知覚機能などの予後判定は，拡大・代替コミュニケーションのアプローチを一時的に，あるいは永続的に導入するか否かの決め手となる．予後に関してはたとえば「近いうちに発話によるコミュニケーションが成立する可能性は高いが，ひょっとしたら，長期間を要すかもしれない」などといく通りかの予後を仮説する．前述の例であれば，発話指導を実施しながら拡大・代替コミュニケーションの準備をしておくといったように予後仮説に合わせて指導内容をいく通りか準備する．

## 2.3. アプローチを実施するための評価

### 1) 認知・言語能力の評価

　拡大・代替コミュニケーションのアプローチを実施するうえで必要な認知能力，表象能力，言語能力，読み書き能力，感覚・知覚機能を評価する．

**認知能力の評価**

　母親や家族を見ると笑う，嫌なことを予測してぐずる，好きな遊びを中断すると要求する，発声や視線，上肢で食物や玩具を要求するなど，行動を細かく観察して評価する．重度の脳性麻痺児・者では運動的な制約でポテンシャルな能力が隠されている場合が多いので，慎重に評価する．次節で述べる『遊びとコミュニケーション』は因果関係の理解や物の永続性，具体物や絵の理解などを評価する際に応用できる．

**表象能力の評価**

　ジェスチャーやサイン，具体物や写真，シンボルなどの表象を使える能力があるかを評価する．重度脳性麻痺児・者では視線や上肢でポインティングしやすいように配置や大きさを工夫する．3.1項『遊びとコミュニケーション』(2. 要求の表現)，3.2項『シンボルや文字による表現』(1. シンボルによる表現) が評価に応用できる．

**言語能力の評価**

　語彙能力や統語能力などを評価する．絵画語彙検査，失語症構文能力検査，言語学習能力診断検査などが使えるが，サインやシンボルなどを使用している脳性麻痺児・者には工夫が必要である．3.2項『シンボルや文字による表現』(1. シンボルによる表現) を評価に応用できる．

**読み書き能力の評価**

　文字を構成して，単語や文のメッセージが作れるかを評価する．また，将来，文字でメッセージを伝えることができるかどうかも評価する．読み書き能力の予後判定と指導法は第3.2項『シンボルや文字による表現』(2. 文字による表現) を参考にできる．

**感覚・知覚機能の評価**

　脳性麻痺では視覚障害や聴覚障害が多発する．さらに重度の運動障害のためにどれだけ見えるのか，聞こえているのか捉えにくい場合が多い．言語聴覚士は認知能力や表象能力，言語能力，読み書き能力の評価結果と照合して，感覚・知覚機能に問題があるか否かを判断する．必要があれば眼科医や耳鼻科医からも情報を得る．視覚障害がある場合には触覚弁別が可能か否かも併せて評価する（具体物やスイッチの触覚弁別など）．

### 2) 運動機能の評価

　姿勢機能とポジショニングの状態，ボードを視線や上肢などでポインティングしたり，キーボードやスイッチを押したりするのに必要な身体の運動機能（手指と上肢，頭と顔面口腔，足

部と下肢の運動コントロール），ジェスチャーやサインにおける運動機能，視覚的ないし聴覚的にスキャンしスイッチをコントロールする機能などを評価する．さらに今後，改善を期待されうる運動機能や今後，起こりうる運動学的な悪化などの予後を検討する．

## 2.4. 周囲の人々の受容状況に関する評価

拡大・代替コミュニケーションでは特殊なコミュニケーション手段（シンボルや機器）を使うことが多いので，コミュニケーションをサポートする人々の理解や技術が必要である．家族や保母，教師など，周囲の人々の受容状況を事前に調査しておくことが望ましい．たとえば，シンボル・コミュニケーションを指導する時に，教師や母親などが「私にはシンボル・ボードなんか使わなくても，Yes/Noで答えてくれるから，この子のことは何でもわかります」と，シンボルを拒否する場合がある．また，「ジェスチャーやシンボルを使うと発話が出なくなる」と誤解されていたりする．コンピュータの操作に心理的な抵抗があったり，技術的に難しいと訴えられることもある．指導するコミュニケーション手段がより便利に使えるように，対象児・者の好みの他に，家族などの周囲の人々の好みや考え，技術を確認し，現実的なニーズに基づいて指導することが重要である．なお，現在までの研究でジェスチャーやシンボル，コミュニケーション機器を適用させても，発話量が低下した例はほとんどなく，大半は維持または増進したと報告されている[8]．

## 2.5. 指導計画を立てる

指導プランを立てる前にチームのメンバーとコンセンサスを構築し，さらに対象児・者および家族ともコンセンサスを確立する必要がある．

指導計画はより現実的に立てる．今すぐにでもコミュニケーション手段として使える方法を考え，日常的な場面で指導することが大切である．そのうえで次のステップに向けて，準備する．たとえば，はじめからコンピュータに取り組ませるのではなく，もっと実用的なシンプル・テクノロジーのエイド（コミュニケーションボードなど）を指導してから，コンピュータのスイッチ・コントロール練習を組み込むといったように，コミュニケーションをより早く実現できるステップを細かく計画する．

# 3. 拡大・代替コミュニケーションの指導プログラム

本節では指導プログラムについて述べる[4]．表1は指導プログラムのステップを表にしたものである．発達に即してステップに番号をつけた．しかし，『ステップ3：スイッチ遊びの

表 1 　脳性麻痺における拡大・代替コミュニケーションの指導プログラム

| 指導段階 | No. | 指導ステップ | 指導内容 | 導入基準 |
| --- | --- | --- | --- | --- |
| スイッチ遊び | 1 | スイッチ遊びの導入 | 偶然のスイッチングで生じた変化を再現させるように促す． | 揺さぶり遊びなどを中断すると要求が出せる． |
| | 2 | VOCAの導入 | VOCAをスイッチングすると人が答えてくれる／遊んでくれる関係の理解を促す． | 好きな遊びの予期反応が認められる．または簡単な言葉を理解できる． |
| | 3 | スイッチ遊びの拡大 | スイッチ遊びを拡大し，玩具の名称理解を促す．ゲーム遊びや学校・家庭での役割を分担できる機会を作る． | スイッチの因果関係が理解できる．スイッチ操作が最低限，シングルスイッチでできる． |
| 要求を表現 | 4 | 視線や手差しで玩具を要求 | 玩具を2個以上提示して，視線や手差しで欲しいものを選択させる．視線や手差しで要求を表現できることを学ばせる． | 具体物の名称理解が完全でなくとも導入可能． |
| | 5 | 視線や手差しで絵や写真を示して要求を表現 | カラー絵や写真を2枚以上提示し，これを視線や手差しで選択させる．絵や写真を差し示すと要求が表現できることを学ばせる． | 具体物の名称が理解できる．あるいは絵や写真で名称が理解できる． |
| | | （VOCAで表現） | VOCA上にカラー絵や写真を貼って，スイッチングで音声を出させて，要求を表現することを促す． | 2個以上のスイッチやキーボードが操作できる． |
| Yes/No表現 | 6 | Yes/Noで表現 | （状況へのYes/No表現）状況を判断したYes/Noの感情表現に対し，Yes/Noの動作を形成 | ステップ2が可能ならば状況を予期した感情表現がだせる可能性がある． |
| | | | （質問に対するYes/No応答）質問に対してYes/Noで応答することを促す． | 具体物の名称理解～絵の名称理解ができる． |
| シンボルによる表現 | 7 | シンボルで要求する | シンボルを指して要求を表現することを促す．VOCAも可能ならば使用． | カラー絵や写真が理解できる． |
| | 8 | シンボルで遊ぶ | シンボルを指して会話することへの興味を促す．VOCAも可能ならば使用． | シンボルが理解できる． |
| | 9 | 設定場面でシンボルを使用 | 買い物などの設定場面でシンボルを使って表現し，目的を達成することを促す．VOCAも可能ならば使用． | 場面に必要なシンボルを使い分けられる． |
| | 10 | シンボルで日記や手紙を書く． | シンボルを組み合わせて，文を作ることを学ぶ．VOCAも可能ならば使用． | 名詞のシンボルの他に，動詞や形容詞のシンボルが理解できる． |
| | 11 | シンボルブックで表現 | カテゴリーに分類されたシンボル・ブックで表現に必要な語彙を探し，表現する．可能ならばパソコン適応． | ステップ9および10が可能である． |
| 文字による表現 | 12 | 文字で表現する | 文字表現未学習レベルではシンボルを一時的に使用．文字表現可能レベルではシンボルを補助的に使用．可能ならば文字入力のVOCAやパソコンを適応． | 文字を構成して表現可能．文字スキャンを視覚でやるか，聴覚でやるかなども含めて文字学習をコミュニケーション指導とは別に組み，検討する． |

第 5 章 脳性麻痺における拡大・代替コミュニケーション　157

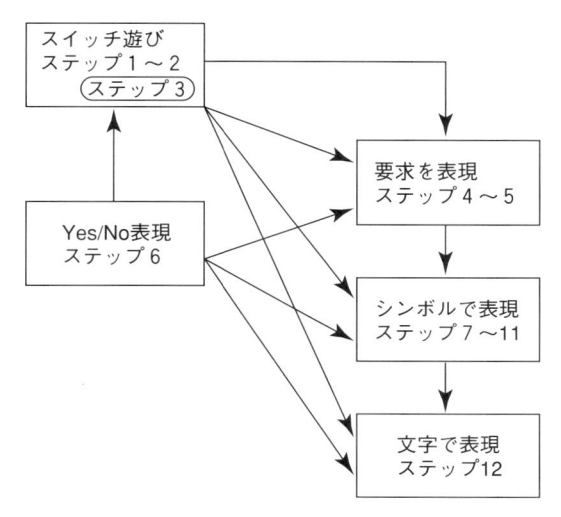

**図 1　アプローチにおける各ステップの関係**

ステップ 3「スイッチ遊びの拡大」は矢印が示すようにすべてのステップで応用される．
ステップ 6「Yes/No 表現」は矢印が示すようにステップ 2 からステップ 12 で適用される．

拡大』はステップ 4～12 のどの段階でも応用でき，『ステップ 6：Yes/No 表現』はステップ 2～12 のそれぞれの段階の認知・言語能力に応じて適応させる．図 1 に各ステップの関係を表示した．対象児・者の能力に応じてアプローチのステップを柔軟に適用することも大切である．

## 3.1. 遊びとコミュニケーション

### 1）スイッチ遊び

**ステップ 1：スイッチ遊びの導入**

　身体の動かせる部分にスイッチを置き，偶然のスイッチングで生じる変化を楽しませ，その結果を再現するように促す．スイッチ−玩具間の因果関係を学習することが狙いである．
　このステップでは感覚的刺激を出せる玩具や機器が効果的である．シンプルな VOCA（Voice Output Communication Aid）[*2]であるビッグマック（AblNet）で音声や音楽を鳴らさせたり，スイッチを BD アダプター[*3]（AblNet）やリモコンリレー[*4]（デルカテック）等に接続して

---

[*2] VOCA（Voice Output Communication Aid）とは音声の出るコミュニケーション機器の総称である．ビッグマックやトーキングエイド（ナムコ），メッセージメイト（Word+），スピークイージー（AblNet）などが市販されている（図 2～図 11）．ビッグマックはひとつのメッセージしか録音できないが，上述した他の VOCA は複数のメッセージが登録または録音できる．
[*3] BD アダプターは棒状電池で動かす玩具や電気製品と単一スイッチと接続するケーブルである．
[*4] リモコンリレー，100 V リモコンは 100 V 電源で起動させる電気製品と単一スイッチを接続するコネクターである．

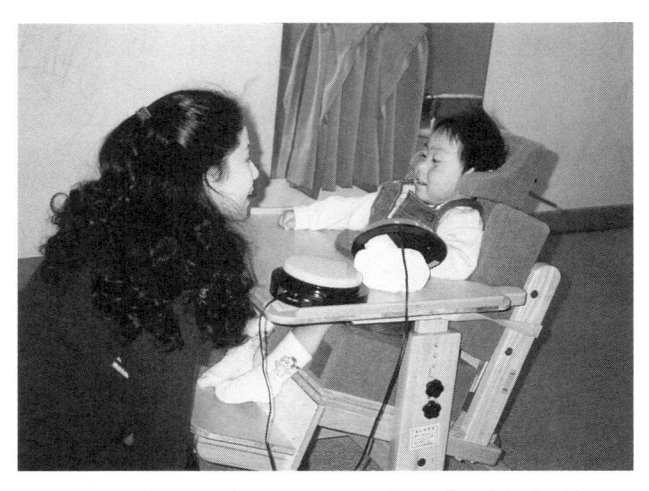

**図2　ステップ2：VOCA の導入「かくれんぼ」**
「お母さん出て来て！」と録音したビッグマック（AblNet）をビッグスイッチ（同）で操作する．
スイッチを押すと音声が出て，隠れていた母が顔を出す．
2歳の痙直型四肢麻痺の脳性麻痺児，左上肢を後に引き込みながら動かすのでスイッチが左上肢の可動域にくるように粘土で固定した．

扇風機，ラジカセ，ネオンライト，バイブレーターなどを動かさせて，音楽や風，光，振動などの感覚刺激を楽しませる．

**ステップ2：VOCA（Voice Output Communication Aid）の導入**

　VOCA に「げんこつやまの・・・」など遊戯歌の出だしを録音し，子どもがスイッチを押したら，一緒に遊戯をする．スイッチングで人が答えてくれることを学習させる．玩具操作よりも人との遊びに興味がある子どもには効果的である．他に「こんにちは，握手しましょう」（こんにちにと返して，握手をして褒めてあげる）「お母さん出てきて」（はじめに母が隠れていて，スイッチングしたら母が出て来る）などの遊びが工夫できる（図2）．

　このステップで使用する VOCA は単一スイッチでひとつのメッセージが出せるビッグマックのようなシンプルなものがよい．

　ステップ2を達成したところで訓練室を出て，廊下で出会った大人や子どもに「今日は，握手しましょう」などとやってみよう．VOCA は音声が出せるので周囲の人々が子どもの発信に気づきやすい利点があるので，ときには見知らぬ人さえも答えてくれる効果がある．

**(1)　ステップ3：スイッチ遊びの拡大**

　スイッチの因果関係が理解できるようになったら，玩具や家庭電化製品の操作遊びに拡げる．スイッチは電池式であれば，どんな玩具でも接続できる．単1から単4などの棒状電池では BD アダプターを接続し，自動車や飛行機，太鼓などの楽器を鳴らす動物，シャボン玉製造機などの楽しい玩具をスイッチ1つで操作させられる．扇風機，バイブレーター，ラジカセ，掃除機などの家庭電化製品はリモコンリレーや100V リモコン（エスコアール）など

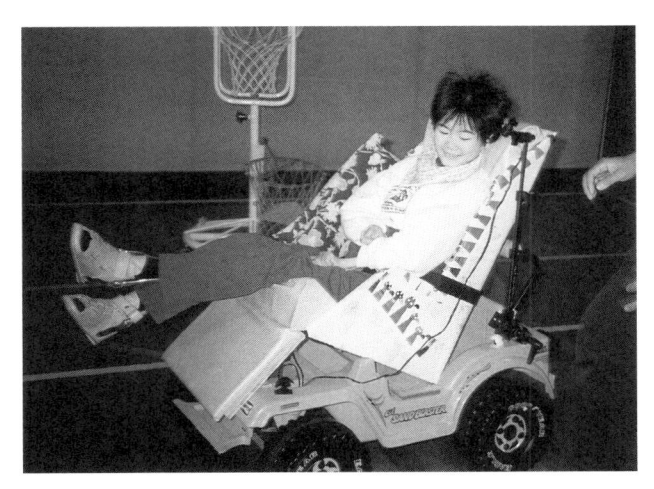

**図3　指導プログラム，ステップ3：スイッチ遊びの拡大「電動自動車を運転する」**

電動自動車を単一スイッチで運転して遊ぶ．15歳になる視覚障害をともなう痙直型四肢麻痺の脳性麻痺児，ジェリービーンスイッチ（左側頭部，AblNet）をスリムアームストロングマウンティングシステム（同）で固定した．頭で入力すると自動車が動く．本児の父親が市販の自動車を単一スイッチで起動できるように改造し，リハビリテーション・エンジニアがシートを作成した．

を使えば，同様にスイッチを接続できる．市販の玩具を改造したり，新たな玩具を作ることもできる．子どもが乗って運転できるように改造した電動自動車（図3）や金魚すくい機などさまざまな工夫が可能である．

パソコンもこの段階で導入する．スイッチ・イントロ[*5]（Ahead Multimedia Inc.）やキッドピクス[*6]（Craig Hickman & Broderbund Software Inc.）＋キネックス[*7]（Don Johnston Inc.）でゲームやお絵描きが楽しめる（図4）[9]．

子どもは発達の過程で能動的に外界を探索し，イメージを形成する．重度の運動障害児では意欲はあっても失敗した経験の蓄積によって，「学習性無力感（Learned Helplessness）」[10]へと結びつき意欲も減退しがちである．また，知的障害を合併する場合には意欲の形成すら阻害される．たとえば，上肢は動かせるし，知的な能力もありそうなのに4歳までプラスチックのコイル状玩具でしか遊べなかった脳性麻痺児を経験したことがある．2歳から3歳にか

---

[*5] スイッチ・イントロ：単一スイッチ練習用のマッキントシュ専用ソフトウェアであり，スイッチを押していくと絵が完成されてさまざまな音とともに絵が動くなどの変化が楽しめる．単一スイッチはマッキントシュ・スイッチ・インターフェース（Don Johnston Inc.）で接続する．

[*6] キッドピクス：一般に市販されている子ども用のお絵描きソフトウェアでキネックスと併用すれば単一スイッチで操作させることができる．音声とともに画面が大きく変化するので形が識別できない発達レベルの子どもでも楽しめる．

[*7] キネックス：マッキントシュ・パソコンのすべての操作を単一スイッチや代替キーボードなどで可能にする機器．ユーザーの認知・言語能力や運動機能，使用目的に応じて操作プログラムを作成できる．

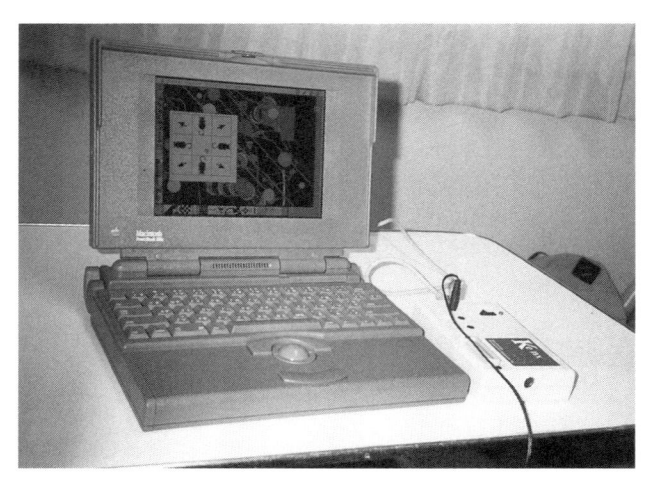

**図4 ステップ3：スイッチ遊びの拡大「コンピューターで絵を描く」**
キッドピクス（Craig Hickman & Broderbund Software Inc.）をビッグスイッチで操作し，絵を描く．右側にある長方形の箱がキネックス（Don Johnston Inc.）に単一スイッチを接続して使用する．コンピューター画面の白地の枠がキネックスで作成したキッドピクス操作用ボードで，視覚スキャンで矢印かマウスの記号のどれかを選択すれば，絵が描けるようにもプログラムしてある．写真は8歳になるアテトーゼ型脳性麻痺児（図12）が描いた絵である．

けては，スイッチ玩具を拒否して泣くばかりで，なかなか興味を引き出せなかった．そこで，まず，ステップ2を指導し，スイッチへの興味が出てきたところでステップ3へ進めた．その結果，ステップ2を開始した1回目のセッション（40分）中に，ステップ3まで可能となり，家でもスイッチ玩具で遊びたがるようになった．この症例は，外界探索への意欲が「学習性無力感」で阻害されていた好例といえよう．

　スイッチ玩具も一人で遊ぶだけでは飽きてしまのでスイッチでゲームを楽しませる．たとえば，スイッチで音楽を鳴らして，椅子取りゲームをしたり，スイッチの早押しゲームをしたりなどアイディア次第でいろいろな遊びに拡げられる．兄弟や友人達と一緒にやれば，楽しさは一段と増す．これらの遊びを通じて，脳性麻痺児は仲間と交流し，能動的にコミュニケーションすることを学んでいくことになる．

　このスイッチ操作はステップ4～12の段階にあっても継続する．年齢が高ければ，社会性の発達を狙って，家事や仕事を分担させるという発想も必要である．掃除機のスイッチ係，写真係，ジュースを作る係，BGM係，発表係（図5）などさまざまに設定できる．また，大人であれば，スイッチ操作できる仕事の分担といった応用も可能である．

**視覚障害や聴覚障害を合併する場合**

　ステップ1では各感覚障害に応じて，受け止めやすい結果が得られるように工夫する．視覚障害の場合には人の声や音楽，聴覚障害の場合には光や動くものなどが適切である．扇風機やバイブレーターなどはどちらの障害にも使用できる．なお，視覚障害がある場合には突然の変化を恐がるので，音を小さくしたり，風をソフトにするなどの配慮が要る．因果関係が

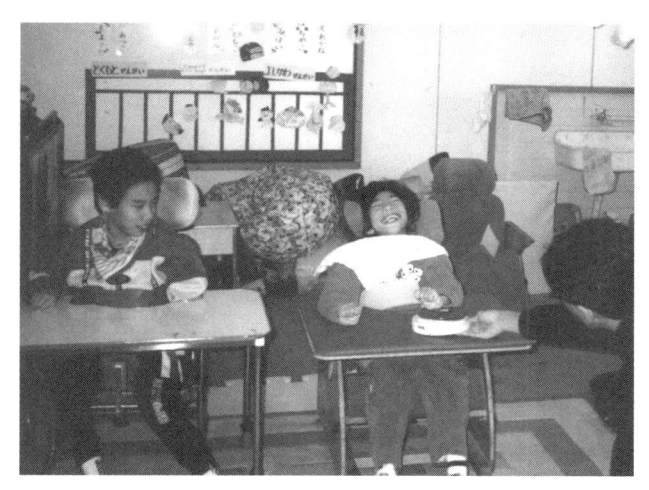

**図5　ステップ3：スイッチ遊びの拡大「教室で報告する」**
10歳の視覚障害を合併する痙直型四肢麻痺の脳性麻痺児が家でのトピックスを母親がビッグマックに録音し，教室で発表する．

学習されたステップ2～3では前述の遊びや社会的な役割が同様に拡大できる（図3, 図5）．

## 2) 要求の表現

### ステップ4：視線や手差しで要求を表現する

2個以上の具体物（玩具，食べ物など）を提示して，欲しいものを視線や手差しで表現させる．この段階では，重度の運動障害のために表現手段が制限されている子どもに目で見たり，手で差して相手に要求を伝えることを教える．発達的には生後9ヵ月から10ヵ月の正常な子どもが欲しいものを指差す行為に相当するので，具体物の名称が理解できていなくとも開始できる．

視線を使う場合（図6）には，子どもが眼球を動かすだけで見つめられる幅と高さに玩具を提示するように配慮する．また，「こっち？それともこっち？」などと確認しすぎると子どもが混乱するので，どちらかの玩具を見たら，すぐに「これをするのね」と応じてあげるほうがよい．

重度な脳性麻痺児では選択のチャンスが少なくなりがちである．子どもはいつも受け身で待っており，能動的な表現を学習しないまま成長する．視線や手差しで表現できるようになったら，日常生活においても，おやつなどの食べ物を選ばせたり，着替える洋服や買物を選ばせたりしよう．

### ステップ5：絵や写真を差して要求を表現する

ステップ4を絵（色付き）や写真に換えて実施する．はじめは，好きな玩具の写真を使うとよい．このステップはともすると面白くない課題学習になりがちなので，選んだ後には楽しいことがあるという報酬が要る．写真は2枚から開始し，徐々に3枚，4枚と増やす．また，スイッチ上に玩具の写真を貼っておくのもよい．

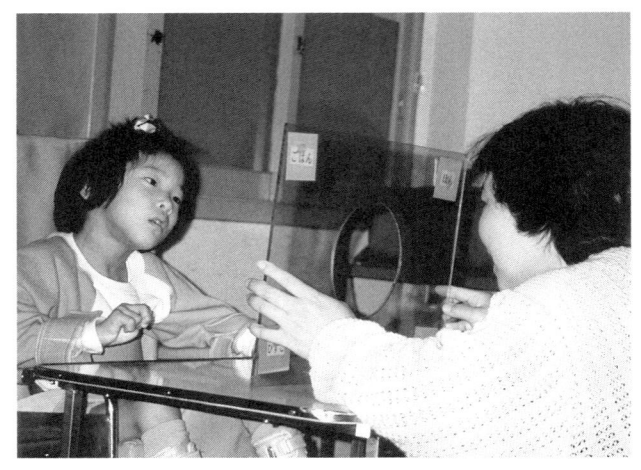

**図6 ステップ7：シンボルで要求，「夕食の相談」**
5歳のアテトーゼ型脳性麻痺児，視線用ボードで今日の夕食に何を食べたいか，母親に表現している．図のように視線表現を開始して，日常の生活でも視線表現を頻繁に応用するようになった．

　この段階が達成できたら，2枚から4枚の絵や写真で簡単なコミュニケーションボードを作る．まず，家庭や園（通園，保育所，幼稚園など），学校などでボードを使用する場面を設定しよう．たとえば，「玩具を選ぶ」「おやつを選ぶ」「出かけるときに靴を選ぶ」「ビデオを見るときにテープを選ぶ」など，子どもの興味に合わせて決めるとよい．
　視線で表現する場合には，透明なプラスチックファイルやアクリルボードに写真や絵を貼り，ボードの中心を顔の中央にあわせ，眼球の動きを見る．はじめに透明なボードを使うほうが，子どもの視線を捉えやすい（図6）．脳性麻痺では頭の動かし方や眼球の動かし方がさまざまに異なるので，視線の表現を指導する場合にはそれぞれの頭や眼球の運動パターンを把握しておくことが大切である．
　重度な脳性麻痺でも上肢を多少動かせる場合には，ジェスチャー表現が可能なものがいる．絵や写真を提示するときやそれらを使って遊ぶ時などにジェスチャーを指導者がやって見せるように心掛けよう．重度のアテトーゼ型でもジェスチャーを組み合わせて「お茶，ちょうだい」と表現できた脳性麻痺児を経験したことがある．また，指文字を修正して，コミュニケーション手段に使っている重度のアテトーゼ型の脳性麻痺者に出会ったこともある．かなり重度の脳性麻痺でもジェスチャー表現を習得する場合が多い．ジェスチャーはボードや機器などの媒介物（エイド）を用いないで，直接的に表現できる利点があり，見落とすことなく指導の対象にすべきである．
　キーボードを多少操作できる場合にはVOCAを使うと楽しい．スイッチ上に写真や絵を貼って，VOCAに「○○ちょうだい」（好きな玩具や遊び，食べ物など）と録音し，スイッチングして音声を確認した後に，「○○いるの？　はいどうぞ」と要求の内容に応じてやる．音声が出るので写真や絵だけで要求するよりは子どもが楽しく参加できる．

運動障害が重度で1個のスイッチしか使えない場合にはスキャンニング方式のVOCA（メッセイジメイトなど）で2個以上のメッセージを表現する方法がある．しかし，スイッチコントロールできないと操作しにくいので，この段階の脳性麻痺児には実用化しにくい．

ステップ5が確立したところで，日常の生活や遊びに拡大していく．VOCAの活用範囲は広く，たとえば「ごめんください．○○をください．お金はお財布に入ってますので取って下さい．お願いします」と録音すれば，店で買い物ができる．「朝のご挨拶をします．おはようございます」とすれば，園や学校などの朝の集まりで司会ができる（図5）．他にも工夫すれば，さまざまな役割を与えられるだろう．

**視覚障害や聴覚障害を合併する場合**

視覚障害では玩具を顔や身体の一部に触れさせて，あらかじめ「こっちは○○だよ」と教え，顔を向けた方の玩具が選べるということを学習させる．言語能力が高い場合には「今日の遊びは飛行機と本とボールよ．順に言うからしたいところで返事して？」というように聴覚スキャンさせて選択させる方法もある．絵や写真を使う段階で，軽度か中等度の視覚障害がある場合には，見えているか否かを慎重に評価する．弱視の場合には白黒などコントラストのはっきりした色彩で，シンプルなパターンの絵のほうがが識別しやすく，写真は最も識別が困難なので配慮が必要である．触覚の手がかりが使える場合にはVOCA上に手触りの異なる紙や布を貼ってもよい．

聴覚障害の場合には玩具や身のまわりの品物をジェスチャーやサインに結びつけていく．

**ステップ6：Yes/Noで応答する**

**状況へのYes/Noで応答**

状況を判断してYes/Noで答えることは比較的早くから形成される．「○○する？」「もう一回する？」と聞かれて，微笑むなどの表情で「Yes」を表現することは状況を判断し，簡単な言葉が理解できる頃（ステップ2）から可能だろう．不快な刺激や状況（嫌いな食べ物を食べさせられるなど）を予測できれば，ぐずったりして「No」を表現するようになるだろう．しかし，精神遅滞を合併する場合には「好きなもの／嫌いなもの」の判別がつきにくく，「No」表現が引き出しにくいので「No」表現の場面を設定する必要がある．たとえば，非常に気に入って遊んでいるときに「もう，おしまい」と突然に中断し，不快な表情で「No」を表現すれば，遊びを再開できることを教える．また，子どもが明らかにある特定の玩具や食べ物を欲しがっている時に，わざと違う物（もし，わかっているなら嫌いな物）を与えてこれを拒否するように仕向けてもよい．ただし，脳性麻痺児には嫌なことに過敏で，情緒的に不安定になりがちな子どももいるので配慮を要する．

このようにYes/Noの感情表現を引き出した後，Yes/Noの動作を教えていく．しかし，運動障害が重度なために発声したり，頭を振るなどが難しい子どももいる．子どもに可能な運動パターンを探しながら指導することが大切である．さらに，Yes/No応答の動作パターンを家族や教師などコミュニケーションをサポートする人々に指導することも重要である．

**質問への Yes/No 応答**

重度の脳性麻痺児・者では質問への Yes/No 応答能力に関して，家族や教師など子どもにかかわる人々の間で非常に大きく食い違っている場合が多い．言語聴覚士はこれらの人々から情報を得るとともに，この食い違いを修正する必要がある．現在，これを評価する検査法は市販されていないが，筆者は情報シートを作成するのが，一番堅実であるように思う．シートをもとに質問の仕方，質問時の状況設定の方法，返事の待ち方，応答の見方などを確認しあうとよい．質問するときの心得を以下，簡単に述べる．

**質問の内容** たとえば，「ケーキいる？いらない？どっち？」と「ケーキいる？」とでは後者のほうが答えやすい．質問の仕方は答えやすいように心掛ける必要がある．また，理解力が高い場合には「今は要らないけど，後で食べる」「わからない」などの質問をするようにしよう．Yes/No 質問は 2 者択一の質問で終わりがちであるので，質問をどのようにするか統一しておくとよい．

**質問時の状況設定** たとえば，理解力が高くない場合にはトイレに行って「おしっこする？」と聞かれたときと，教室で「おしっこある？」と聞かれたときでは前者の方が答えられるだろう．どういう状況で質問した方が理解しやすいかを考えて質問を心掛けることも大切である．

**応答の待ち方と見方** 1 回の質問に約 10 秒は待ち，Yes/No 応答ばかりでなく，表情や身体の動きも観察する．Yes と答えても，その活動が始まってから嫌なことだったと子どもが理解する場合があるので，活動を実施しながらも表情や身体の動きを観察するように心掛ける．

## 3.2. シンボルや文字による表現

### 1) シンボルによる表現

シンボルの本来の定義は『慣例的な概念を聴覚的，視覚的，触覚的に表現したもの』であり，『ジェスチャー，具体物，写真，サイン，手話や指文字，グラフィック・シンボル，書かれた言葉，話された言葉，点字など』[3]が含まれる．しかし，グラフィック・シンボルが日本に導入されて以来，慣用的にシンボルはグラフィック・シンボルの意味でも現在は使われている．ここではシンボルをグラフィック・シンボルの意味に限定して使用した．現在，市販されているシンボルにはナウンズエンドシンボルズや PIC（Pictogram Ideogram Communication），マカトン・シンボル，NSL88，PCS（Picture Communication Symbols）などがある．それぞれに利点があるので，対象児・者の能力と使いやすさに応じて選択するとよい．

以下のステップでは子どものポインティング機能に応じて，VOCA，視線用ボードなどを選択する．

### ステップ7．シンボルで要求

ステップ5までに使用してきた絵や写真をシンボル移行する．コミュニケーションボードの使用には前述の通り，強い動機づけが必要である．

ボード使用が確実になったら「ちょうだい」「お願いします」「したい」などのシンボルを加えて，「散歩，したい」とシンボルを組み合わせた表現を促す．

発話が困難な脳性麻痺児では自発的な発信が乏しくなりがちである．大人がボードを見せて「何する？」と質問して，やっと表現することも多いだろう．ボードの使用が定着したら，遊びたい気持ちが明らかな時に，ボードを近くに置き，自発的にボードを使うまで待ってみるのもよい．

家庭ではボードは必要ないと訴えられる場合も多いだろう．とくに母子間では「今，何時頃だから○○が欲しい頃だ」と予測できてしまうので，家庭でボードを使える場面を母親と検討することが大切である（図6）．

### ステップ8．シンボルで遊ぶ

シンボルでコミュニケーションの楽しさを経験しながら，語彙を増やしていくステップである．

#### からかい遊び

けなし言葉のシンボルと褒め言葉のシンボルを使って，お互いにからかいあってコミュニケーションを楽しむ．VOCAを使えば，近くを通る人とも同様の遊びができる．子どもが悪いことばを使って，大人をからかえるので重度の脳性麻痺児でも喜んで使いたがる．このような語彙のシンボルは類似した絵が多くなるので，子どもが弁別しやすい絵を選んであげることが大切である．

子どもが頻繁に使用するようになったら，けなし言葉は人を傷つけるから，○○のときは使ってはいけないという社会的マナーも指導する．このようなしつけは子どもが頻繁に使うようになってこそ教えられることであり，教育上望ましくないとシンボルを取り除いてしまうのは，むしろ，学習のチャンスを妨害することになる．ある重度の脳性麻痺児にこれらのシンボルを教えたところ，はじめは喜んで使っていたが，そのうちに自分がけなされるのが嫌で外してくれと表現した．もちろん，子ども自身の意志で取り外すことを選択した場合にはこの訴えを尊重する．

#### 散歩

左右前後の矢印をボードに貼り，行きたい方向を本人に指ささせながら，車椅子を押して散歩する．場所のシンボルを入れて，行きたい場所を決めさせたり，道順を子どもに聞いて正しく行けるかどうかを確認するのもよいだろう．

#### 質問

質問シンボルのボードを作成して，質問することを教える．「おうちはどこ？／名前教えて？／お昼に何，食べた？／……」などのシンボルを差させて，セラピストが答える．家庭用には「テレビ，何見る？／明日の勉強は何？／今日のご飯は何？／……」などがよいだろ

う．疑問詞のシンボルはPCSなどでは絵が抽象的なので，子どもが弁別しやすいように工夫する．発話が困難な脳性麻痺児・者は自分から質問した経験が非常に少ない．やりとりを楽しみながら，質問することに興味を持たせる．

他に命令ゲーム[11]がある．動詞や形容詞などを命令言葉にして相手にその動作をやらせる遊びで，いろいろな語彙を取り入れて楽しむことができるので語彙の学習にも有効である．

### ステップ9．設定場面でシンボルを使用

設定した場面のなかで，語彙学習を進め，言葉の使い方（語用）を教える．はじめは訓練室で場面を設定して，言葉の意味，シンボルの使い方などを教えてから，実際の生活場面に生かしていく．この段階では語彙，統語，語用という言語獲得の3大項目を考慮した指導が必要である．ここでもVOCAが操作できる場合にはこれを活用する．

#### 語彙の発達

具体的な品物を表す名詞や野菜・乗り物などの抽象的な名詞，動詞，形容詞などの語彙の学習を促す．たとえば，買い物では一般に店で売られているさまざまな品物を取り入れることができる．また，「食べる物を買って」と言って，動詞の学習をさせたり，店別（売場別）にカテゴリー化を学習させることもできる．

#### 統語の発達

シンボルを2個以上組み合わせて文で表現することを学習させる．たとえば，「りんご」＋「ください」などと2個の組み合わせから始め，数を増やしていく．しかし，日常の会話場面ではその場の状況で動詞まで表現しなくとも通じやすいので，この段階では簡単に済ませる．ステップ11で実施するほうが現実的である．

#### 語用の発達

「ごめんください」「いらっしゃいませ」などの語彙を立場をふまえて，適切に使用できるように語用の学習を進める．とくに「やりとりの段階」に関しては，難易性を配慮する．

「買い物」に例を取って考えてみよう．「1段階やりとり」は「りんご，ください」といって，品物をもらう（お金の支払いは介助するか，または店の人に「お金ください」といってもらって，子どもが支払う）など会話が1段階で済むレベルである（図7）．「2段階やりとり」は「りんご，ください」→（はい，どうぞ．100円です．）→「お金を財布から取ってください」（店の人にお金を取ってもらう）というように発信が2段階あるレベルである．私達の日常におけるコミュニケーションはこのようなやりとりの段階が複数組み合わさって成り立っているので，「買う」という行為の順序（買いたい物を示す→お金を支払う）を学ばせながら進め，やりとりの複数化を伸ばしていく（図7）．

シンボルの絵は発達レベルに応じて学習しやすいものを選ぶことが大切である．もし，適切なものがなければ，新たに絵を作成してもよい．

優先すべきことは「子どもに買い物ができたという達成感」である．したがって，語彙，統語，語用という観点から容易なレベルでスタートし，子どもの能力に応じてステップアップしていく．また，精神遅滞を合併している場合は，非常に多くの品物のなかから1つを選ぶ

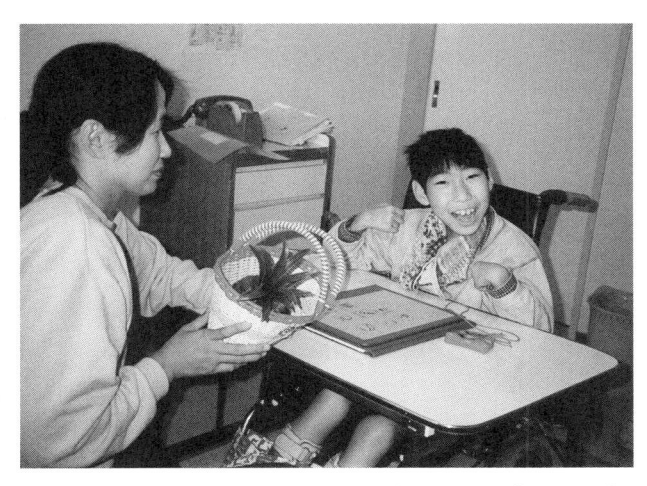

第 5 章　脳性麻痺における拡大・代替コミュニケーション　　167

**図 7　ステップ 9：設定場面でのシンボルの使用，「買い物ごっこ」**
9 歳の高度難聴を合併する痙直型四肢麻痺の脳性麻痺児．本児に語りかける手段としてはマカトンサインを指導し，表現手段としてシンボル表現を指導した．母親が果物屋になって本児がボードで指し示した果物を手渡している．

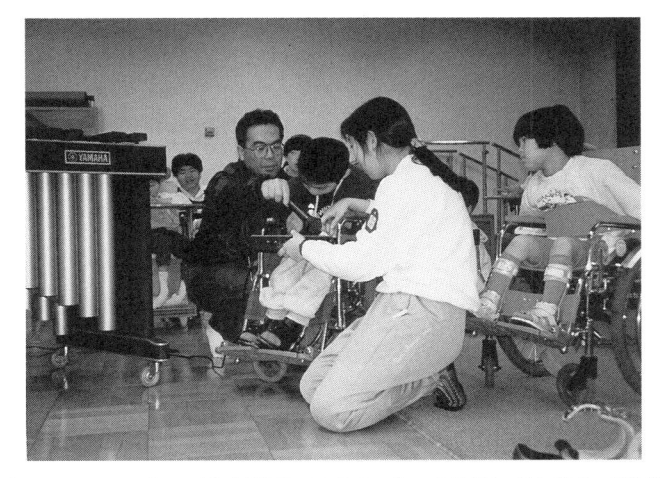

**図 8　ステップ 9：設定場面でのシンボルの使用，「音楽会で挨拶」**
10 歳のアテトーゼ型脳性麻痺児．トーキンエイド（ナムコ）にシンボルを貼り，語句や文を登録した．演奏者にお礼の挨拶をしている．

のが困難な場合もあるので買う前に何を買うか決めておくのもよいだろう．
　場面の設定には「買い物」の他に「お使い」「ゲーム」「音楽会での挨拶」（図 8）など，色々なアイディアが考えられる．
　「お使い」は買い物と同じプロセスで進める．自分で好きな物を選ぶのではなく，人に頼まれた品物を買ったり，借りたりするので，頼まれた内容を記憶する過程が加わる（図 9）．はじめはテーブル上にお使いする品物のシンボルを貼って，「お使い」を達成させやすくする

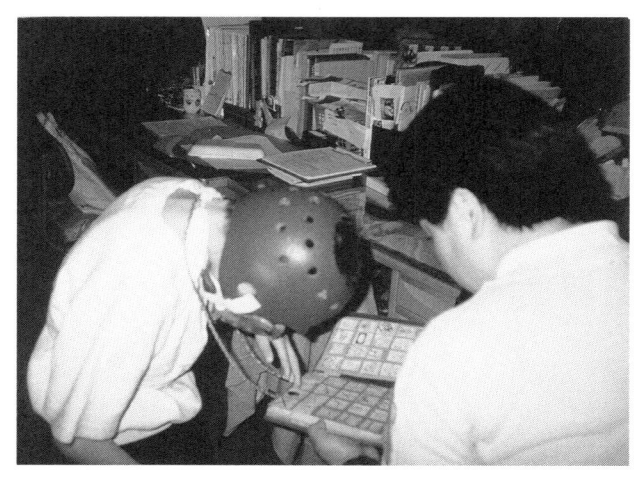

**図9 ステップ9：設定場面でのシンボルの使用，「お使い」**
15歳の痙直型両片麻痺（モヤモヤ病後遺症）の男児，糊と鋏を借りてくることを頼まれて，首に下げたB6版のシンボルブック（PCSシンボル）で職員室でこれを遂行している．はじめは，シンボル数の少ないボードから開始する．

ことも大切である．
　「ゲーム」では「勝ち／負け」のルールが学習しやすいゲームから始めるのがよいだろう．たとえば，腕相撲（身体が動かせるなら相撲のほうがよい）などは実際に自分の腕で体験できるので理解しやすいゲームである．「じゃんけん」は「グー／チョキ／パー」の3項目間の勝負ルールを理解しなければならないので複雑である．語彙は「もう1度／ゲーム1／ゲーム2／ゲームしよう／お願い／勝った／負けた強い／弱い／やったー／くやしい／ざまーみろ」などが使える．

### ステップ10．手紙や日記を書く

　シンボルボードが上記の設定場面で使用できるようになったら，シンボルを組み合わせて文章を作れるボードを作成する．ここでは日常的な内容（「あさ，ごはん，たべた」「がっこう，いった」など）などが表現できる語彙がよいだろう．日常の会話では動詞まで表現しなくても通じる場合が多い．ここでは日記や手紙をシンボルで書き，家族に見せるといった目的を持たせ，動詞を使った文を作ることを教える．文字では理解できなくても絵にすれば，日々の出来事を記録し，これをもとに過去のことを思い起こす材料にすることもできる．また，「昨日，今日，明日」という時制の概念も学習しやすくなるだろう．子どもにボードで選ばせて，日記や手紙を指導者がシンボルで手書きする．施設に入所していたあるケースでは父親が家での出来事を連絡帳に手書きのシンボルで綴ってくれた．本人も何が書いてあるかわかるので周囲の人のノートを見せて，楽しむことが増え，自発的なコミュニケーションを促す良い材料にもなった．
　シンボルの配置は「誰が何をどこでどうした．」と順に作れるように「人物→名詞（食べ物

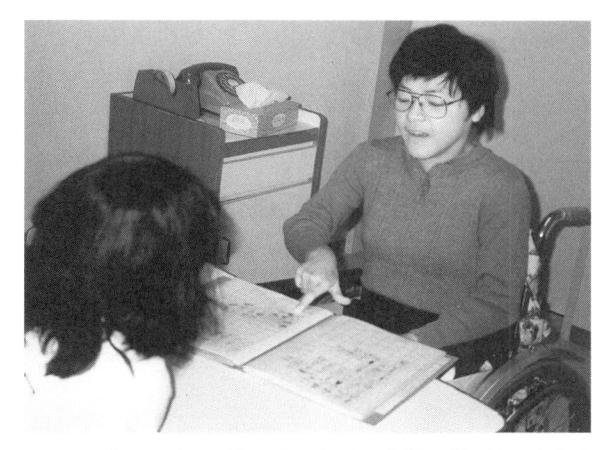

**図10 ステップ11：シンボルブックでの表現，「初めて会う人の会話」**
26歳の痙直型両麻痺の脳性麻痺者，シンボルブックで初めて会う人でも会話できる．文字による表現が困難なのでシンボルを指導した結果，自分から母親に○○のシンボルを描いてくれと要求したり，どこにどういうシンボルがあるか自分でチェックするなど，コミュニケーションに自発的な工夫が認めらた．

や遊びなど）→場所→動詞あるいは形容詞」といった順に並べるとよい．なお，人物や場所などは写真を直接に使った方がわかりやすいだろう．

**ステップ11．シンボルブックで表現する**

この段階に達すると使用できるシンボル数はかなり増加するので，シンボルを語彙カテゴリー別に分類し，コミュニケーションブック（図9，図10）に移行していく．なお，人物や場所などで写真や商標マークのほうがが理解しやすい場合にはこれらを使用するとよい．また，このステップがある程度達成できたところでシンボルブックやVOCAを使用している者同士を出会わせ，会話する場面を設定してみるのもよい．

**ボードやブックのディスプレイ**

シンボルの大きさや配置は対象児・者の運動機能や視覚機能で判断し，決定する．手や足などでポインティングできる場合には動かせる範囲に合わせて，適当な大きさ，数，配置を決める．手首を持ってあげると指先でポインティングできる場合には指の動かせる範囲に配置する．視線を使う場合でも慣れてくると透明でないボードやブックでも視線が読めるようになるので，同様に配置や大きさを検討する．ボードやブックの大きさもA4版やB6版など，同様に選ぶ．

**語彙の選択**

語彙は対象児・者の言語能力によって選択する．発話機能やポインティング機能が制限されている場合には言語能力の把握が困難なので，前ステップで例示したような遊びや設定場面のなかで確認しながら選ぶ．語彙選択には正常児の語彙調査やAACユーザーの使用した語彙調査[6]の文献も参考になるだろう．筆者は語彙能力が高いレベルでは日常，使いそうな

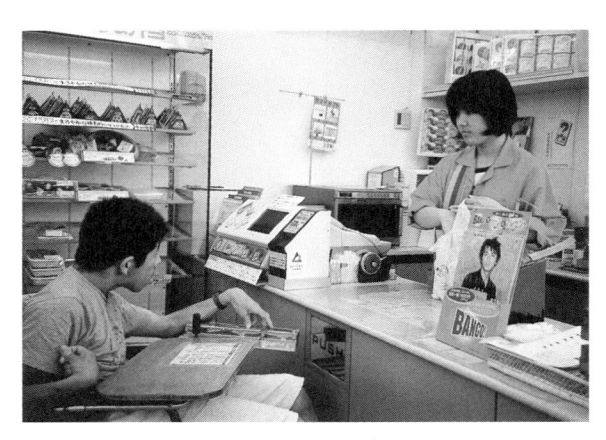

**図 11　VOCA の実用化「買い物」**
24 歳のアテトーゼ型脳性麻痺，電動車椅子に取り付けたメッセージメイトで買い物をする．キーボード上に 20 個のシンボルを描き，音声を録音してある．家の近所は一人で移動して，買い物を楽しむ．文字を構成することが困難なのでシンボルを指導した．

　語彙をおおざっぱにリストアップして作成した，基本シンボルブック（約 1,000 個のシンボルで構成）を適用している．使いながら，足りないシンボルをその場で書き込んでいけるので実用的である（図 11）．
　ページがめくれない場合には「次のページ」というシンボルや，「解らない」「違う」などのシンボルなど会話をスムーズにつなげる語彙を各ページに入れるという配慮も必要である．文字が使えるようにな場合には「が」「に」などの助詞を各ページに入れてもよいだろう．

**携帯用 VOCA やコンピュータの活用**

　携帯用 VOCA のキーボードにシンボルを入れて，音声を使った表現を実用化させることで生活場面に即したコミュニケーション活動を拡大し，コミュニケーション相手を広げることも大切である（図 8，図 11）．
　キーボードに入れられるシンボル数はスピークイージーは 12 個，メッセージメイトは 20〜40 個，トーキングエイドでは 50 個，チャットボックスなどさまざまである．また，視覚スキャンができるもの，キーボード分割が変えられるものなど機能もさまざまに異なっているのでユーザー適した携帯用 VOCA を選択する．
　コンピュータを使って，ボードメーカー（PCS シンボル，Mayer-Johnson Co.）というソフトウェアで，シンボル・ボードやブック，VOCA のボードを作成し，印刷できる．各ユーザー毎に各々のシンボル・ボードを登録することや新しいシンボルを作成することも可能である．音声が出る会話用ソフトウェアにはスピーキング・ダイナミカリー（シンボルは PCS，Mayer-Johnson Co.）やキネックスコミュニケーション CD（シンボルは PCS を含む 5 種類，キネックスと併用，Don Jonston Inc.）などがあり，シンボルボードを随時ディスプレイすること（図 12）が可能である[9]．サウンズエンドシンボルズでは「とーくでっせ」（パシフィッ

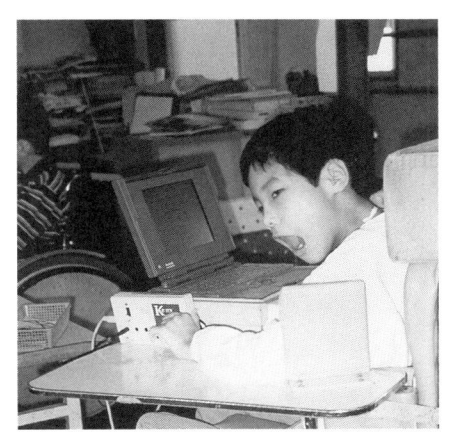

**図 12　ステップ 12：文字で表現「コンピューターで手紙を書く」**
15歳のアテトーゼ型脳性麻痺児，キネック（Don Johnston Inc.）でシンボルボードと文字盤を作成し，手紙に使用する慣用句や宛名，住所をシンボルで，本文は平仮名の文字盤でワープロソフトウェア上に書かせる．視覚スキャンする画面を膝で入力（図13）する．

ク・サプライ）が市販されている[9]．

## 2）文字による表現

### ステップ 12. 文字で表現する

　平仮名などの文字を構成してメッセージを作れるようになれば，より自由に表現できるようになる．しかし，文字学習を進めながら，対象児・者の読み書き能力の予後を検討しておかなければならない．「何歳頃に達成できるか？　もし，できなかった場合のためにどういう準備をしておくのか？」と考えることが大切である．読み書き能力を文字表現に関して「可能」（文字による表現がすでに達成）「学習途上」（将来は文字による表現が可能と思われるがまだ，学習途上にある）「不能」（文字による表現が将来も不可能）と3段階のレベルに分けて，それぞれにサインやシンボルを併用する工夫が必要でである．ここでの文字表現とは要求や自分の気持ちを文字を構成して表現し，これを読めることである．文字学習は文字表現「可能」レベルに達するまではコミュニケーションの指導とは別のプログラムで実施すべきである．文字表現「学習途上」「不能」レベルではサインやシンボルによるコミュニケーションが優先される．読解できる文字単語（仮名や漢字）をボードやブックに入れておくのもよい．「可能」レベルでも日常的に使用頻度の高い語彙や緊急を要するときに使われる語彙「トイレ，頭が痛い，違う」などをシンボルで加えておくほうが便利である（図13）．

　視線や上肢で決定する仮名ボードは，対象児・者の機能に応じてさまざまな作り方が工夫できる．コンピュータの会話用ソフトウェアも文字入力に関してはさまざまに開発され，キネックス（図13），漢字Pワード（日本IBM），パソパルマルチ（ナムコ），トーキングノート（ライベックス），コミュニケとーくでん（ラ・ベル・クレアション）などが市販してる[9]．

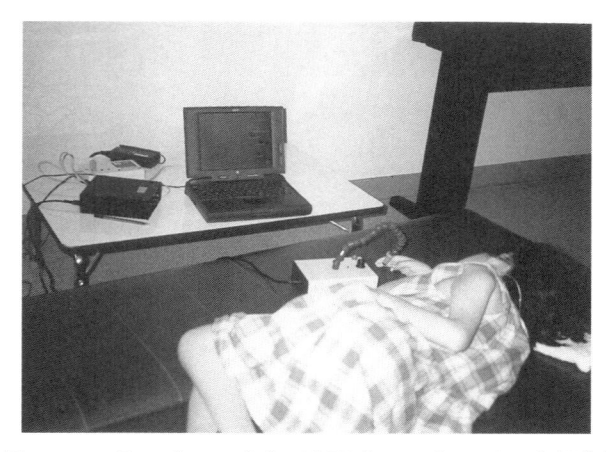

**図 13　ステップ 12：文字で表現「コンピューターを操作」**
14 歳のウェルニッヒ・ホフマン病（進行性の筋疾患）の女児，光源タッチスイッチ（パシフィックサプライ）とキネックを使用し，視覚スキャンで入力する．13 歳の時に気管切開術後，発話困難となり意思伝達装置の給付を受けた．普通中学に在学，学習やパソコン通信に使用している．運動機能は重度であるがスイッチコントロール機能が良いので，指導開始して 1〜2 週間で操作を習得した．緊急用に「トイレ」「仰向けにして」「横にして」などのシンボル会話ボードを併用している．

　重度の運動障害のために頭を一定の位置にとどめておきにくいとか，視覚障害がある場合には仮名ボードの視覚スキャンが困難である．このような場合には「聴覚スキャン」方式の口文字盤が便利である．『あ，か，さ，た，……』と口頭で言って 50 音の行を決定させ，たとえば，「か」行を選んだら，『か，き，く，……』と言って列を決定させる．濁音や拗音ははじめに『点々？　やゆよ？』と聞くなどのルールを決めておくとよいだろう．行を学習していない場合は『あいうえお，かきくけこ，……』と始める．長く介助している人であれば，2 文字位を構成したところで言葉が予測できるだろう．予測できたらその言葉を言って確認すれば，会話をよりスムーズに早く進めることができる．これは道具なしに表現できるので広く応用可能である．コンピュータを適用するときに，脳性麻痺の場合にはスイッチコントロール能力における行き詰まりが出現しがちである．行き詰まった時には，前述の口文字盤のように将来に向けてより簡単な方法で今，準備できることを探すほうがよい．

# 4. コミュニケーションエイドとスイッチ

## 4.1. コミュニケーションエイドの多面的使用

　コミュニケーションボードやブックや VOCA，コンピュータなどのエイドは，活用する場合にそれぞれに長所と短所がある．トーキングエイドやメッセージメイト，スピークイージー

は音声が出せるので，クラスメイトの前で発表したり，ファーストフード店などに行って注文するときなどに便利である．また，見知らぬ人と会話するにも音声が出せた方が便利である．しかし，登録できるシンボル数は制限される．コミュニケーションブックやボードはシンボルを入れるには制約が少ないが，音声が出ないのでメッセージの受信は一人や数人に限られる．場面に応じて使い分けられるように，複数のエイドを適用するほうがよいだろう．

コンピュータは操作が可能な段階ではノート型パソコンを車椅子に装着させて携帯させることができる．メッセージメイトやトーキングエイドと違って，登録できるシンボル数の制約はないが，携帯するには不便である．

今すぐに使用できるエイドを選択し，次の段階で可能なエイドの指導を準備するというようにきめ細かく指導していくことが大切である．たとえば，じっくりと話す場合にはコミュニケーション・ブックを，買い物にはビッグマックなどの VOCA を指導し，それらが一段落したところで訓練室でコンピュータ用スイッチのフィッティングを検討しても遅くはない．「これについては今すぐは困難だが，こっちはできるという」という発見の姿勢が大切である．

## 4.2. スイッチのフィッティング

図14～図19にスイッチのフィッティングの例を示した．

脳性麻痺の場合には脊椎損傷や筋疾患のケースほど，特殊なスイッチ（図13）を適用することは少ないだろう．しかし，脳性麻痺では「入力→待つ→再入力→……」といったスイッチ操作の運動コントロールが脊椎損傷や筋疾患のケースと比べて難しく，フィッティングに

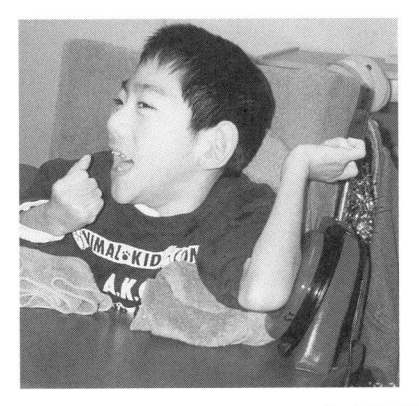

**図14　スイッチのフィッティング：上肢（肘）での入力（アテトーゼ型，10歳）**
ビッグスイッチをベルクロテープでアームガードに固定した．

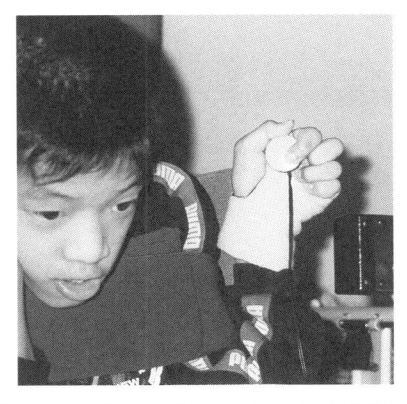

**図15　スイッチのフィッティング：指での入力（アテトーゼ型，15歳）**
スペックスイッチ（AblNet）を手袋上のサポーターに固定した．電動車椅子を操作し，キネックスのスキャンボードでコンピューターのワープロソフトを使いこなせる．

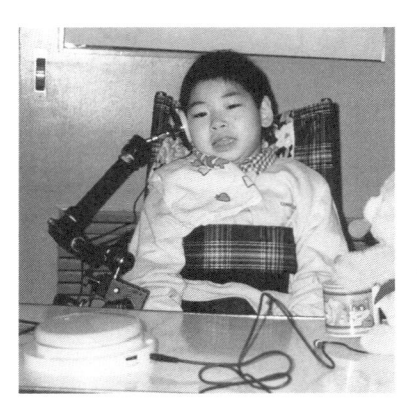

**図 16　スイッチのフィッティング：頭での入力（痙直型四肢麻痺，9 歳）**
ユニバーサルマウンティングシステム（AblNet）でジェリービーンスイッチ（同）を側頭部に固定した．頭を右横に少し動かして入力する．

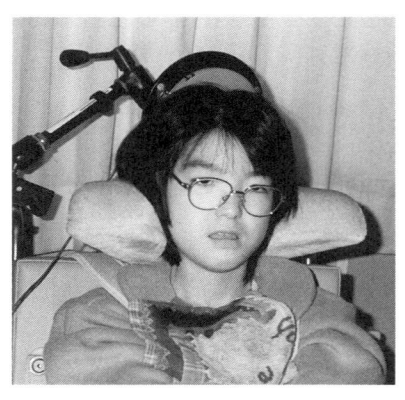

**図 17　スイッチのフィッティング：頭での入力（痙直型四肢麻痺，7 歳）**
図 16 の固定装置を使ってビッグスイッチを後頭部に固定した．頭を後ろに動かして入力する．

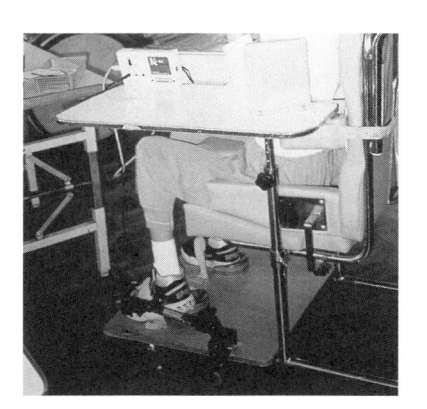

**図 18　スイッチのフィッティング：下肢（膝）での入力（アテトーゼ型，15 歳）**
スリムアームストロングシステム（AblNet）でビッグスイッチを膝の横に固定した左膝を内転させて入力する．SRC ウォーカー（写真）と工房椅子の両方の姿勢で可能である．

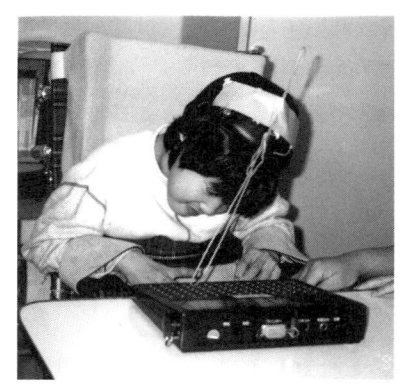

**図 19　スイッチのフィッティング：ヘッドポインターでの入力（アテトーゼ型，10 歳）**
ヘルメットに針金ハンガーを固定すると，軽くて，操作しやすいヘッドポインターを作ることができる．これで試して本格的に作成する（写真）．図の症例は視線表現（図 6）からヘッドポインターでシンボル・ボードを差して表現する方法へと発展させた．

苦労する．理学療法士や作業療法士，リハビリテーション・エンジニアなどが運動機能や姿勢の取らせ方，椅子などについて良い情報を提供してくれるだろう．しかし，スイッチ操作は特殊な運動で，実際に使わせてみて判断することが多いので，言語聴覚士も恐れずに試みよう．

筆者がフィッティングに使用しているスイッチの種類はビッグスイッチ，ジェリービーンスイッチ，スペックスイッチ（AbleNet Inc.）とわずかである．これらをアームを使って角度を変えたり，スイッチングする身体部位を替えたりして運動の正確さをチェックする．また，頭の運動コントロールが上肢より良い場合には，ヘッドポインターなどの入力補助具も使わせてみる（図19）．脳性麻痺の場合には1回目でうまくできなくても反復するうちに確実になる傾向があるので，時間をかけて判断する．また，「こんな身体部位の動きが使えるのか！」と感心する場合もあるので，創意工夫が大切である．

機器の難易度も考慮しなければならない．たとえば，前述した玩具の入力スイッチは「入れる（スイッチを押し続ける）→切る（スイッチから手を離す）」というコントロールで済む．また，入力スイッチにラッチ&タイマー（AbleNet Inc.）を接続させると「入れる（スイッチ1回押し，離す）→（タイマーで自動的に切れる）」（タイマー機能）「入れる（スイッチを1回押し，離す）→切る（スイッチをもう1回押す）」（ラッチ機能）といったようにスイッチの入力システムを変更できるので，スイッチコントロールの初期練習に便利である．

コミュニケーション用ソフトウェア（パソコン）やメッセージメイトなどに備えられている視覚スキャンニング機能を活用するには，画面を見ながらスイッチを「待つ→（適切な場所で）入れる→離す→待つ→ふたたび入れる→……」と制御しなければならない．脳性麻痺では「待つ→適切な場所で入れる」といった視覚との協調と運動の制御が難しい場合が多い．成功できないと興味が失われやすいので，簡単なものからフィッティングを始めることが大切である．

# 5. コミュニケーションをサポートする人々への指導

コミュニケーションは社会的な行為である．両親や家族，教師，仲の良い友人などの協力を得て，これらの人々に指導することも忘れてはならない．周囲の協力が得られれば，より実用的なコミュニケーションを実現できる．

拡大・代替コミュニケーションにおけるコミュニケーション能力を決定する要因としてLight[12]は**操作能力**（Operational Competence）**言語能力**（Linguistic Competence）**社会性**（Social Competence）**問題解決能力**（Strategic Competence）の4点をあげている．これは指導の対象児・者ばかりでなく，言語聴覚士や家族，教師，友人などの指導者や周囲の人々にもあてはめることができる．たとえば，指導者が機器を操作したり，必要に応じてコミュ

ニケーションボードを適切に作れるといった操作能力，対象児・者が使うシンボルやサインを理解する言語能力，これらの特殊な手段を使って積極的に対象児・者とコミュニケーションしようとする社会性，会話が混乱したり，中断した時にとっさにその場で工夫し解決する問題解決能力などがあげられる．言語聴覚士にも思い当たることは多いだろう．言語聴覚士は自分が経験したさまざまな困難さを，家族やその他の人々を指導する際に生かすことができる．

機器を適用するには家族の経済状況を考慮しなければならない．福祉サービス「日用生活用具の給付・貸与」の一環として「携帯用会話補助装置」「重度障害者用意思伝達装置」の給付を受けることができる．年齢や障害の制限があるので活用の方法や機種の選択を助言することも大切である．

## 6. おわりに

拡大・代替コミュニケーションを通じ，コミュニケーション手段の拡大と同時に心の内面における思想形成につながったという伝法[13]の症例はコミュニケーションの持つ重要な役割を認識させてくれる．脳性麻痺児（者）に拡大・代替コミュニケーションを指導する目的は買い物など実用的なコミュニケーション活動を拡大するとともに感情や思想を共有できる機会を与えるためでもあると筆者は考える．

シンボルブックや文字ボード，VOCAやパソコンなどのAACユーザーの会話相手となるには，ユーザーの発信を待たなければならないので時間の余裕が必要である．さらにユーザーの表現する内容や心理をより深く理解するためには「相手に向かい合う心」の余裕も必要となる．「個別で相手をする時間がないから」ということを理由に教師や施設職員などはこれらのコミュニケーション・エイドを無視しがちである．コミュニケーション・エイドが実用的になっても会話相手がないまま施設や学校で日々を過ごしている脳性麻痺児（者）は非常に多い．精神遅滞が合併する脳性麻痺では実用的になったコミュニケーション・エイドの使用法すら忘れてしまう結果に陥る．せめて1週間のなかで1時間くらいは会話を楽しむ時間を提供するなどの体制作りが必要であろう．

脳性麻痺の拡大代替コミュニケーションでは彼らが成人に達したときにどれほどの表現手段を実用化できるかという将来像を考えながら，指導する必要がある．精神遅滞が重度であるためにコミュニケーションボードの学習が困難でも，スイッチで家事を手伝いたいといった社会的参加への要求を育てていける．文字は表現手段として使えるが運動障害が重度でパソコンのスイッチ入力は困難であるときには，聴覚スキャンによる口文字盤という手段がある．個々の能力に応じた適切な指導を将来像を見つめながら積みあげることが拡大・代替コミュニケーションでは重要である．

## 引用文献

[1] 松田祥子, 津田 望, 上野一彦: 改訂日本版マカトンサイン線画集. 日本マカトン協会, 1989.

[2] Morris DWH: Dictionary of Communication Disorders. 3rd ed, London, Whurr Publishers, 1997.

[3] American Speech-Language-Hearing Association: Report: Augmentative and Alternative Communication. *ASHA* 33（Suppl, 5）: 9–12, 1991.

[4] 高橋ヒロ子: 脳性麻痺における前言語期からの言語治療. 音声言語医学 36: 292–297, 1995.

[5] 高橋ヒロ子: コミュニケーションの拡大を目的とするテクノエイドの応用: 遊びからコミュニケーションへ. 聴能言語学研究 14: 2–13, 1997.

[6] Beukelman DR, Mirenda P: Augmentative and Alternative Communication : Management of Severe Communication Disorder in Child and Adult. Baltomore, Paul H. Brookers, 1992.

[7] Yorkston K, Karlan G: Assessment Procedure. Blackstone ed: Augmentative and Alternative Communication: An Introduction. Rockville, ASHA, pp.163–196, 1986.

[8] Silverman F: Communication for Speechless 2nd ed, Englewood Cliffs, Prentice Hall, 1989.

[9] こころリソースブック編集会: こころリソースブック 2001. こころリソースブック出版会, 2001.

[10] Basil C: Social Interaction and Learned helplessness in Severly Disabled Children. *Augmentative and Aiternative Communication* 8: 188–199, 1992.

[11] 中邑賢龍編: コミュニケーションへの小さなヒント ── シンボルと VOCA のコミュニケーションへの活用 ──. こころリソースブック出版会, 1997.

[12] Light J: Toward a Definition of Communication Competence for Individuals Using Augmentative and Alternative Communication Systems. *Augmentative and Alternative Communication* 5: 137–144, 1989.

[13] 伝法 清: 特集コミュニケーションエイド 1 ピクチュア・コミュニケーション. リハビリテーション・エンジニアリング 8: 11–21, 1988.

第6章

# 重度重複障害の臨床

...............................................................● 寺田美智子

## 1. はじめに

　現在，重度重複障害の言語臨床において援助している人たちは，いわゆる知能テストでは測定困難で，かつ重度の運動障害を持つ人たちである．筆者は，1977年からT園での7年の勤務をはさみ，通算14年余を重症心身障害児者（以下『重症児者』と表記）の入所施設であるFセンターに在職している．就職当時は，運動障害はあっても，移動能力は何かしら持っている，知的な遅れは軽症である，いわゆる重度肢体不自由児者が言語指導の主な対象であった．
　昨今は拡大代替手段（AAC）の活用が叫ばれ，重度な障害をもった人たちも周囲の人々とコミュニケーションをとることが可能になったが，20年前の時点では，身体障害が重度であっても文字言語で表出手段を獲得できるようにと，電動タイプライターに種々の工夫をして，手指以外の身体部位でも印字できるように補助具（装置）を作成していたことが思い出される．日本においてはそうした基盤があって初めて，今日のようなパソコンや意思伝達装置の開発に引き継がれてきたといっても過言ではない．

## 2. 重度重複障害の臨床像

　Fセンターは重症児者の施設であり，入所者は次のような特性を持っているとされている（Fセンター平成9年度事業概要より引用）．

### 2.1. 医学的な側面

- 固有の（本来的）特性：重症児（者）に固有の特性は，発達期における脳の重篤な障害に起因するもので，その症状として以下の2つが重複してみられる．

1. 著しい運動機能障害……ほとんどが四肢麻痺（痙直性または硬直・痙直性のことが多い）があり，そのため運動機能が著しく制約され，寝たきりで，座位も取れない者が多い．
2. 著しい知的障害……著しい精神面・知能面の発達障害があり，その程度は最重度（IQで20以下）または重度（IQで20～35）．したがって，ほとんどの入所児（者）は会話が不可能であり，食事・排泄・着衣などで全面的介助を要する者が多い．

● 随伴する症状
1. 筋緊張の異常（痙直性または硬直・痙直性，緊張の低下），てんかん発作をともなうことが多い．
2. 慢性的な呼吸障害をともなうことが多い．
3. 筋骨格系または関節の変形や拘縮の程度が著しく，骨は脆弱で折れやすい．
4. 内臓の奇形や機能低下がしばしばみられ，嚥下障害，体温調節機能の障害（原因不明の発熱，低体温），栄養障害，脱水，流涎，褥瘡，便秘，腸閉塞（イレウス），尿閉，逆流性食道炎（胃食道逆流）などがよくみられる．
5. 感染症への耐性が低く，とくに誤嚥による肺炎など呼吸器系の感染症が多い．突然死が時々みられる．

すなわち，ここの入所児（者）の固有の特性は，著しい運動機能障害と著しい知的障害を重複していること，さらに随伴症状として筋緊張の異常や呼吸障害，筋骨格の異常，生命維持に不可欠な臓器類の奇形や機能低下などがよくみられこと，感染症に罹りやすく，突然死に至るケースも稀ではないことなどとなる．

## 2.2. 言語およびコミュニケーションの側面

このような臨床像を持った個々のケースに対する言語およびコミュニケーションについて，筆者らはコミュニケーション・チェックリスト（国立療養所西多賀病院・同宮城病院，1979年）を使って，Fセンターの入所児者，191人のコミュニケーションの実態を調査した[1]．また，長期に指導した事例36名について，指導経過や臨床像から，7つの群に類別した．参考として，7群の概要について記す．

I 群：運動障害重度．外界の刺激に対応した顕著な行動は，ごくわずかである．
II 群：座位保持可能．外界の刺激や自己の要求に対応した行動のレパートリーは乏しい．
III 群：移動可能．特定の音声言語や身体接触による指示を受容でき，いくつかのサインによる表出も出てきている．分類，見本合わせ等の選択的課題状況に応じることも可能になりつつある．
IV 群：移動可能．音声言語の受容はある程度可能．絵や図を指し示したり，数は少ないが音声言語（単語）での表出がある．
V 群：移動可能．音声言語の受容はある程度可能．単語や2～3語文での表出もあるが，日

常会話としては十分機能していない．行動の諸側面にアンバランスが目立つ．
- Ⅵ群：運動障害重度．音声言語の受容，身の回りの事象の理解はかなり良いが，運動障害により意思の表出が困難．
- Ⅶ群：運動障害はあるが，補助具等により移動可能．日常会話のほとんどが受容可能．文字言語や音声言語による表出がある程度可能．

この類別からも明らかなように，重度障害児の言語について考えるとき，各種の感覚刺激の受容についてどうか，人や外界とのかかわりをどうやって求めていくか，といった視点が非常に有効であった．つまり，狭義の『言語』ではない広い範囲にわたるコミュニケーション行動について洞察し，反応を引き出す試みが重要であることが明確になった．

## 3. コミュニケーションの評価と行動観察の方法

重症児者を観察しようとするとき，次のような評価を行い当然と考えていた．すなわち，こちらの積極的ないかなる働きかけにもピクリともしない，一方向的な働きかけと，静止したかのような時間の流れがあり，そのなかに，突然（と思われる）微笑みや，体の部分的な動きが現れたのを見て，『不随意な運動』，『反射運動』として捉える．あるいは，この状況を『コミュニケーション行動に乏しい』とか，『こちらの働きかけに明確なイエス，ノー反応を持たない』というマイナスな表現で記し，本人の表わそうとしていること，できることを発見できずにその時間を終了してしまっていた．

梅津[2]が述べているもので，『ヒトの言語行動は個人間の交渉の状況でよく起こる．この「交渉の状況」ということを生活体一般に広げてみよう．生活体 $O_1$ のある行動（運動，分泌，身体表面の色などの状態変化）がほかの生活体 $O_2$ に（刺激となって）作用して $O_2$ がたびたびある特定の型の行動を起こすことが認められるとき，両者は交信関係，または伝達関係があり（$O_1$ の顔面のある変化に対して $O_2$ が泣き出すなど），またヒトと動物との間，同種の動物の間，異種の動物の間にも交信関係が認められる』という内容がある．このような視点でみることによって，はじめて，Ⅰ群やⅡ群に該当するような重症な対象児者のコミュニケーションの実態について，把握する手立てが得られるのではないだろうか．

梅津の視点を適用することにより，これまでの狭義の『言語』という範疇から脱し，重症児者の行動そのものを，コミュニケーション行動として捕らえようとする姿勢が生まれる．

現任者向けの卒後教育の一環として行われていた『脳性まひ講習会』（日本聴能言語士協会講習会実行委員会主催）で，重度重複障害の臨床がテーマとして取り上げられたのは，1989年であった．そこで松田は，「障害の重い子どもに直面したときに，かかわり手が感じる不安や，両者のぎくしゃくしたかかわりあいをもたらす要因は，一方では子どもが重い障害をもっていることにもよるが，他方では，かかわり手が，子どもの実態を知らないから適切にかかわり切れないことにもある」，「乳幼児の発達に関する尺度を用いて，評価しても，指導の手

掛かりとなるような情報はほとんど得られない．必要なことは，子どもの行動をしっかりと把握するためのいくつかの視点を持って，子どもにじっくりとかかわり，互いがわかりあうことである」[3]と述べ，知的にも運動的にもきわめて重度な障害を持つ子どものコミュニケーションの考え方，行動について斬新な見方をわれわれに示してくれた．

このような考え方で，重症児者の行動を観察し，評価することが出発点となる．しかしこれをどのように実行するかはきわめて困難をともなう問題を含んでいる．

## 4. 乳幼児の評価の実際

### 4.1. 学齢前の乳幼児の評価の意義

正常発達を基本とした既存のチェックリストを用いて評価しても，評価項目の実施が困難なことが多かったり，半年や1年で変化を示せるほど，発達の速度は早いものはない．3年，5年といった長期にわたるかかわりから結論を出すのであれば望ましいが，実際の臨床場面では，1時間なり2時間の限られた時間と，指導室などの一定の空間で展開された事項について検討することを余儀なくされている．既存の発達評価では，発達指数が20とか30と報告され，保護者からは「毎年検査しても，変わらない項目ばかり」とか，「検査されるたびに，デキナイことを指摘されているように思える」，「家庭でどんな風に接したらよいかわからない」などの感想，要望が出る．重症児者の在宅，施設入所を問わず，家族療育スタッフが，現在の子どもの実態を，互いに確かめ会い，共有し，同じ視点に立って，子どもの成長を促していくことが必要である．

そのような考えに基づいて作られたのが表1である．年に2回から3回の評価日を設定したが，必ずしも『評価』といった形式ではなく，むしろ，遊びを保護者と一緒に考えながら楽しみ，少しでも本人の表している行動を意味づけて考えようという立場で，1時間から1時間半，3者で時間を共有した．以下に在宅で通園施設に通い療育を受ける事例Hの初回面接時とその後の評価（通園時4回分）の経緯を紹介する．

表1 通園児定期評価報告書

| ＜通園児定期評価報告書＞ | |
|---|---|
| No.　　名前　　　（　　）組 | 記入年月日　時間　場所<br>生年月日　年齢　評価者 |
| 視覚刺激の受容 | 種々の玩具とのかかわり（手や足の操作，機能等） |
| 聴覚刺激の受容（ことばの理解） | 生活リズム，摂食行動，健康面 |
| その他の感覚刺激の受容 | 保護者から |
| 感情の表現や要求の表出 | 助言内容 |
| 運動機能（移動・姿勢） | 今後の課題 |

## 4.2. 事例 H（男，1988 年 8 月生まれ）について

### 1） 初回評価時の資料から

**診断名**：四肢麻痺（溺水後遺症），てんかん，精神遅滞
**生育歴**：10ヵ月まで正常発達．10ヵ月時に水の入った浴槽に転落溺水．呼吸停止し，ただちにN病院に入院，蘇生する．2週間くらい人工呼吸器使用し，その後酸素テントに10日間入る．1ヵ月後小児病棟に転棟し，3ヵ月後経管栄養から経口栄養に移行する．その当時は寝たきりの状態だったが，抱くと多少反応があった．CTにて脳に萎縮が認められた．1歳2ヵ月で退院し，すぐにS園（重症心身障害者入所施設）に入所し，リハビリ開始し，1歳半で退所．その後は外来でPTを週1回受けていた．3歳1ヵ月時，脳波に異常が認められ，抗痙攣剤投与．2歳2ヵ月にT園初診し，翌年2歳6ヵ月通園に入園した．

初回時（1991年2月）の評価を表2に，入園後1年9ヵ月間の4回の評価（筆者と心理担当者が行った）の結果を表3に示す．

表 2　初回評価

| 乳幼児精神発達質問紙 | | | 遠城寺式乳幼児分析的発達検査法（改） | |
|---|---|---|---|---|
| 生活年齢 | 2：5-2 | 運動　　　　0：4 | 移動運動 | 0：3〜0：4 |
| | | 探索・操作　0：2 | 手の運動 | 0：0〜0：1 |
| 発達年齢 | 0：3-2 | 社会　　　　0：3 | 基本的習慣 | 0：3〜0：4 |
| | | 食事　　　　0：3 | 対人関係 | 0：2〜0：3 |
| 発達指数 | 11 | 理解・言語　— | 発語 | 0：3〜0：4 |
| | | | 言語理解 | 0：6〜0：7　コメント |

**評価者 U によるコメント（初回評価時）**

　全体的に3ヵ月くらいのレベルかと思われます．視覚刺激への反応はありませんが，聴覚刺激にはよく反応し，笑顔もよく出ます．手の操作は把握反射もみられませんが，指しゃぶりはよくします．S園では，生活全般や遊び方などの指導は受けておられず，当園での指導に期待されている様子でした．

### 2） 4回の評価と変化の様子（表3）

　表3には「事例Hの報告書の内容」を4回分まとめて一表にした．以下に若干の説明を加えながら考察したい．
　3歳1ヵ月の初回では，視覚的な刺激よりは聴覚的なものを好み，簡単な操作で動くドアチャイムの教材を「押す／引く」の動きを考えながら動かしている．家庭でのかかわりでは，ラジオを聞かせて機嫌をとりながら食事をさせたり，大きく揺らして遊ぶなど，確かにHの好む内容ではあるが，受身的な内容が多く，Hのというよりは母親のテンポで生活が流れているような印象を持った．

表 3 事例 H の報告書の内容

| | 91年9月 (CA3:1時) 評価者 TE | 92年3月 (CA3:6時) 評価者 TE | 92年11月 (CA4:3時) 評価者 TE | 93年5月 (CA4:9時) 評価者 TA |
|---|---|---|---|---|
| 視覚刺激の受容 | 卓上ランプを点灯するとパッと見る様子あり。光が明るくなるとより凝視する。光のみの遊びには飽きやすい。 | 母：明視ぐらいわかると思う。電車を見に踏切に行くと電車の方向を追視し、玩具の消防自動車（電池式）を机に置くと、ニコニコの表情、顔を近づけると注目するよう。 | タンバリンの皮にチェックを描いて見せたが注視（－）。タンバリンと犬の玩具（電池式）の選択は、視覚のみでは困難で、音と触覚刺激を繰り返しで可。 | オキアガリコボシや人の顔を左右に追って見た。ランダムな眼球運動は減った。腹臥位で頭の両側にオキアガリコボシとピービー王を置くと盛んに左右を見るが、見比べているかどうかは不明。 |
| 聴覚刺激の受容（ことばの理解） | 保育時の「先生おはよう」の歌を母が歌ってきかせると喜ぶ。ピンポンドアチャイム（サインスイッチーピンポンチャイム EB15-7K：松下電工）の音だと不機嫌になる。リズミカルな童謡に聴き入る。ことばの理解はないと思われる。 | チャイム、鉄琴、木琴の音をよく聴き、短い音より長めの方を聴きたい、話し声の方に顔を向け、聴き入る。 | 廊下の物音に傾聴し、ニコッと笑う。犬の玩具を右から近づけると表情が活発になる。OFFだと不機嫌、クルクルチャイムのボールのころがる音を聴いている。 | 父や母の声ははっきりわかる。リズム、メロディーのある音はじっと聴いている。 |
| その他の感覚刺激の受容 | 母は体を大きく動かす遊びが好きだというが、保母は決してそれだけではないと反対。 | 電動マッサージャー（COLICUTS60B 第16号：吉公製作所）：振動 ON でニコニコ。両手で押しさせると声をたてて笑い喜ぶ。右手で押す力は弱いが、左手では力を込めて押せる。全身緊張→左右に入れ笑う張る。 | マッサージャー（小）を介助して ON。顔に当てても嫌がらない。 | スピーカーを肌に直接押しつけて聴かせるとニコニコとなる。クルクルチャイムの玉を介助して手指を触れさせると、引き込むことはせず、押す動きが出てきた。 |
| 感情の表現や要求の表出 | 誰かにいつも相手をしてもらいたくてしばらく放っておくと「わんわん」と泣く。さわってもらっていると泣かない。 | 電動マッサージャーを相手が介助の手を待つのを減らし、本人の力で押す力をそえで満足を訴え、イラ顔でウエーンと押すと表情をすぐ、本人の意志が伝わってくるようになった。 | 気に入った遊びを中断して母と話していると「ニー」と声を出し、全身を伸展して不満を訴える。仰臥位から背筋を伸ばすブリッジをするとて「もう一度」というのか腰位で上方に伸びようとする。 | 母がいなくなって泣くことが減ってきたがまんの様子がある。機嫌が良いとき、手より足をゴンゴン動かしてニコニコしている。 |
| 運動機能（移動・姿勢） | 特変なし。腹這いにすると手足をバタバタ動かす。 | 床位（長座位）で、自家製のテーブルを用いて、教材をその上に載せて遊ぶ。背中を丸まりやすいため、ベンチ座位の方が良いのでは？ | 座位姿勢はベンチ座位で玩具も少し支えて遊ばせた。下顎を少しトロールをしばらく閉じないと、胸を押さえるだけで頭部を立てていることもある。 | 床に座り、後ろから支えていたが、頭を垂れ、背骨を丸めてしまうことがあった。母：両手とも閉じていたのが、開いた状態でみられる。 |
| 種々の玩具とのかかわり（手や足の操作・機能等） | ピンポンドアチャイムとレバースイッチ（リミットスイッチ D48：オムロン社）の関係がわかった様子で、押す／引くの両方の動きを考えながら引く、指しゃぶりは以前より減っている。 | ピンポンチャイムとレバースイッチ使用。右手、左右、最初はかしいだいが使える。1/2 の選択場面を設定する（電動マッサージャー対応自動車）。視線は左右を向きやすい。 | ベンチ座位でクルクルチャイムで遊ぶ。穴に入ったボールの音を聴いている。三角マット仰臥位。犬の玩具が顔に触れても嫌がらない。 | クルクルチャイム：手で押してボールを穴に入れることはできない。音が鳴るとニコニコする。レバーチャイム：右手でレバーをよく動かすがあり、上下に動かして ON、音が消えることもふたたび動かし始める。 |
| 生活リズム 摂食行動 健康面 | 母：TBSのラジオを聞かせながら食事をさせている。TE からは、ラジオは消してくほうがしいと助言をする。 | 母：生活リズムは安定、夜は寝返りを3回くらいさせている。おんぶされるのが好きになった。 | 母：通園のない日は公園で遊具を次々に乗り換えて遊んでいる。「言語的なこと」（注2）は家の中ではできない。 | 母：最近 1：1 で遊べる時間が安定してとれるようになった。相手をしていないと「ケー」と声を出す。音は好きだが、保育場面でいろいろな所から音がするので混乱している感じがする。 |
| 質問・助言 今後の課題 | 母：ずいぶんゆっくりぞ子どもの反応を待つ必要があるのですね。 | 母：父が制作した机を持参したので使い方を教えて欲しい。選択的な場面（注1）を作って欲しい。 | 母：保育の時、小豆ここでうまく遊べなくてショックだった。ここではこの子どもの意志を問うことが大事だと教わった。力の入れ方、手の動き、力の入れ方を教わった。 | 母：保育とは別に個別的にかかわってもらう時間をもっととってもらいたい。母：今年は手を使って楽しめるようにしたい。 |

（注1）「どっちがいい？」というの 2つ以上の選択肢をわかりやすい形で提示して問うこと。
（注2）1対1でかかわり合い、本児の小さな動きも見送さないように、時間をかけて待つ働きかけ、あるいは、普通の玩具でも思いもよらぬ使い方をして楽しませていると思われる。

第2回目，3歳6ヵ月時では，通園生活もだいぶ慣れ，PTの指導も入り，父親が手作りの机を作製し，床に長座位をとって遊ぶ時間もできるようになった．家庭での観察も細かくなり，いろいろな情報を提供してくれるようになった．また，評価時に使用している教具で，興味があるのにうまく自分で動かせないと言って，表情を崩して訴え，評価者とのやりとりにはっきりとした意思の伝達のある場面が出てきたため，同席している母親にも，両者の間に確かに共感性があると感じられるようになったと思われる．結果的に，そのような場面を設定できることで，母親が評価者（援助者）への信頼を持つことにつながるのではないかと考える．

第3回，4歳3ヵ月時では，選択的な活動を学習してもらうにはどのようにすればよいかを考えながら評価している．視覚的には困難なことがより明確になってきた．Hの意思は，発声や全身の反り返りでより明確に伝わるようになってきた．家庭では以前からみられた行為であっても，別の場所や場面ではすぐに現れないことが多いものだが，出せるようになり，評価者との関係（この人は自分にとって害はなく，むしろ快適な刺激を与えたり，状況を設定してくれる人）を認識したと思われる．個別的にはほんの短い時間でのかかわりではあるが，どうやら受け入れてくれていると確認できた場面でもある．

第4回，4歳9ヵ月時の評価では（担当TAにとっては初めての面接であったが）ドアチャイムを鳴らしたくて，手で探り上下に動かしてONする様子がしっかりと伝わるほどに，相手に自分のやりたいことを運動や仕草で伝えることができるようになった．このように明確な反応が出ることによって，家庭においても本児に対しての見方やかかわりが「発達する」という方向で次々に展開して行く．これまでの落胆した気持ちから，明るい気持ちへ変化し，「もっと～できるように」，「もっと～してもらいたい」といった積極的な希望，要求に結びついていく．この時期にあまり過度な期待や将来の予測を家族に抱かせないことも重要な援助のポイントだと筆者は考えている．

### 3）評価とコミュニケーション援助との関係

筆者らは，年に2回の個別評価（面接）を重ねる一方で，保育に月1回から2回は参加し，一緒にプログラムを考えて，実行する活動を行った．評価に生かすため，個別および集団での活動，食事，排泄等の各場面を観察したり，一緒に遊んで楽しむ場面を共有できないか，Hの行動レパートリーを拡大するにはどのように接することが重要か，保護者の子に対する働きかけは望ましいか，など念頭において経過をみ，評価を行った．

前項でも述べたように，事例Hは1年9ヵ月の間に，わずかずつだが確実に変化がみられた．この変化は，もちろんHの成長によるものであるが，回数を重ねるごとに，かかわり手が，Hのコミュニケーションの様子について，理解できるようになったからともいえる．

一方，母親の発言からHの反応の様子を拾ってみると，3歳1ヵ月時の評価では，『からだを大きく動かす遊びが大好きで，だれかにいつもそばにいて相手をしてもらいたくて，放っておかれると「わんわん」泣く』ので，常時赤ちゃんをあやすような遊びで対応していた．ま

た食事では，スプーンを強くかんでしまったり，水分摂取が苦手だったので，機嫌をとるために，ラジオ放送の音楽を聞かせながら与えていた．これらから，母親がHの機嫌を損ねないように気を使い，待たせないように働きかけ，心地好い音楽やリズムを絶やさないようにして生活を営んでいると推測された．第1回目の評価を終えて，筆者のかかわり方について，母親は「ずいぶんゆっくり子どもの反応を待つ必要があるのですね」と感想を述べている（表3「事例Hの報告書の内容」から1991年9月時の「質問・助言，今後の課題」の個所を参照）．

　評価の回数を重ねるごとに，視覚刺激に対しての反応には限界のあること（光，明暗程度がわかる）や，聴覚刺激の受容の内容（室外の子どもの声に傾聴，音楽の好みなど）や，レバースイッチなど簡単な操作で動かすことのできる玩具とのやり取りが明確になってきた．自発的に音のするほうに顔を向けたり，目の大きな人形には追視する様子が現れた．その間の保育や，PTのかかわりから，家庭でのかかわりも，待たせないかかわりの仕方や，体全体を揺さぶるといった粗大なものだけでなく，手先を使った遊びを実現しようと，姿勢を工夫したり，玩具の種類を考えたり，Hが自発的に能力を発揮できる環境を整えることも含め，いろいろな試みをするようになった．

　このように，評価を通して，何ができるか何ができないかではなく，本人にとって今できそうなことは何か，介助の量をできるだけ減らして本人が自力で楽しむためにはどんな工夫が必要かを考えながら評価することに保護者も共感できれば，3者間の関係も良好となり，信頼関係も生まれる．障害が重ければ重いほど，短時間の評価では今できそうなことは容易に発見できないことも多い．どんな小さな反応でも見逃さないように努める，そこで得られた反応の解釈ができないときは保護者に見解を求める，1回の評価でわからないときには2回目を必ず行うなどの方法で，何とか情報を得るようにする．子どもと初対面の評価者にとっては，未知のことがたくさんある．一方，長年一緒に生活している保護者にとっては，コミュニケーションをどのように広げていったらよいのかわからない．限定されてはいるが，本人，家族，療育スタッフが同じ時間と場面を共有し，そのなかで種々のやり取りが成立したり，今まであまり気づかなかった反応が出現したり，本人がとても心地好い表情を示すことを経験したり，などが示されたとき，家族も改めて評価者を信頼し助言を受け入れよう実行してみようと思えるようになる．本人の内に秘められていたコミュニケーション能力，意思を知り，これを成長として確認しあうこと，これらの地道な活動の積み重ねが，実際の援助になっていく．

## 5. 成人の評価の実際

### 5.1. Fセンターの通所事業の開始

通園・通所事業の目的は，「在宅重症心身障害児者の豊かな生活と，豊かな人生に対するサポート」とされ，1989年（平成元年）より，全国5ヵ所の重症心身障害児施設にA型通園モデル事業[*1]が開始された．

Fセンターでは，1992年より，A型施設として通所事業が開始された．利用者は日常活動の場で，呼吸障害や痙攣への対応はもとより，頻回の吸引や吸入などの医療的なケアを濃厚に必要とする人達がほとんどである．1988年10月，中央児童福祉審議会が厚生省に対して，「重症心身障害児者に対する通園，通所事業の推進について」と意見具申し，その意義について，

1. 本人にとって，学齢前の児童の早期療育と，卒後の生徒にとっては，学校で習得したことの維持，運動機能の低下防止策が期待される．
2. 家族にとって，一定期間家庭療育の手を離すことによって，肉体的な負担の軽減と専門的機関と関係を持つことによる安心感．
3. 施設側にとって，地域の重症心身障害児者の受け入れにより，施設の活性化につながる．

と述べている．

通所における評価・援助とは一体どのようなものであろうか．

### 5.2. 事例Y（女，19歳）について＜初回時の評価＞

ここでは，養護学校高等部を卒業し，Fセンターの利用を開始した事例を紹介する．

Fセンターでは，当所の利用を希望された方に，「実習」という体験入所を2, 3日経験してもらい，その期間に各スタッフが本人や家族と面接をして，情報を集め，評価するシステムをとっている．以下は，各職種ごとの初回時の評価である．

**医師**
　**診断名**：原因不明の水頭症による四肢麻痺，てんかん，精神発達遅滞
　**生育歴**：妊娠中問題なし．生下時体重は3,400g．予定日より1週間遅い．吸引分娩，仮死

---

[*1] 重症心身障害児（者）通園事業において，実施施設は2つの種類がある．
　A型施設：A型施設は，原則として重症心身障害児施設もしくは肢体不自由児施設に併設または同一敷地に専用施設を設けて実施するものとし，1日の利用人員は，原則として15人とする．
　B型施設：B型施設は，原則として障害児（者）施設等において施設運営に支障のない程度の人数（1日の利用人員5人を標準とする）を受け入れて実施するものとする．

(−)．4ヵ月時，定頸なく，検診にてチェックされ，経過観察となるが，変化なく，T園受診し，『CP』の診断．1歳過ぎから，頭囲増大，『水頭症』の診断．F病院にてV–Pシャント術を実施．拒絶反応などのトラブルが起き，また，痙攣発作もこのころよりみられるようになったが，現在までコントロールされていない．17歳2ヵ月時に，体重の増加不良のためS病院にて精査入院したが，『逆流性食道炎』と診断され，内服治療を受け，体重も徐々に増加している．

① V–Pシャント実施されているが，頭囲大きい．頸定不十分．腹ばいでの頭部挙上（−）．左側頭後部にバルブあり．
② てんかん発作：種々のかたちがある．発声をともなうTonic Seijure．目をパチパチさせるなど．重積になることはほとんどない．
③ 胃食道逆流現象著明—体重，貧血など注意（嘔吐はそれほどない）．

**PT**

頭部の立ち直り反応（±），回旋可．体幹の立ち直り（−），寝返り不可．姿勢変換困難．上下肢の運動みられるが，支持に使えない．乳幼児期は，T園にて，訓練．就学後は，養護学校にて．拘縮進行している．

**OT**

上肢機能は，右＞左．上肢ROMは，肩，肘，手関節に著しい．視力障害（＋）肢位により，上肢筋緊張変動．経口摂取可，固形物不可．

**ST**

快／不快の表出OK（表情，首ふり，発声）．話しかけに対し，肯定と取れる反応（口をもぐもぐ），否定と取れる反応（首ふり）がみられる．内容の理解は，状況を手掛かりにしていると思われる．経口摂取．食物形態は要検討か？

**通所実習時担当者**

呼名や声かけに，目を大きくして聞いている様子がみられ，笑顔の出ることもあった．ゲーム，集いなどにぎやかな雰囲気に微笑みがみられ，入浴，買い物，リース作りなど，落ち着いた状態で参加していた（3日間の実習中の観察より）．

覚醒状態：3日間の実習中，2日目は食事中と食後は起きていたが，あとはほとんど眠っていた．ほかの2日間は起きていて活動に参加していた．小さな発作は日に3から5回ある．

食事形態：Fセンターの食事形態，量はB1（ペースト状）でパクパクとよく食べる．

**心理**

遠城寺式乳幼児分析的発達検査法（改）　　CA17：11
移動運動 0：0–0：1 手の運動 0：0–0：1 基本的習慣 0：3–0：4
対人関係 0：1　　　発語　　0：3　　言語理解　0：3〜？
不快表現は明確（ぐずり泣き，表情），快表現（まれに声を出して笑うとのことだが，観察時は穏やかな表情，微笑み様表情が抱っこや軽い揺れで生起），母との間には独自なコミュニケーションが成立しているよう．

ケースワーカー

　家族は母のみ．母は就労しているが，公的サービスの利用はせず，週5日通学していた．通所利用時はバス送迎を希望している．

## 5.3. 通所における定期的な評価とSTのかかわり

　Fセンター通所利用開始後は，3ヵ月から4ヵ月後に，通所での適応状態を検討し，年に1回の会議において，1年の経過とともに改めて提出される．年齢も高く障害状態の軽減がほとんど望めない重度な障害者の場合，評価結果は初回時の内容にほとんど等しいか，あるいは，より症状が進行して反応が乏しい状況になる，などが特徴である．

　前述のHの事例でも少しふれたように，評価の報告内容が毎回同じか変化がなく，家族をがっかりとさせるものであったり，できないことを強調される場であったりすることを繰り返すことが，利用者にとってどんな意味があるのか．評価することの意味について，乳幼児の例と同様な疑問を抱かざるを得ない．しかも，筆者らの接する時間はきわめて限られていて，日常生活についての情報を持っていたとしても，断片的できわめて乏しい．評価の結果は，通所や家庭でのコミュニケーションの質を改善し，そのことが利用者の利益となることに繋がってほしい．そのために，じっくり個別的にかかわる時間を設定し，自発的な行動をできるだけ引き出すこころみが重要と考えた．

## 5.4. 事例Yの評価の実際

　利用者のほとんどが聴力についての報告をされていないことから，確認の意味で聴力検査を行うことが必要と思われた．表4「事例Yの評価の実際」に，実際の評価の様子を記した．なおSTはたいていの場合，年に1回1時間から1時間半程度の時間を用いて，個別的にかかわりを持つことを行っている．そのほかに，摂食・嚥下機能評価として適宜かかわりを持ち，報告を行うように努めている．STの評価では，1つには個別的なかかわりを優先とすること，2つには，設定された空間と時間のなかで，事物や事象を媒介として共感できる場面を設定しやり取りすること，3つには，家庭や通所での日常生活の様子についての情報を得ることを重要視している．一時にそのすべての情報がそろわないことも多いが，通所に何度も足を運び入れることで，空白を埋めていくような作業を厭わず行うことが，評価に臨む者の基本的な心構えであろう．

　表4を参照しながら，解説を加える．

　通所の居室（1F），エレベーターホール・エレベーター（昇る），聴力検査室（2F），言語指導室（2F），エレベーターホール・エレベーター（降りる），居室（1F）がYとSTが立ち寄った場所である．場所や状況により，Yが見せてくれる表情の変化や，行動がどのように違うかを観察する．重症であればあるほど，場面状況の違いを体全体で感じ取っていること

表4 事例Yの評価の実際（97-7，10：30-11：40）

| 内容 | STのかかわり，観察 | 考察，他 |
| --- | --- | --- |
| 10:30<br>水分補給 | 送迎バスにて到着後，看護婦Kにより，水分補給をしてもらっている．仰臥位で頭部は後屈している．麦茶に増粘剤（スルーソフト；キッセン薬品工業）を入れ，かためのヨーグルト状のものをスプーンで与えている．STと交替し，後ろから抱えだきにして座位を取り，下顎や口腔周辺，姿勢に留意して約20分かけて100ccの麦茶を飲ませる．これ程かためなくとも嚥下は可能と思われた． | 通所での摂食状況の観察および，実際にSTにより摂食を行い，評価をした．水分は，増粘剤を使用することで家庭での水分摂取が確実になり，脱水を起こさなくなったとの情報を得る． |
| 10:50<br>移動<br>聴力検査室 | 通所棟の1Fの部屋から車椅子に乗せ，2Fの言語指導室にいくためエレベーターホールに向かう途中，ニコニコとして機嫌が良い．中廊下を通り，聴力検査室に入る．おびえた様子もなく，天井のライト（100W×3）を見上げて嬉しそうである．500，1000，2000，3000Hz，いずれも，50dBで，反応をとることができた．左右ヘッドへの定位，笑顔，目を見開く，口を動かす，音源を探すような表情を反応とした．話しかけや，流行歌（ヤング向けのカセットテープ）を聞かせると，嬉しそうな表情となり，ゆっくりと音のするほうに顔を向ける． | 新生児用のオージオメーター（TB-03；リオン）使用．頭部の回旋は可だが，全身の緊張を高めて瞬発的に行っている．後日，標準聴力検査（機種AA-66D；リオン）を用いて，ヘッドホンで音を聞かせると，20dBで，全身をピクリとさせた． |
| 11:10<br>言語指導室<br>学習姿勢 | 車椅子はモールド型で，本人の変形した体にフィットするよう製作されている．両肘が載る位の高さにテーブルを合わせ，背面を60度ぐらいにする．全身の緊張は低下し，肩も挙上していない．肘関節は固く手関節の拘縮もあり変形しているのだが，この状態では上半身がだらりと低緊張のようにみえる． |  |
| ①ドアチャイム | 右手使用．レバースイッチ（LIMIT SWITCH D48；OMRON）に発砲スチロールの筒状のカバーをつけ，ほんのわずかな力でONできるようにSTがレバーのコントロールをしておき，スイッチとチャイムとの関係が理解された状況になったら，少しずつ力を緩めていく．なかなか自力ではONできないが，音をさせると目を輝かせて次を期待して待つ．ドアチャイム（サインペット EB15-7K；松下電工）は，③のあとにもう一度試みたが，この時には，自発的な動きがはっきりと出，手関節を支点にして水平，上方方向へ力を加えようとしているのが明確になる． |  |
| ②回転灯（赤） | カーテンを閉め，電灯を消し，室内を暗めにする．介助して，回転灯（チビソケ；アサヒ電機）をつけると，ハッとしたようにライトの点滅に気づき，口を開けて笑顔になる．しかし，積極的にスイッチを押そうという様子はみられない．ライトは正中で凝視することはなく，上向き加減で顎を出し，左を向きながら右の方で光を感じている様子． | 少し不安な表情であったので，壁際（本人から見て左側）の照明のみ点けると，気持ちよさそうにして顔を向ける． |
| ③回転灯（赤）＋カセットテープ（流行歌） | 介助してONにすると，とたんに表情がはっきりして喜びを示し，はっきりと自分の動きを出し始めた．肩，上腕の緊張を高めて小刻みに力を加える．しかし本人の力だけではONできない．スイッチの持ち方を変え，手関節を支点にしてONできるようにすると，ずっと自力でONを保てるようになり，より積極的な態度となる． | 曲は通所で毎日聴いている馴染みの歌であり，動機づけに有効に作用したのであろう．スイッチの位置やライトの色，種類を変化させると，発作が20～30秒出現する． |
| 11:40<br>通所に帰る | エレベーターに乗って1Fの通所のクラスに戻る途中，ニコニコとして笑っている．通所のスタッフに「とても良い顔をしている」と言ってもらう． | 日中眠っていることが多く，活動に参加できなかったり，働きかけが乏しくなっている状況あり． |

が多く，外界の音の刺激の種類，大きさや，光の射し具合によって，反応を閉ざしてしまったり，異常に緊張を高めてしまうこともあり，注意を要する．また，いつも接している職員か，たまにくる人か，などの違いは敏感に判断をしていることも稀ではないため，語りかけも相手に警戒心を与えないように，ゆっくりとやさしく，安心感を与えるように配慮することが基本である．

Yについての事前の情報の中には，頭を動かすことで不快を示したり，音，音声への関心を示すといったものはあったが，手や足を使って玩具（教材）を動かしたり，自分の起こした行動の結果がフィードバックされる経験を豊富に持っているといった能動的な行為に関する情報はなく，こちらの働きかけに対する受身的な反応の記述が多かった．人や物に対するYからの働きかけがいったいどのようなものであり，どういう状況で顕著な行動として現れるのかがわかれば，Yへの接し方を変化させ，これまで本人が成長してきたことをさらに発展できる可能性が出てくる．個別評価時には，軽い力で動くスイッチを活用して，ドアチャイムや回転灯，カセットテープレコーダーのON・OFFがちょっとした工夫でできるようになることを知らせ，課題や筆者とのかかわりそのものへの関心を引き出していった．気に入った課題であれば繰り返し自分の力で操作できるし，そのことを通してかかわり手と楽しくやり取りできる．今までは手も足も思うように使えず，自分で品物を触ったり，操作したりした経験の乏しかった人でも，スイッチを媒介として「自分で何々できる」ことにより，別の世界が開ける．このような働きかけをすれば短時間の内に評価者とのやりとりが成り立つのだから，日常的に（とくに通所生活で）は，このような条件を設定すればより円滑なコミュニケーションを促せるのではないか，と具体的に生活に生かせるような評価ができることが望ましい．

## 5.5. 重度重複児者のコミュニケーションの評価の意義

### 1） コミュニケーションを見る前に，生活を知ることの大切さ

図1は，筆者が参加しているコミュニケーション研究会で提供された資料であり，コミュニケーション評価の際，情報を得るうえで大変重要と思われた．当時8歳であった脳性麻痺児（Iちゃん）とのかかわりで，米山（横浜国立大学）が示した「Iちゃんの生活関連図」である．米山は，Iちゃんの家庭教師として月に2回のかかわりを持っていた．ある時，Iちゃんのお母さんに聞きながらこの図を完成し，限られた指導時間では見えない彼女の生活のイメージを描き，自分のかかわりを位置づけようと試みた．また，Iちゃんの生活でどのような人々，場所，かかわりが実際に行われているのか，現在を知ると同時に，今後，将来の様子を成長，加齢に応じた変化，関係の濃さの推移などもこの図から推し量りながら，米山がかかわるときの話題や教材を適切なものに変えていこうとした．

表情や，動きの変化の乏しい重症な人たちの生活をあらかじめ知っておくことは重要と知ってはいても，改めてこのような図にしてみると，それぞれのかかわり手の持っている情報量

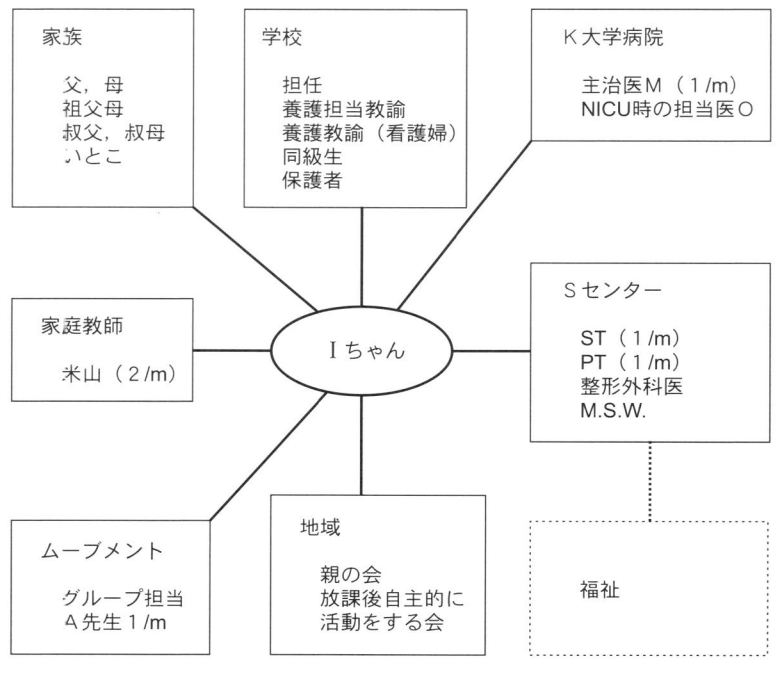

```
家族                学校              K大学病院
 父, 母             担任               主治医M (1/m)
 祖父母             養護担当教諭        NICU時の担当医O
 叔父, 叔母         養護教諭（看護婦）
 いとこ             同級生
                   保護者

                                     Sセンター
                                      ST (1/m)
 家庭教師           Iちゃん            PT (1/m)
  米山 (2/m)                          整形外科医
                                      M.S.W.

 ムーブメント       地域
  グループ担当      親の会             福祉
  A先生 1/m       放課後自主的に
                  活動をする会
```

図1　Iちゃんの生活関連図

が少なく，偏ったものであったかを認識できるのではないだろうか．また，Iちゃんのように，いつもお母さんと二人きりで過ごしていることが多いと考えられがちな児でも，学校はもとより，医療関係者，母以外の家族親戚との付き合い，地域との交流，習い事（ここでは「ムーブメント」グループ，家庭教師）など，いろいろなところでいろいろな人と接し，種々の経験を積んでいる．8歳であるIちゃんの例からもわかるように，生活年齢が高ければ高いほどそうした経験を積んでいる可能性があるわけであり，このような重症な人を評価しようとする者は，単純に発達年齢や知能あるいは狭い意味でのコミュニケーションのレベルで規定し評価しようとしていないか，評価内容や狭めてしまってはいないかと，自問しながらかかわるべきであろう．

## 2) 障害を明らかにする評価から，自立を援助する評価へ

　日浦（社会福祉法人　訪問の家）は，重症者は，世間的な自立という言葉からは最も遠い存在とみえるが，「人と人との関係を大切にし，社会のなかで，一人の人間としての存在が明確になること」を自立のゴールと考え，周囲の人々が，そのプロセスへの支援をすることが求められていると述べている[4]．その人達を主人公に自己決定を援助しようとしても，自己表現ができなければ，その思いを知ることはできない．とくに重症の人の場合，「姿勢，室温，呼吸の状態等，その人が身体的に心地好い状態であって初めて気持ちが解放され，自己表現への一歩が用意されるのだ」といい，さらに，自己決定には経験が必要で，狭められた生活圏では選択肢も立てられない．自分で選択する材料をひとつでも多く体験できるように，周

囲がその気持ちを汲み取り，新たな体験を実現していくために支援することが重要であるとも述べている．また，岡田（国立秩父学園）は，新しい自立に向けての考えを示し，「それは，重度・重複障害児者を想定した概念で，自己決定・自己責任という実態をともなわなくても，選択の主体性が確保されていれば，自立は達成されたと考える概念である」から，その実現のため，「本人に対する豊かで確実な選択を可能にする支援，そして多様な選択を可能にする環境整備が必要となる」と主張している[5]．これらの引用から，コミュニケーションの問題が，自立という観点から重要であるとされ，STのかかわりの質が問われてきているように思えてならない．このように考えていくと，筆者が示した評価の2例は，いずれも指導室という狭い範囲での，筆者，母親，玩具（教材）との関係から，目の前にいる事例の全体像を見ようともがいている．自己表現力の弱い人々と接するにあたって，その背景にあるもの，その表現しようとする思いについて，最大限の感性を働かせて汲み取ろうとする努力が何よりも求められていると思う．筆者はその状況に甘んじていることと，自分自身の非力を詫びながら，時を重ねてきたと改めて反省している．

# 6. 継続的に援助を行った事例紹介

近年，Fセンターでは院内全体の重症化が進み，もともと摂食機能や呼吸機能に大きな問題を持って生活してきた重症児者が，高齢化にともなってさらに機能を低下させ，非常に危険な状態の入所者が増加している．一方では学齢前の幼少の子どもたちは，生後より経管栄養に依存している者が多く，発達的に非常に大事な時期に，食事を通しての種々のかかわりを体験できないまま入所生活をしている状況である．このような状況下で，下記のような事例に食事を中心にかかわる機会を得た．この事例を報告することで，施設に長期に入所し，医療的にも濃厚なケアが必要な幼児の場合について，どのような点に留意して取り組んだかを整理してみたい．

## 6.1. 事例M（女，4歳）

事例は，『脳性麻痺，精神発達遅滞，てんかん，慢性呼吸障害』を診断名とする，4歳の幼児である．Mの現病歴および現症をカルテより抜粋してみた．

在胎32週5日，出生体重1,424gの低体重児．出生時仮死（−）であるが，出生後12時間頃より急激に全身状態悪化，無呼吸頻発のため，一時人工呼吸器管理下に置かれる．生後6ヵ月より痙攣出現．94年9月（1：7）よりFセンターに転院．痙攣のコントロールがうまくいき，状態は昨年までは落ち着いていた．調子が良いときには，ヨーグルト等をスムーズに食べられていた．昨年末より喘鳴出現し，むせ込む様子が多くなり，経口摂取中止．97年2月（4：0），一連のウイルス性肺炎の流行に巻き込まれ，呼吸状態悪化．人工呼吸器管理下にて治療を行う．その後治療奏功し，肺炎治癒，抜管となるも，一時的には何もなかったが，しだいに喘鳴増強．神経耳

鼻科受診し，気管内への口腔内分泌物多量に落ち込みを認める．肺炎を繰り返したこともあり，いったんは気管食道分離術を予定するも，一時症状の改善を見たため中止．しかし5月（4：3）に入って，ふたたび症状悪化．持続吸引，姿勢，nazal-airway を行い，まずまず安定した状態．しかし，体を起こすことは長時間不能で，外泊等は全く不可能な状態．今回の分泌物の嚥下訓練でも見込みがないようなら，分離術を行う予定．

この事例は，2歳4ヵ月時に主治医より1度目の依頼があった．在宅に向けての試みとして摂食指導を，というもので，ヨーグルトを喘鳴のない時ならよく食べているので，経口摂取訓練の評価，指導を依頼されたものである．ST は取り組みを始めたものの，本児がすぐに体調を崩したため，評価もしきれずに終わっていた．その時の ST が転勤になったので，その代わりに筆者が引き継ぎを受けたが（3歳2ヵ月時），この時もやはり体調が悪いということで，しばらく様子を見ることとなった．病棟では，ベッドを山型にして頭部を下げ，仰向けに寝かせられていた．気管に唾液が行かないようにしているとのことだったが，このような異常な姿勢を取っていることにより，異常な筋緊張の亢進を招き，嚥下機能にとっても非常に不利な条件となっていた．また，抱き方によっては，何らかの原因で呼吸が困難になり，より緊張を高めてしまうため，抱っこしてもらう機会も少なくなっていた．このような場合，人工的に対人的な接触障害を促進しているようなものであり，本児にとって望ましい状況のなかで生活しているとはいい難いものがあった．

2度目の依頼の出た4ヵ月前，3月（4：1）に神経耳鼻科受診し，「声門の動きはまずまずであるが，吸気時に口腔内分泌物がかなり多量に気管内に垂れ込み，咳反射もなく，放っておけば誤嚥性肺炎を繰り返す．気管食道喉頭分離術適応（＋）．少なくとも手術するにしてもしないにしても，挿管の適応（＋）．どちらにしても両親にムンテラを．また肺炎を繰り返すようならば，すぐにでも挿管したほうがよい」との診断を得ている．呼吸状態は良好でほとんど喘鳴を認めない時もあったが，仰向けで喘鳴多くなり，$SpO_2$（酸素飽和度）が低下することもあった．同年6月には，神経耳鼻科を再診し「声門の動きは問題ないが，確かに気道内に分泌物の落ち込みを認める．軟口蓋の動きが良くないのであろう．喉頭軟化症という感じはない．取り敢えず N–A（nasal-airway）を使ってみてはどうか．これで呼吸は良くなるのでは．ただしこれだけでは分泌物の気管内への落ち込み，嚥下の動き等は良くならないであろう」といわれている．

## 6.2. 主治医の思い

ST への依頼を出す時点で，主治医はカルテに次のように記載している．

呼吸状態良好とならず．姿勢は頭を下げ，N–A を行っているうえでは $SpO_2$ の落ち込みもほとんどない．今のままでは散歩もままならず，外泊はとても無理．保育の参加もあまりできていない．確かに手術をすることにより，清潔操作などの必要性から，親と子の分離の危険性もあるが，このままではどちらにしてもそうなってしまい，それがばかりか本人の情緒の問題について

も悪影響があるのだろう．ただ今ひとつ手術に踏み込めない要因として，97年4月（4：2）の1ヵ月間，一時的にではあったが，非常に呼吸状態が良くなり，また気管内への分泌物の落ち込みがなくなった，というエピソードがあったことだった．現在の問題も，軟口蓋，舌の動きが悪く，唾液を嚥下できないことにあり，それさえ改善すれば手術も回避できるであろう（喉頭，声帯の動きは確認済み）．そのため，手術回避の一縷の望みとして，今まで中止していた摂食訓練を『唾液の嚥下訓練』として再開することにした．STさんに相談し，9月中に結論を．

## 6.3. 初回時の様子と問題点の整理

1997年7月（4：5）より，上記の目的のため，STとPTが組んでかかわることを開始した．初回時の様子は次の通りである．「覚醒中，$SpO_2$は90％台を示しているが，少し触れていたり，体を少しでも起こすと喘鳴↑．啖の貯留↑となり，$SpO_2$が84〜5％台に落ち込んでしまう．看護婦が吸引チューブで刺激して啖を喀出後，94，95％に戻っていく．顔面を真っ赤にして苦しそうな表情．唾液は嚥下されておらず，口唇周囲に溜まっているのが見える．舌の動きはほとんど観察されない．しかし，舌根部の動きは，微かに出ており，少しずつ唾液を飲み込んでいる様子がある．呼吸回数は，1秒に1回という速さ．胸郭上部がわずかに動き浅い呼吸．発作も起こりやすい状態」（11：00〜12：00 AMでの観察より）．

このことから
1. 呼吸機能に問題があり，安楽な呼吸運動を確保しながら唾液の嚥下を改善する必要がある．
2. 嚥下機能に問題があり，自力で啖を出すことも困難である．誤嚥の危険性を常に考慮している必要がある．
3. 仰臥位でしかも頭部を少し下げた状態でようやく正常を保っていられるが，少しでも体に触ったり頭部を起こすと，途端に緊張が増し喘鳴が強くなる．たぶんこのことにより呼吸も困難となり，続いて唾液の嚥下困難を招き，さらに呼吸が苦しくなる，といった悪循環なのであろう．
4. しかし，これらのことにもかかわらず，落ち着いているときには，舌根部の動きが微かに出ており，少しずつ唾液を飲込んでいる様子がある．口唇は開けたまま，舌も歯間に見えていて，ほとんど動いていないことから，口腔内にある唾液を舌で奥に送り込むことはできず，口腔に溜まった分を少しずつ重力で奥に運び，微弱な動きで反射的に処理していると思われた．

## 6.4. 方針

初回時の様子から，次のような方針を立て，主治医と，看護婦らに説明した．
1. 呼吸機能の確保および抗重力姿勢をできる範囲で取らせていくために，PTの援助を必

要とする．本児の援助は必ず PT と協同で実施し，もちろん医師をはじめ病棟スタッフの協力のもとで行う．
2. 嚥下反射，咳反射がないとは思われないので，反射を誘発したり強めたりする方法を用いながら，できるだけ自力で可能となるようにもっていく．
3. 姿勢を変換させていくことは，本児の発達にとって大変に重要なことである．また，嚥下機能や口腔機能を改善するについても，抗重力位をとることは，正常な機能を獲得させるうえでの必要条件である．このため，呼吸状態や心理的動揺についてモニターで推し量りながら，姿勢を変換し無理が生じたと思われたときにはすぐに吸引などの処置をしてもらいながら，少しずつ姿勢変換に慣れさせていくこととする．
4. 当面は，唾液を上手に嚥下すること，口腔器官の動きを活発にさせること，接触に慣れること，覚醒時間を長くすること，など，本児の現在の状況を少しずつ改善することを目指し，大きな変化を求めないように留意する．

## 6.5. 援助内容と方法

　週に2回から3回，注入の合間に30分程度のかかわりを持つことにした．当初は何時いっても入眠中のことが多く，覚醒時間を見つけてかかわることの困難さを感じた．そこで，入眠中の時でも口腔内外の刺激をできるだけすることとし，その間に目覚めてくれればよし，目覚めてくれなくとも，触られたり，いろいろな姿勢を経験したり，声をかけられたりすることが，きっと良好な刺激として作用するのではないかと考えた．

　仰臥位の位置から座位に持っていくことを目標としたため，はじめはベッド上で抱っこして座位をとらせ，しだいにベッドサイドに本児の足を降ろしての端座位，発砲スチロールの腰掛け使用にての座位など経験した．いずれも下顎を引き込まないように前方からコントロールし，胸郭をひろげるように腋下にロールを入れるなどし，呼吸が楽に行えるようにしたり，唾液が貯留したままになる状態にならないよう工夫した．8月の中旬（4：6）からは，本児用の座位保持装置（R82Panda；デンマーク，モジュラー式座位保持シート・システム，以後パンダ椅子と表記）の使用が可能となり，ほとんどパンダ椅子で各種の刺激を行うこととした．パンダ椅子の使用は，本児の体幹中枢部をバックレストがしっかりと支持し不安定でなくなったこと，座位姿勢であれば発作や緊張の状態になったときも股関節が屈曲位をとっているので全身を過伸展させにくくなったため，以前ほど緊張を増強しないですむようになったこと，などの効果をもたらしたといえる．そのため，パンダ椅子に腰掛けている間は表情をこわばらせていることが少なくなり，移動式の椅子のためナースステーションに置いてもらい，看護記録をとるなどの「ながら作業ができる」利得をももたらすようになった．

　口腔内の刺激としては，指による刺激（歯茎，舌，口蓋，頬の内側などをこすって唾液を出させ，それを嚥下する方法），氷で冷やした金属スプーンで，主に舌を刺激して嚥下を誘発する方法，糖水から開始して，オヤツにいたるまでの食材の使用にて，食物（味覚，におい，

形状の変化）から嚥下を引き出す方法などをとった．また9月（4：7）に入ってからは，手遊び，顔遊びを積極的に行い，人との接触を楽しみに感じてくれるように工夫をした．

## 6.6. 経過

97年7月（4：5）から，98年1月（4：11）までについて，その取り組み内容や，症状の変化から3期に分けて，経過と結果を記す．

### 1）第1期　口腔および嚥下機能の評価と，安楽な姿勢の決定　（97/7/25～9/3）＜4歳4ヵ月から4歳7ヵ月（15回）＞

　入眠中のことが多かったが，かかわりを持ち続けた．入眠中であれば体を起こす座位をとらせる，抱くことで$SpO_2$呼吸数に大きな変化はなかったが，覚醒時は全身を緊張させ，表情をこわばらせ，モニターも危険信号を発した．頭部の位置により唾液が喉頭部分に貯留してしまい，喉頭をうまく挙上して嚥下できないため，一部気管に入ってしまうのだろう．喘鳴が強くなり，呼吸を速め，苦しそうに一層表情をゆがめ，全身で不快を示した．

　入眠中の口腔内刺激はそれ程有効とは思われなかったが，顔面や頭部に触れられたり話しかけられたりすることで，筆者との接触に慣れたと思われた．8月13日から，糖水（5％濃度）を冷たい金属スプーンで与えたとき明確な嚥下が確かめられた．それ以降，糖水（20％），トロミあり，トロミなし，棒付きキャンデーなど，日ごとに内容を変えながら，味や形状の変化による口腔機能の促進を試みたところ，しだいに唾液嚥下も改善し，ベッド上で口腔内に留置していたメラサキューム（渦状になった吸引装置で，口のなかに留置し，分泌された唾液を常時吸い取る器具）は不要になっていた．姿勢については，8月19日より，パンダ椅子の使用が可能となり，これに座らせると，仰臥位でいるときよりも$SpO_2$が上昇して，安楽な表情をとることがわかった．パンダ椅子を使用することで結果的に呼吸運動が楽にできるようになり，ヘッドレストの使用で頭部が後ろに極端に下がることがなくなり，唾液の嚥下がしやすくなったのではないかと考えられた．パンダ椅子の効用については現在のところ筆者はきちんと分析をしていないのだが，この椅子のおかげで呼吸が楽になり，緊張を異常に強めないようになったように思われた．この後の援助については，受け入れの幅が広がり，非常にかかわりやすくなったという変化が生じた．援助時の姿勢や普段気をつけてとったほうがよい姿勢など，それぞれの状況に応じたものを検討し，準備することが非常に大事である．このため，STも運動機能や，ある機能を獲得するうえで望ましい姿勢のとり方について，あらかじめ基本的な知識を持っていることが必要であると痛感した．

2) 第2期　覚醒時間とかかわりの頻度の増加，全身状態の安定化
　　（9/8～11/16）＜4歳7ヵ月から4歳9ヵ月（22回）＞

　第1期とこの時期の大きな違いは，われわれがかかわる時間にほとんど覚醒していたこと，同時に日中は覚醒時間が増加し，デイルームにも降りて，ほかの子ども達や職員と一緒に保育に参加できていることである．第1期は15回中5回ほどしか目覚めておらず，第2期では，22回中19回も覚醒していた．10月中旬（4：8）には神経耳鼻科を再度受診し，その診察結果では，声門付近の唾液貯留が認められず，嚥下が良好との診断があった．そこで，ヨーグルトやゼリーなど喉越しの良いものを主に用いて，より確実に飲み込めるよう促通していった．また様子を見ながら，スナック菓子にて塩味を経験させたり，果物の味を試してみたり，味や食形態に変化をつけ始めた．

　9月19日（4：7）に熱発し，調子を崩したとのことであったため，約1ヵ月は食物を用いず，唾液嚥下訓練のみで口腔内を刺激した．また，覚醒時にできるだけことばがけや音楽などが聴けたり抱っこしてもらうこと，できれば簡単な手遊びをしてあげることで人とかかわる楽しみを増やしてもらいたいと病棟の看護チームの方に依頼した．調子がよく精神的に安定していると思われるときなど，相手の話しかけに耳を澄ましており，次の働きかけを期待しているかのような表情が出てきた．モニターでは，$SpO_2$が極端に下がったのはほんの1，2回で，あとは良好で，98から99％で通すこともあった．脈拍数についてみると，急に体位を変えることや，吸引の開始，こちらで歌う曲の変更，自分自身の咳，などによって，急速に数値があがることがあり，（80拍／分が，110から130拍／分くらいになる）険しい表情に変化した．

　これらの経過をとおしてわかったことは，体調が回復する過程で，睡眠と覚醒のリズムも整ってきたこと，覚醒時に定期的にかかわりがあり（筆者らによる嚥下訓練のほかにも，病棟の担当者による積極的な抱っこ，保育など），身体接触や声かけに慣れてきたこと，などが効を奏していると思われたが，一方で，急激な働きかけや，嫌なことに対して，過敏に反応し，表情だけでなく，呼吸数を荒立てることで示しており，かかわり方に一定の配慮を要するものがあるのではないかというものだった．また，これまで嚥下，食事の面を中心に本児とのかかわりを持ってきたが，もっと広い意味での発達や，コミュニケーション面についての，観察，評価をし，全体的な発達を促進する方法を検討すべきではないかと考えるに至った．

3) 第3期　味覚の種類の拡大，各種感覚刺激への反応
　　（97-11-18～98-1-5）＜4歳9ヵ月～4歳11ヵ月（10回）＞

　この時期は，生活のなかに，外出，新たなる経験，長期にわたる体調の回復といった，画期的な出来事がつぎつぎにおこった．経管栄養のチューブは留置のまま，看護婦のボランティアをともない七五三をする，キウイ園にバスハイクで出かけ，キウイを食べる，$SpO_2$のモニターを取って過ごす時間が多くなった．これらは，本児の周囲のスタッフの意識に変化が訪

れたことを示している．

この周囲のスタッフの本児に対するかかわりの変化について，筆者は計画や経過について知らされておらず，しばらく後に情報を得た．5ヵ月前まではベッド上に上向きで頭を下げた状態で寝かされ，周囲からの種種の刺激に対し過敏に反応し，しかも緊張を強め，呼吸困難を繰り返していた本児に対し，看護サイドでは生命維持という観点でのかかわりがメインであったはずだ．しかし，この間の本児の変化が，呼吸，嚥下機能の向上から，楽しみとしての食事の開始となり，定期的なかかわりが増えたことで，人を受け入れる間口が広がったように思われる．また覚醒や睡眠時間のリズムが整い始め，昼間にかかわってもらえる場面が増加し，姿勢の変換や，抱っこの回数も増えたことで，対人的な壁もだんだんに低くなってきたのではないだろうか．以前に比べ穏やかな表情が多いためか，不快，恐れ，甘え，不満，要求，楽しさなど，前後の状況と照らし合わせると解釈しやすいものも出てきた．このため，職員らが本児にかかわったときに反応が読み取りやすくなり，相乗的にかかわりが増してきた結果，ここまでなら大丈夫，もう少し進めてみよう，などの判断がしやすくなったのではないだろうか．

これらのかかわりの変化が本児の味覚を含む，種種の感覚刺激への反応を引き出しやすくなり，全体的な発達を促すと思われた．

## 6.7. 事例 M についてのまとめ

以上の経過より，
1. 援助を開始し，約 1 ヵ月で唾液の嚥下機能は回復し，流涎はあるものの，誤嚥に至る可能性が減少した．そこで，ヨーグルトやプリンなどの嚥下しやすい食物を与えたが，全身状況としてはかなり重篤であり小発作も多いことから，常に経過を追い慎重に機能の改善を図っていく必要があった．
2. 体調の回復とともに睡眠と覚醒のリズムが整い，昼間に人との接触や種々の刺激を受ける機会が増え，結果的に各種の刺激に対する過敏性が軽減し，受け入れる幅が増した．
3. 表情が穏やかになり，全身を反らせるような大きな発作も減少したためか，本児の喜怒哀楽の表現が豊かになってきた．本児の示す表情や声で，場面状況から解釈できるものも出てきた．その結果，職員もより本児とのかかわりを取りやすくなり，発達全体を促すような取り組みを積極的に実行し始めた．

M の事例から筆者が学んだことは数多い．正直にいうと，筆者の ST 歴のなかで最も関心を持ち勉強した事例である．どうしても何等かの良い結果を出したいと思ったのは，少しでも外泊させたい，分離術は避けたいという家族やスタッフの思いについ引き込まれたせいかもしれない．危ないとは承知していたが，病棟での援助ならばすぐに助けを求められる，という安心感も作用したと思う．PT の援助はもちろん不可欠であったが，2 人で同時に M をみて，常に相談できるというメリットを結果的にもたらした．病棟での援助は，良い意味で

の ST のパフォーマンスとなり，主治医も担当看護婦もよく来て，筆者らが何をしているのか，病棟サイドでできることはないか，と助言を求めに来てくれた．チームアプローチを肌で実感できた事例である．

一方，Mについていえば，嚥下機能や呼吸機能の低下が何によりもたらされているのかということが，援助を開始した当初からの疑問であった．発作が多く，その発作により全身を弓のようにして怒ったようにして泣くMを見ていると，伝えられない思いや要求を体全体で表現しているように思えてならなかった．確かに流涎が多く，枕元のタオルがぬれていることも多いが，わずかに飲み込む様子もみられたし，吸引チューブを差し込まれて咳き込むことができ，なによりも吸引の準備を始めると様子がわかるのか途端に泣き顔になり，全身の緊張を高めて身構えることが観察され，本人の内部に潜在する意思が垣間みられた．依頼の内容は，嚥下機能を改善し呼吸にも良好に作用するよう援助することであったが，できるだけ全人的にMを見るように努めた．聴覚的には鋭敏なものを感じたが，視覚的にはどの程度見えているのか検討を要すると思われた．下肢は膝が堅く，屈曲位を取れるものの制限があり，足底も足台に水平に付けることはできない．上肢は，肩，肘ともに固いが，いろいろな物を触ったり持ったりした経験がなく，動きができない状態のように見えた．急激な話しかけ，働きかけにはもちろん，聴いている歌（肉声，テープ）の曲の変化に対しても，呼吸数や，心拍数を増大して，表情をこわばらせた．これら，コミュニケーションの状況を詳細に調べて行くことも今後の課題となる．

## 6.8. スタッフとの連携と家族援助

次にスタッフや家族との連携について若干述べておきたい．これまで述べてきたような経過や観察結果は，出きるだけ機会多く伝えるように努めた．本児にとって日常生活は，交代制の勤務である看護スタッフにより管理され，援助されている．筆者がかかわったり観察できる時間はごくわずかであり，小さな変化についても報告をすることは当然であり，また報告をすることによって筆者が見ることのできない時間での様子や変化を知ることができる．また，話題としてのぼる回数が多ければ，本児への関心も高まるし，その他の入所者にとっての食事，摂食機能の問題などについて再考しようとする雰囲気も生まれてくるだろう．とかく日常の業務の煩雑さ忙しさのなかで，気がつかなくなっている点について問題を提起することができるかもしれない．Fセンターでは，摂食・嚥下に関するスタッフサイドの認識がかなり遅れており，筆者らのかかわりを通して，食事介助の方法や個別の入所者の口腔機能に関する問題意識を持つようになってきた．

筆者の報告を受け，スタッフははじめは意外という反応を示した．しかし，筆者のいうことを実際にどうかと観察したり，生理学的な検査（聴覚，視覚）の依頼を主治医にしたりして，その結果を報告してくれた．嚥下機能にとって栄養注入のためのチューブの留置は好ましくないので，注入のたびにチューブを入れられないのかと問うと，担当看護婦は正直に「そん

なことは今まで考えたこともなかったが，挿入は楽な児であるので可能です」と答えた．このようなスタッフの反応は筆者にとっても新鮮で，情報をより有効にやり取りすることの大切さを再認識した．

家族と会えたのは，この指導期間中1回のみであった．家族は，いずれは引き取って家で育てたいと希望していた．現在のところ，家族に対しての具体的な助言や援助は直接できていない．担当看護婦を通じ，できるところから始めてもらっている．在宅に移行するまでの過程はかなり厳しいものがあると考えられたが，Fセンター側からどのような援助や助言が行われていくのか，地域での支援の活用などのケースワークが望まれる．

Mとのかかわりはまだ1年にも満たない．長期に施設に入所し，限られた生活空間で多数のスタッフに囲まれて過ごすといった状況の中，筆者のかかわりの意味づけをどのように考えたらよいのか，『評価をする』と同様に継続的にかかわることの意味を問いながら，実践しているのが現状である．

## 7. まとめにかえて

松田は長期にわたり，障害の重い子どもの教育に実践的にかかわってきた．最近の報告の中で，障害の重い子どもはその生活の場面（学校生活，家庭生活，施設・病院生活）で質の異なる体験をし，生活との関連で子どもの気持ちが分化し，感じ方が異なってくると分析している[6]．障害が重くても，食事の前になると口の動きが活発になる，好きな食べ物と嫌いな食べ物では口の動きが異なったり，口から食べ物を出してしまったりするとか，排泄の時に体の動きが止まる，関心のある人や物に視線や顔，体を向けるなど，かかわり手が子どもの動き，表情から比較的容易に気持ちを読み取れる場合，対処も容易となる．反対に，子どもの動き，表情の変化が著しく乏しいとき，子どもの気持ちを見きわめるのが困難となり，対処に困惑してしまう．ここには，障害の重さという子どもの側の要因だけではなく，かかわり手の側の要因が円滑なかかわりを阻害していると述べている．それは，①子どもの行動を見る観察眼の未熟さ，その子どもの表出についての情報や，それぞれの生活における行動についての情報不足，②子ども対する偏見から，「そんなことをいうわけはない」と決めつけてしまうことや，子どもから「おもしろい」という表情を期待するあまり，「嫌だ」と表出していることに気がつかなかったり，③子どもの意思表出を軽視し，子どもが表出するのを待てないで足早に通り過ぎてしまうことなど，また，④子どもが受容しやすい感覚系の吟味を怠り，音声言語に頼った表出をかかわり手が続けてしまい，その一方で，子どもが受容可能な信号を持っているのに，かかわり手が使用しようとしなかったりと，障害の重い子どもとのコミュニケーションを困難にしている要因は，かかわり手の側に数多くあると強く反省を求めている．視点を変えてみると，障害の重い子どもの意思表出のためには，何よりも，人，物，活動にかかわる心理的な安心感がその前提であり，その上に意思を表出しやすい状況を工夫

して設定することが，単に意思の表出を促進するものにとどまらず，行動の自律性を培うことにつながるとしている．この論説に込められたかかわり手への警鐘は，取りも直さず，筆者らコミュニケーションに携わる者への厳しい叱責でもあろう．重度重複障害児者にかかわろうとするものはこの論説をふまえ，日々の臨床を振り返る必要があると思われる．

　昨今，どこの福祉施設にも重い障害のある児者の姿が見えるようになり，種々の援助が期待されている．重度重複児者，重症児者，重い障害のある子どもにかかわるものは，職種の専門性を越えて，基本的にコミュニケーションについて考え，より良い援助について互いに学びあうことが必要なのではなかろうか．STはその中核にあって，互いをコーディネートするような役割を担っていると自分に言い聞かせながら，日々の臨床を行っていくことが大切だと感じている．

## 引用文献

[1] 佐伯克子, 寺田美智子, 松田　直, 大石敬子, 宮入八重子: 重度障害児のコミュニケーション ── 実態と指導経過からの類別 ──. 昭和54年度厚生省心身障害研究報告書, pp.73–87, 1979.
[2] 梅津八三: 言語行動の系譜 ── その心理学的考察 ──. 東京大学公開講座9「言語」, 東大出版会, pp.49–82, 1967.
[3] 松田　直: 障害の重い子どもの教育とコミュニケーション. 国立特殊教育総合研究所: 「重複障害児の意思表出と教育環境に関する研究」特別研究報告書, 1997.
[4] 日浦美智江: 重い障害のある人の自立生活支援について. 発達障害研究 19: 3, 219–226, 1997.
[5] 岡田喜篤: 重度・重度重複障害児者の自立支援 ── 自立支援に必要な諸要因 ──. 発達障害研究 19: 3, 198–226, 1997.
[6] 松田　直: 生きた行動観察のしかた. 脳性マヒ児の教育 No.60, 1986.

**編集責任者**

代表　福田　登美子（元・広島県立保健福祉大学保健福祉学部コミュニケーション障害学科）

　　　高須賀　直人（元・自治医科大学附属病院リハビリテーションセンター）

　　　斉藤　佐和子（元・旭出学園教育研究所）

　　　田中　俱子（元・岩手県立大学社会福祉学部）

アドバンスシリーズ／コミュニケーション障害の臨床 3

脳性麻痺

定価はカバーに表示

2002 年 4 月 10 日　第 1 刷発行
2025 年 3 月 10 日　第 9 刷発行

編　集　日本聴能言語士協会講習会実行委員会

発行者　関川　宏

発行所　株式会社 協同医書出版社

〒113-0033 東京都文京区本郷 3-21-10
郵便振替口座 00160-1-148631
電話 03（3818）2361 FAX 03（3818）2368

印刷・製本　横山印刷
装丁　戸田ツトム＋岡孝治

ISBN4-7639-3023-0　　　　　　　　　　　　Ⓒ　Printed in Japan

**JCOPY**〈(社)出版者著作権管理機構 委託出版物〉
本書の無断複写は著作権法上での例外を除き禁じられています。複写される場合は，そのつど事前に，(社)出版者著作権管理機構（電話 03-5244-5088，FAX 03-5244-5089，e-mail: info@jcopy.or.jp）の許諾を得てください。
本書を電子的に複製する行為（コピー，スキャン，デジタルデータ化など）は，「私的使用のための複製」など著作権法上の限られた例外を除き禁じられています。大学，病院，企業などにおいて，業務上使用する目的（診療，研究活動を含む）で上記の行為を行うことは，その使用範囲が内部的であっても，私的使用には該当せず，違法です。また私的使用に該当する場合であっても，代行業者等の第三者に依頼して上記の行為を行うことは違法となります。